VADIM TSCHENZE

Sex und Karma

GOLDMANN
Lesen erleben

Buch

Sind Sie mit Ihrer Partnerschaft zufrieden? Leben Sie eine erfüllte Sexualität nach Ihren Wünschen? Wenn Ihre Antworten auf diese Fragen nahelegen, dass Sie Ihr Leben gern verändern würden, kann dieses Buch Ihnen dabei helfen, glücklicher, erfüllter und energievoller zu leben. Der russische Energieheiler Vadim Tschenze weiht Sie ein in die Geheimnisse von Karma und karmischen Beziehungen und weist den Weg, welcher Partner der richtige ist, wenn man den planetarischen Impulsen folgt. So zeigt sich, dass schlussendlich eine liebevolle, erfüllte Sexualität auf jeden von uns wartet, eine, die uns nährt und uns erblühen lässt.

Autor

Vadim Tschenze, geb. 1973 in Usbekistan, lebt und arbeitet am Bodensee in der Schweiz. Sein spirituelles Wissen über die Parapsychologie, Naturheilkunde und Spiritualität ist ein Familienerbe, denn seit vielen Generationen arbeitet seine Familie im Bereich Heilen und spirituelle Beratung. Er leitet seit Jahren die Vadim Tschenze Akademie für Geistheilen, Schamanismus und Medialität am Bodensee und ist Autor zahlreicher erfolgreicher Bücher.

Weitere Informationen unter www.vadimtschenze.de.

Von Vadim Tschenze sind außerdem bei Goldmann und Arkana erschienen

Vadims Methode (22073) · Vetucha-Heilung (22136) ·
Wer war ich in meinen früheren Leben? (22143)

Vadim Tschenze

Sex und Karma

Entdecke die Lust, die dir innewohnt

GOLDMANN

Dieses Buch ist auch als E-Book erhältlich.

MIX
Papier aus verantwortungsvollen Quellen
FSC® C014496
FSC
www.fsc.org

Verlagsgruppe Random House FSC® N001967

1. Auflage
Originalausgabe August 2017

Umschlaggestaltung: UNO Werbeagentur, München
Umschlagmotive: © FinePic®, München
Lektorat: Ingrid Lenz-Aktaş
fm · Herstellung: cb
Satz: Satzwerk Huber, Germering
Druck: GGP Media GmbH, Pößneck
Printed in Germany
ISBN 978-3-442-22217-9
www.goldmann-verlag

Dieses Buch widme ich meinen Lesern und Fernsehzuschauern,
die an meiner Arbeit Interesse gefunden haben.
Es eröffnet den Weg zu einem großen Geheimnis –
Sex und Karma.

Inhalt

Dank

Ich möchte allen Personen meinen herzlichen Dank aussprechen, die ihren Beitrag zu diesem Buch geleistet haben. Dabei waren viele von ihnen unbewusst daran beteiligt. Ein Dankeschön geht an meine Familie, meine Klienten und meine Schüler. Ich bedanke mich bei jedem, der mich bei meiner Arbeit unterstützt hat.

Und ein besonderes Dankeschön geht an meinen Verlag, der mir die Veröffentlichung dieses Buches ermöglicht hat.

Ihr
Vadim Tschenze

Vorwort

Liebe Leser,

genießen Sie Ihr Leben? Fühlen Sie sich als Meister Ihres Lebens, oder wissen Sie oft nicht, wie es weitergehen soll? Sind Sie mit Ihren Beziehungen zufrieden? Leben Sie eine erfüllte Sexualität nach Ihren Wünschen? Wenn Ihre Antworten auf diese Fragen nahelegen, dass Sie Ihr Leben gern verändern würden, kann dieses Buch Ihnen dabei helfen, glücklicher, erfüllter und energievoller zu leben. Das Leben kann ein Genuss sein, wenn Sie sich selbst und Ihre Mitmenschen besser kennenlernen und verstehen – auch auf der sexuellen Ebene.

Dieses Buch wird Sie in die Geheimnisse der Themen Sexualität und Karma einweihen, zwei Begriffe, die für mich untrennbar zusammengehören! Sie werden die Quelle der Liebeslust in energetischer, sexueller und spiritueller Hinsicht entdecken. Sie können dabei sehr viel lernen und Ihr Leben und Ihre Einsichten verändern. Dafür müssen Sie allerdings den Sinn Ihres Lebens erkennen. Der wichtigste Moment in Ihrem Leben ist die Gegenwart! Und die Gegenwart ist JETZT! Sie sind der wichtigste Mensch in Ihrem Leben. Sie können lieben und geliebt werden. Das ist Ihre wichtigste Aufgabe! Versuchen Sie, diese Aufgabe zu meistern und entdecken Sie Ihre karmische Sexualität.

Die sexuelle Revolution, die in den Sechzigerjahren des letzten Jahrhunderts ihren Anfang nahm, beseitigte viele Vorurteile und

Anstandsbarrieren. Eine erfüllte Sexualität hängt jedoch nicht von möglichst ausgefallenen Erfahrungen oder einer bestimmten Anzahl von Partnern ab, sondern davon, ob man sie als Quelle der Lebenslust für sich entdecken und nutzen kann. Diese ist im Sexualchakra (Sakralchakra) gespeichert. Daher gehören Lebenskraft, Zufriedenheit, Erfüllung der Wünsche und Sexualität zusammen.

Als ich vor über 20 Jahren mit meiner spirituellen Arbeit begann, hatte auch ich immer wieder Zweifel, ob die Welt tatsächlich so funktioniert, wie ich sie sah. Ich zweifelte, ob ich die Welt für mich verändern könne und ob ich in der Lage sei, eine neue Welt für mich zu erschaffen. Es ist mir gelungen, und ich möchte auch Ihnen helfen, Ihre eigene, die für Sie persönlich angenehme und erfüllte Welt zu kreieren.

Meine Großmutter sagte: »Wir leben unser Leben so, wie wir es können. Wir selbst gestalten das Leben so, wie wir es sehen wollen. Wir bekommen jedoch nicht immer das, wonach wir uns sehnen. Wir versagen oft, weil wir nicht schlau genug sind oder nicht immer verstehen, was wir in diesem Dasein verändern können. Wir können aber fast alles verändern!« Sie hatte völlig recht mit dieser Aussage. Wir alle bringen viele Charaktereigenschaften in diese Welt mit und denken oft unhinterfragt, nur unsere Sicht auf die Dinge sei die richtige. Doch stimmt das? In einem gewissen Sinn ja, denn jeder lebt sein eigenes Karma – oder sollte das zumindest versuchen. Jeder hat seine eigenen karmischen Gedanken und Lernaufgaben, und jeder hat seine eigene Realität.

Ihre Einzigartigkeit macht Sie zu dem Menschen, der Sie sind. Doch wie zeigen Sie sich anderen Menschen? Es liegt an Ihnen, wie andere Menschen Sie sehen, wie Sie auf andere wirken. Zu Ihrer Ausstrahlung gehört auch Ihr Sexappeal. Die Energie, die Sie aussenden, empfangen die Menschen in Ihrer Umgebung. Sie ist ein Teil Ihrer Aura. Davon hängt Ihr Dasein ab. Ihre Zufriedenheit und die Erreichung Ihrer Ziele liegen in Ihrer Hand – in Ihrem Karma und Ihrer Sexualität.

Finden Sie Ihren eigenen Zugang zur Sexualität. Je nachdem, wie Sie sich verhalten und mit anderen Menschen umgehen, wie Sie Ihre Gedanken und Einstellungen mit diesen teilen und Energien austauschen, verläuft Ihr Leben glücklich oder nur mehr oder weniger zufriedenstellend – also auf Sparflamme.

Jeder von uns ist ein Wesen mit vielen Verhaltensmustern aus dem Vorleben, aus der Kindheit und der Pubertät. Wir entwickeln uns aber ständig weiter und sammeln Erfahrungen, die unser Karma, die Summe unserer Emotionen und Taten, bilden. Es prägt unser aller Dasein mehr als viele vermuten, daher sollten wir lernen, damit umzugehen.

Dieses Buch soll hierfür ein Leitfaden sein und Ihnen dabei helfen, das Leben so zu gestalten, wie Sie es sich wünschen. Es ist in einem sehr lockeren und humorvollen Ton geschrieben, damit jeder verstehen kann, worum es in dieser Erkenntnisreise durch die Welt des Karmas und der Sexualität geht.

Ihr
Vadim Tschenze

Kapitel 1

Karma und Beziehungen aus spiritueller Sicht betrachtet

Karma und Sexualität aus spiritueller Sicht betrachtet

Wahrscheinlich haben auch Sie sich folgende Fragen schon des Öfteren gestellt: »Warum komme ich mit meinem Partner nicht zurecht?«, »Warum bin ich ausgerechnet an diesen Menschen geraten?«, »Warum ziehe ich immer wieder den gleichen Typ Mann oder Frau an?« Manch einer fragt sich vielleicht auch: »Warum komme ich von ihm (oder ihr) nicht los?«

In solchen Gedanken drücken sich Beziehungsprobleme aus, für die uns eine rationale Erklärung fehlt und bei denen wir nicht wissen, was wir ändern können. Dabei liegt die Ursache derartiger Probleme im Karma.

Karma ist die Summe unserer Erfahrungen aus dem Vorleben, verknüpft mit den Energien, die uns das Leben heute schwermachen können. Dies alles beeinflusst unser heutiges Leben. Das Karma stellt also unsere seelische Erfahrung dar und ist sozusagen eine vielfältige Energiemischung. Ich bezeichne Karma gerne als eine »Energiesuppe« der Gefühle und der Taten aus mehreren Vorleben sowie aus der heutigen Existenz. Es ist eine Mischung aus Hormonen, Gefühlen, Leiden und Siegen über uns selbst. Und auch die Sexualität ist eine durch das Karma bedingte Angelegenheit.

Jede Seele kommt auf die Erde, um etwas Bestimmtes zu lernen, und hat besondere Muster und Vorlieben. Im Wort Karma verbirgt sich das Wissen vom höheren Selbst. Dies ist ein spiritueller Aspekt der Seele. Karma besteht jedoch nicht nur aus den Erfahrungen aus früheren Leben. Ein Teil davon sind auch die Erfahrungen aus der jetzigen Existenz.

Vielleicht schütteln Sie gerade Ihren Kopf und sagen: »So etwas wie Karma gibt es nicht, das alles ist nur eine Theorie. Wir sterben, und alles ist vorbei.« Es mag verschiedene Sichtweisen zu diesem Thema geben, aber für mich gehört das Thema Karma zum Leben. Haben Sie sich schon einmal die Frage gestellt, warum Sie genau in Ihre Familie hineingeboren wurden und was Ihre Aufgaben in diesem Leben sind? Diese Fragen kann man nur beantworten, wenn man an das Karma glaubt und sich mit seinen mitgebrachten Mustern auseinandersetzt. So hat man die Möglichkeit, sich weiterzuentwickeln.

Was haben Sie sich für dieses Leben vorgenommen, und wie können Sie ein erfülltes Leben führen? Wie steht es um Ihre Sexualität? Was müssen Sie ändern, um glücklich und fit zu sein? Antworten auf diese Fragen werden Sie hier finden.

Was in einer Beziehung vor sich geht, bleibt den Augen der anderen verschlossen. Sexualität ist häufig ein Thema, über das nicht jeder offen sprechen kann oder mag. Vielleicht hat der ein oder andere auch Hemmungen, seine Wünsche und Bedürfnisse in der Partnerschaft konkret zu äußern? Manch einem mögen sie sogar peinlich sein. In unserer Sexualität liegt jedoch eine unserer wichtigsten Lebensaufgaben. Wie wir diese Aufgabe erfüllen, hängt nur von uns selbst ab. Viel oder wenig Sex, guten oder schlechten, langen oder kurzen – all das hat mit dem Karma zu tun.

Alle unsere Taten haben früher oder später eine Auswirkung. Was wir heute säen, werden wir irgendwann ernten. Haben wir beispielsweise unser Sexualleben nicht ausgelebt, werden wir oft in Situationen geraten, in denen wir uns mit diesem Thema befassen müssen. So kann es sein, dass wir eine Beziehung erleben werden, die uns dazu zwingt, die Liebeslust sinnlich zu erleben.

Im Laufe des Lebens kann man also Partnerschaften eingehen, die uns karmisch im positiven Sinne weiterbringen. Man trifft jedoch auch andere Seelen wieder, die eine »negative« Karma-Beziehung mit uns haben.

Ein weiterer besonderer Beziehungstypus betrifft das Thema Seelenpartnerschaft. Eine solche kommt ebenfalls aus dem Vorleben. Die hinduistische Religion zum Beispiel sagt, dass wir immer wieder auf diese Welt kommen und in verschiedenen Gestalten und in verschiedenen Geschlechtern bestimmte Themen ausleben. Meiner Meinung nach tragen wir diese Dualität auch in uns und können uns männlich oder weiblich entfalten. Die Schamanen wiederum gehen davon aus, dass die Welt eine Matrix aus verschiedenen Energien ist. Für sie gibt es keine Materie und keine Zeit.

Der Weg der Entwicklung des Menschen geht meiner festen Überzeugung nach über mehrere Inkarnationen. Somit bildet die Seele eine Art Erfahrungspool von Leben in verschiedenen Körpern und Gestalten. So kommt man einmal männlich und einmal weiblich auf diese Welt und bringt verschiedene Aufgaben mit, die zu erledigen sind. Da es für Schamanen keine Zeit gibt, könnte man theoretisch sowohl in der Zukunft als auch in der Vergangenheit wiedergeboren werden. Diese Theorie ist leicht nachvollziehbar, denn in einem einzigen Leben kann die Seele kaum alle Erkenntnisse sammeln. Es ist demzufolge notwendig, immer wieder hierherzukommen, um sich weiterzuentwickeln. Aber warum soll man das überhaupt tun?

Die Lehre von der Wiedergeburt ist die Lehre der Seelenvollkommenheit. Danach nimmt die Seele eines Menschen nach dem Tod einen neuen »Körper« an. Sie kehrt als eine Lichtgestalt zurück. In meinen Vorträgen lasse ich immer wieder Fotos machen. Oft sehe ich kugelförmige Gestalten, Orbs genannt, auf diesen Bildern. Nach dem Tod meines Vaters sah ich fast auf jedem meiner

Bilder eine solche Kugelgestalt direkt an meinem Kopf. Auch meine Klienten zeigten mir zahlreiche Fotos, auf denen derartige Kugeln sichtbar waren. Niemand weiß genau, was Orbs sind. Manche denken, das seien Engel, andere sagen, es sind die Seelen der Verstorbenen. Diese Seelen werden später im Körper eines neuen Menschen auf die Erde geschickt, um unter anderem auch die Kraft der Sexualität neu zu erleben.

Der alten Reinkarnationslehre zufolge wird der Mensch nach seinem Tod mit allen noch nicht vergoltenen Taten wiedergeboren, um diese abzuarbeiten. Die Seele wandert in einen neuen, für sie bestimmten Körper. Sie bekommt eine neue Umgebung, eine bestimmte Familie, ausgesucht nach den Themen, die sie noch zu erledigen hat (auch Seelenplan genannt). Das Gesetz des Karmas bindet die Seele so lange an die irdische Existenz, bis alle ihre Taten vergolten sind und bis sie alle Lernaufgaben erledigt hat. Ich denke zudem, dass wir nicht immer auf der Erde inkarnieren müssen. Es gibt weitere Dimensionen, in denen wir wiedergeboren werden können, und es gibt – wie gesagt – keine Zeit. Daher ist nicht ausgemacht, dass man im nächsten Leben auf der Erde wiedergeboren wird und auch nicht zwangsläufig im 21. Jahrhundert.

Der Karmalehre zufolge ist jedes ungeborene Kind bereits im Besitz des Wissens aus dem Vorleben. Die Seele wandert ab der siebten Schwangerschaftswoche in den physischen Körper und gibt ihm das Geschlecht. Ein Mensch entsteht also in einer neutralen physischen Hülle, und die Seele bestimmt, welches Geschlecht er bekommt. Dabei findet ein Energieaustausch zwischen dem Geist, der Seele und dem Körper eines Individuums statt. Nach der Geburt setzt sich dieser Austausch fort.

Man trifft Menschen und lernt durch die sogenannten Spiegelgesetze, was bzw. wer uns gut- oder weniger guttut. Haben Sie schon von diesen Gesetzen gehört? Vieles, was um Sie herum passiert, ist gemäß dieser karmischen Gesetze eine Spiegelung oder, anders ausgedrückt, ein Zeichen für Sie. Sie erleben Situationen und lernen

Menschen kennen, die Ihnen etwas zeigen müssen. Besser gesagt wird Ihnen durch diese Menschen und Situationen etwas vom Universum vermittelt. Wer sich beispielsweise gerne in der Opferrolle befindet, trifft wahrscheinlich vorzugsweise auf einen dominierenden Partner, ein Süchtiger auf einen, der keine Süchte kennt, und ein Mensch, der eher scheu ist, auf einen Draufgänger. Klar, dass uns das irritiert und wir darauf reagieren. Wir kämpfen, anstatt zu verstehen, was dahintersteckt. Oft haben wir das Gefühl, dem Partner etwas schuldig zu sein, oder dass dieser uns etwas schuldet. Doch niemand schuldet einem anderen etwas! Auch Sie selbst sind ein Spiegel für andere. Allerdings dienen nicht alle Menschen, die Sie auf Ihrem Lebensweg treffen, als Spiegel für Sie. Manche Menschen sind weniger entwickelt als Sie und können Ihnen keine Informationen bringen. Man nennt das dann Halbspiegelung. Bei einer Halbspiegelung zeigen Sie den Menschen etwas. Die »Halbspiegelpersonen« zeigen Ihnen zwar keine Wege auf, sie hinterlassen jedoch Spuren in Ihrem Schicksal.

Ihre Seele ist ein kosmisches Instrument. Sie ist die Energie, die uns am Leben erhält, und in ihr sind Erfahrungen und Aufgaben gespeichert. In der schamanischen Lehre gibt es einen Begriff, der die Seelenstruktur genauer beschreibt. Dieser Begriff heißt »Seelenanteile«. Danach besteht die Seele aus mehreren »Zellen«, den Seelenanteilen. Diese Anteile können sowohl weiblich als auch männlich sein. Idealerweise sollte das Verhältnis der Anteile bei 50:50 liegen. Dies ist jedoch nicht immer der Fall, tatsächlich ist es fast nie so. Seelenanteile können auch schwinden. Man verliert sie durch Stress, Ärger und Angst. Schamanen holen verlorene Seelenanteile durch eine schamanische Trommelreise zurück. Sie gehen in ihrer Visionsarbeit auf die Suche nach diesen Anteilen und können meist zehn bis hundert Anteile zurückbringen.

Warum ist es so wichtig, verlorene Seelenanteile zurückzuholen? Wenn eigene Seelenanteile verschwunden sind, entsteht ein freier Raum in der Seele. Dieser kann dann von fremden Anteilen besiedelt werden. In diesem Fall spricht man von einer »Besetzung«. Dabei ist es unwichtig, ob man von verschiedenen Anteilen von Mitmenschen oder von Geistern oder Verstorbenen besetzt wird. Fakt ist, dass diese Energien nicht zur eigenen Seele gehören. Wenn aber die eigenen Anteile zurückkehren bzw. durch schamanische Energiearbeit zurückgebracht werden, verschwindet eine Besetzung schnell. Fragen Sie sich deshalb immer wieder einmal: Wie viele Menschen befinden sich gerade in meiner Aura, und in wie vielen Auren bin ich selbst vorhanden?

In einer Beziehung mit einem anderen Menschen befinden Sie sich in einem ständigen Energieaustausch, und zwar auf verbaler, visueller und gefühlsmäßiger Ebene, denn sowohl Worte, das gegenseitige Wahrnehmen oder auch die sexuelle Begegnung sind energetische Vorgänge, die Informationen übermitteln und in Ihrem Unterbewussten gespeichert werden. Wenn Sie neben jemandem im Bett liegen, tauschen sich Ihrer beider Energien aus. Beim Sex findet dieser Austausch noch intensiver statt. Sie oder Ihr Partner – einer profitiert immer davon, in der Regel der eine mehr als der andere, da es in einer Beziehung meist um karmische Emotionen und Erwartungen geht und ein Paar selten die gleichen karmischen Bedürfnisse hat.

Karma und der eigene Seelenplan

Alle Kulturen der Welt beschäftigen sich mit dem Thema eines möglichen Jenseits, in welches die Seelen nach dem Tod ziehen, oder mit der Reinkarnation, der Lehre von der Wiedergeburt. Auch die Astrologie, der Planetencode® und die Numerologie geben Antworten darauf. So ist zum Beispiel das 8. Haus im Horoskop das Haus des Karmas und gleichzeitig das Haus der Sexualität. Aus astrologischer Sicht gehören diese beiden Themen also zusammen. Das ist verständlich, denn ohne Sex ist kein neues Leben möglich.

Auch die rückläufigen Planeten im Geburtshoroskop wie Merkur, Mars oder Venus stehen sowohl für die karmischen Tugenden als auch Lasten. Sie symbolisieren folglich die Erfahrungen aus früheren Inkarnationen.

Warum das für Sie wichtig ist? Nun, die Altlasten aus dem Vorleben beeinflussen Ihr heutiges Leben. Schließlich dient das gesamte Streben in diesem Leben der persönlichen Weiterentwicklung. Vieles, was im Hier und Jetzt passiert, ist Ihr Schicksal, das allerdings beeinflusst werden kann. Auch das Thema Partnerschaft gehört zu Ihrem Seelenplan. Wenn Sie schon einmal eine Beziehung hatten oder in einer Beziehung leben, fragen Sie manchmal vielleicht nach dem Sinn dieser Verbindung. Erinnern Sie sich noch an die ersten Tage Ihrer Beziehung? Sie hegten bestimmte Hoffnungen und hatten die besten Vorsätze. Vielleicht erhofften Sie sich, dass Ihr Partner alles für Sie tun und Sie abgöttisch lieben würde – kurz, ein Prinz sei, der Sie mit einem weißen Pferd aus Ihrem schwierigen Leben entführen würde. Doch die Realität sieht meist anders aus, denn bevor ein Prinz kommen darf, müssen Sie erst einmal eine Prinzessin sein! Sind Sie das? Wenn die Antwort »Nein« lautet, dann suchen Sie lieber nicht nach einem Prinzen, sondern nach einem passenden »Gegenstück«. Seien Sie klug, sonst bekommen Sie anstatt eines Prinzen nur ein Pferd. Beziehungen wie im Märchen gibt es leider nur sehr selten. Dennoch können Sie eine glückliche Partnerschaft leben, wenn Sie wissen, wie Sie sich in dieser Beziehung am besten verhalten. Dann bleiben Sie auf Wolke sieben und müssen nicht auf die Erde herunterstürzen, wie das viele andere Paare tun. Jede Beziehung erfordert Arbeit, und wer diese nicht scheut, hat Erfolg.

Tatsächlich kann jede Partnerschaft funktionieren, wenn man den Partner zu verstehen versucht. Karmische Verstrickungen, also die Aufgabe, bestimmte Probleme aus dem Vorleben in diesem Leben mit dem Partner lösen zu müssen, erfordern viel Engagement; sie können anstrengend sein und einen oft auf die Palme bringen. Sie haben aber immer einen Sinn und können Erfüllung bringen.

Vielleicht haben Sie jemanden getroffen und sich in diesen Menschen verliebt, ohne ihn näher zu kennen. Möglicherweise wenden Sie ein: »Aber ich kenne ihn doch schon eine Zeit lang.« Denken Sie wirklich, dass Sie viel über ihn wissen? Dafür braucht man doch Jahre! Sie kennen nicht einmal sich selbst zu 100 Prozent! Im Grunde genommen kaufen Sie mit jeder neuen Beziehung wieder die Katze im Sack. Bei einer Beziehung mit einem Partner aus dem Vorleben (einer karmischen Beziehung) ist es ein wenig anders. Hier bekommen Sie sozusagen einen offenen Sack. Sie sehen die Katze, die sich darin versteckt, können jedoch nicht nach ihr greifen, und wenn doch – dann kratzt sie Sie. Bei solchen Beziehungen haben Sie das Gefühl, den Partner bereits lange zu kennen. Sie vertrauen ihm und gehen diese Beziehung ein. Sie glauben, Ihren Traumpartner gefunden zu haben.

Doch warum ist das so? Sie treffen in Ihrem Leben immer wieder auf Seelen, die mit Ihnen etwas erledigen müssen – die Ihre Entwicklung fördern und denen Sie auf deren Wegen weiterhelfen, auch wenn solche Beziehungen wehtun können. Es ist immer mit Arbeit verbunden. Nachdem sich die Schmetterlinge im Bauch beruhigt haben, sehen Sie sich den Partner erstmals nüchtern an. Ihnen wird bewusst, dass Sie die Chance zu einer erfüllten Beziehung mit diesem Menschen haben. Ihr Bauchgefühl bestätigt das. Aber Sie wissen auch, dass Sie etwas erledigen müssen und werden langsam immer realistischer. Nach und nach erkennen Sie Ihre karmischen Aufgaben. Eigentlich müssen Sie in jeder Ihrer Beziehungen etwas erledigen und dürfen gleichzeitig etwas lernen. Sie lernen, mit dem Partner umzugehen, ihn anzunehmen, um gemeinsam mit ihm zu leben. Doch in Wahrheit suchen Sie den Weg zu sich selbst. Denn der Partner oder die Partnerin ist Ihr Spiegel. Er zeigt in erster Linie Ihre eigenen und nicht seine/ihre Macken und Ängste. Durch ihn oder sie entwickeln Sie sich und erkennen, was für Sie selbst das Richtige ist.

Jede Beziehung trägt folglich das Potenzial einer Bewusstseinserweiterung in sich. Leider sehen viele Menschen das nicht, denn ihre Ängste hindern sie daran. Erkennt man jedoch, dass man vom Partner lernen kann, verwandelt sich die Beziehung in eine harmonische Partnerschaft. Andernfalls landet sie auf dem Müllhaufen der Gefühle. Denken Sie also einmal darüber nach: Möchten Sie eine Beziehung, in der Sie auf der gleichen Seite mit Ihrem Partner spielen, oder wollen Sie gegen ihn spielen?

Durch »Seelenabsprachen« vor unserem derzeitigen Leben entscheiden wir, in welche Familie wir hineingeboren werden und welche Personen wir auf unserem Lebensweg treffen. Die Seele weiß, welche Lernprozesse anstehen und welche Lernaufgaben sie braucht, um reifer zu werden. Alleine kann sie diese Prozesse nicht bewältigen und bekommt sozusagen eine Begleitung in Form von anderen Seelen. So trifft man in der Regel altbekannte Seelen, die wie die eigene Seele nach Vervollkommnung suchen. So verarbeitet man verschiedene Spiegelthemen und entwickelt sich weiter.

Jedes Leben verläuft nach dem gleichen Projektionsgesetz, denn die Zyklen des Lebens sind in jedes Schicksal integriert. Das Leben aller Menschen entwickelt sich durch mehrere Zyklen, die jeweils sieben Jahre dauern. Jeder Zyklus wird durch einen Umbruch oder eine Krise beendet. Danach beginnt ein neuer Lebensabschnitt mit neuen Lebensaufgaben.

Der *erste Zyklus* dauert bis zum Ende des siebten Lebensjahres. Diese Zeit ist geprägt durch eine starke Bindung an die engste Bezugsperson des Kindes, in der Regel die Mutter, und von einer »horizontalen« Weltsicht. Das bedeutet, dass man die Welt eindimensional sieht und nicht erkennt, dass sie mehrdimensional ist. In dieser Phase spielen die Liebe und Fürsorge insbesondere der Mutter eine große Rolle. Hier entsteht der sogenannte Ursprungsfamilienkokon. Am Ende dieses Zyklus schlüpft das Kind sozusagen »aus dem Ei« und öffnet sich einer größeren Umwelt.

Der *zweite Zyklus* dauert vom achten bis zum Ende des 14. Lebensjahres. In dieser Zeit steht die Bindung zum Vater im Vordergrund. Das Ego des Kindes formt sich und damit auch seine Individualität. Es ist wichtig, dass nun der Vater dem Kind seine Zuneigung zeigt und Orientierung gibt. Sollte dies nicht geschehen, entwickelt sich das Kind mithilfe der Mutter weiter.

Der *dritte Zyklus* dauert vom 15. bis zum Ende des 21. Lebensjahres. Nun lernt man die Gesellschaft und die Materie kennen. Der junge Mensch erkennt, dass die Welt mehrdimensional ist. Er stellt sich der Gesellschaft und kämpft für seine Meinung. Der Intellekt entwickelt sich, man möchte die Welt verändern und alte Strukturen auflösen. Laute Musik, Unabhängigkeit und das Ablehnen alter Dogmen gehören dazu. In dieser Zeit verlässt man den sogenannten Ursprungsfamilienkokon und beginnt das eigene Leben.

Der *vierte Zyklus* dauert vom 22. bis zum Ende des 28. Lebensjahres. Der Mensch wird jetzt immer stabiler. Man sucht nach seiner Berufung und verändert sich. Viele versuchen zudem, ein glücklicheres Familienleben zu gestalten, als die Eltern das konnten. Die Familiengründung oder eine feste Partnerschaft ist die nächste Stufe der Entwicklung. Dabei geht es darum, Kompromisse zu schließen. Man formt den Kokon einer eigenen Familie.

Der *fünfte Zyklus* dauert vom 29. bis zum Ende des 35. Lebensjahres. Nun werden die eigene materielle Sicherheit, das Schaffen eines eigenen Zuhauses, Eheschließung und Kinder in den Vordergrund gestellt. Wenn die davor liegenden Lebenszyklen unvollständig geblieben sind, entstehen oft Konflikte mit den Eltern oder auch in der Arbeit. Depressionen und Kündigungen können auftreten. Der Kokon der Ursprungsfamilie wird nun komplett abgeworfen.

Der *sechste Zyklus* dauert vom 36. bis zum Ende des 42. Lebensjahres. Alles beginnt bei null. Man erkennt seine Fehler und blickt nach der Krise nach vorne. In einer Ehe kann eine Geliebte oder ein Liebhaber auftauchen. Die »Gesellschaftsspiele«, wie ich die Suche nach dem Platz in der Gesellschaft nennen möchte, gehen weiter. Nun sucht man eventuell einen Job, der mehr Geld bringt. Man spinnt einen neuen eigenen Kokon für sich. Sollte man jedoch nicht verstanden haben, was man tatsächlich vom Leben will, wird dieser Kokon kaum schützen können.

Der *siebte Zyklus* dauert vom 43. bis zum Ende des 49. Lebensjahres. Man versucht seinen Platz in der Gesellschaft zu manifestieren und ist jetzt bereit, die Fülle des Lebens in der Ehe, der Berufung und im eigenen Ich zu genießen. Die eigene Entwicklung steht im Vordergrund. In diesem Zeitraum tauchen oft spirituelle Interessen auf.

Der *achte Zyklus* dauert vom 50. bis zum Ende des 56. Lebensjahres. Er ist geprägt von einem »geistigen Aufstand«. Man sollte nun in der Lage sein, sich selbst und seine Umwelt differenziert zu betrachten und seine Entscheidungen weise zu treffen. Die Suche nach Weisheit und Weiterentwicklung setzt sich bis zum Ende des Lebens fort.

Ab dem 57. Lebensjahr verläuft die Entwicklung des Individuums nach dem aufsteigenden Spiralen-Prinzip, das heißt, man wiederholt alle acht Zyklen von vorne. Es können dieselben Themen auftreten wie in den früheren Zyklen, nur dass man sie nun von einer höheren Warte und aufgrund der gemachten Erfahrungen interpretieren und dadurch besser bewältigen kann.

Karmische Beziehungen heilen

In karmischen Beziehungen geht es darum, einen Ausgleich zu schaffen. Man kennt sich aus einem früheren Leben und arbeitet in einer solchen Beziehung etwas ab. War man beispielsweise im Vorleben ein Betrüger, wird man in einer karmischen Beziehung nun ebenfalls betrogen und erlebt selbst den Schmerz, den man damals einem anderen zugefügt hat. Doch gibt es auch glückliche karmische Beziehungen, die unbelastet von alten Themen sind. Außerdem ist jede Beziehung auch geprägt von den eigenen Kindheitserfahrungen und dem Umgang der Eltern oder anderer Bezugspersonen mit uns als Kind. Durch ständige Verbote und Zurechtweisungen wurden vielleicht unbewusste Muster entwickelt, die verhindern, das Leben erfolgreich und glücklich gestalten zu können. Überlegen Sie einmal, welche der Verhaltensmuster, die Sie in Ihrer Beziehung leben, aus Ihrer Kindheit stammen könnten. Diese sind dann in Ihrem inneren Kind oder, anders gesagt, in Ihrem Unterbewusstsein gespeichert.

Immer wieder bekomme ich in meinen Beratungen dieselben Fragen gestellt: »Ist das mein Karma?«, »Ist das eine karmische Beziehung?«, »Muss das sein?«, »Was habe ich in meinem Vorleben verbrochen, dass ich so leiden muss?« An dieser Stelle möchte ich deshalb ganz klar sagen: Karma bedeutet nicht, dass wir für etwas bestraft werden und deshalb leiden müssen, sondern es geht darum zu erkennen, was man loslassen muss, um glücklich zu sein.

Nehmen wir ein Beispiel: Bei jemandem aus Ihrem Freundeskreis läuft seit Längerem nichts mehr im Bett. Ist das Karma? Oder besteht hier eine karmische Beziehung? Nicht unbedingt, denn so etwas kann auch in jeder nicht karmischen Beziehung vorkommen. Sex ist das Barometer für Gefühle, Energieaustausch und gegenseitige Zuneigung.

Wenn jemand über Jahre hinweg eine Person nicht aus dem Sinn bekommt oder dieser immer wieder begegnet, ohne das zu wollen, dann kann das eine karmische Beziehung sein. Karma ähnelt einem U-Boot: Man sitzt darin und kann nicht aussteigen. Bleibt die Frage, was ist besser – eine Karma- oder eine Nicht-Karma-Beziehung zu führen? Die Meinungen darüber sind sehr gespalten. Ich erkläre deshalb nun den Unterschied zwischen Karma- und Nicht-Karma-Beziehungen: Wenn man eine normale Nicht-Karma-Beziehung lebt, kann diese irgendwann zu Ende gehen. Schließlich wusste man am Anfang nicht, wer und wie diese Person wirklich ist, und der erste Eindruck von Menschen ist in der Regel immer oberflächlich.

Bei einer Karma-Beziehung sieht das etwas anders aus. Man kennt den Partner aus dem Vorleben, man sieht seine Seele. Gibt es hier ein »Aber«? Klar, das gibt es, denn man bekommt ihn nicht sofort und muss sich zuerst in Geduld üben. Die Nerven liegen meistens blank, doch es lohnt sich zu warten. Karma-Beziehungen entwickeln sich also meistens von einer unglücklichen Situation ausgehend hin zu Harmonie. Das kann ein jahrelanger Prozess sein, der viel Kraft kostet. Was ist nun besser? Entscheiden Sie!

Das Leben ist nicht immer gerecht, und Menschen leiden immer wieder unter Zweifeln oder haben Angst vor der Zukunft. Jeder Mensch erlebt im Laufe seines Lebens Höhen und Tiefen. Das liegt am Karma, das aus den Vorleben mitgebracht wurde. Auch die Antwort auf die Frage, wieso man nicht immer den Partner, den man sich so sehr wünscht, bekommt, liegt am eigenen Karma.

Noch ein letztes Wort zum Begriff Karma – bedeutet er nun etwas Gutes oder eher etwas Schlechtes? Karma ist Ihre Erfahrung, besser gesagt ist es Ihre Energie. Da die Welt dual ist (gut und schlecht, weiblich und männlich, hoch und tief, weiß und schwarz, lieb und böse usw.) und Sie diese Dualität auch in sich selbst tragen (Sie können freundlich und verärgert reagieren, Sie können lieben und hassen), kann das Karma sowohl schlecht als auch gut sein. Schließlich sind die Menschen alle verschieden und kommen auf die Welt, um neue Erfahrungen zu sammeln und um daraus zu lernen. Und was sollen Sie lernen? Was sollen Sie tun? Was ist für Sie heute relevant? Für jeden Menschen ist das etwas anderes. Menschen interagieren und beeinflussen sich gegenseitig. Und jeder Mensch hat sein eigenes Karma.

Die für unser Thema wesentlichen Arten von Karma möchte ich hier kurz aufzählen:

- Sie werden in eine Familie hineingeboren und haben folglich ein Familienkarma. Dieses stellt die Energie der Familie dar.

- Sie haben aber auch Ihre eigene Bestimmung, nämlich Ihr eigenes Karma oder Ihren Seelenplan.
- Sie leben in einer Gesellschaft und kommunizieren mit anderen Menschen, also gibt es auch ein zwischenmenschliches Karma.
- Sie leben in einer Beziehung oder haben einen Herzenspartner. Mit Ihrem Partner verbindet Sie oft ein Beziehungskarma. Auf dieses will ich hier insbesondere eingehen.

Sie kommen allein auf diese Welt und bleiben immer Sie selbst. Irgendwann gehen Sie auch wieder allein von dieser Welt. Alles andere um Sie herum ist veränderbar. Sie geraten in Beziehungen, die Ihnen »sinnvoll« oder oft »sinnlos« erscheinen und lernen sehr viel daraus. Alle Beziehungen haben nämlich einen Sinn. Sie lernen von Ihrem Partner, und der Partner lernt von Ihnen. Auch wenn Sie keine karmische Beziehung haben, entsteht zwischen Ihnen und Ihrem Partner ein Karma in diesem Leben, das heißt eine Erfahrung. Und dieses Beziehungskarma ist eine Aufgabe für Sie, aus der Sie etwas lernen müssen. Diese Erfahrung teilen meistens zwei oder mehrere Personen.

Eine karmische Beziehung aus dem Vorleben ist oft sehr kompliziert und kann mit Kummer und Leid verbunden sein. Die Karma-Merkmale in solch einer Beziehung können sehr vielfältig sein. Schon beim Kennenlernen spüren beide Partner eine gewisse Anziehungskraft und unerklärliches Vertrauen zueinander. Sie finden jedoch oft nicht sofort zueinander, können aber auch nicht ohneeinander sein. So beginnt ein Leidensweg. Viele karmische Beziehungen bahnen sich am Arbeitsplatz an. In fast 80 Prozent der Fälle liegen größere Altersunterschiede vor. Alle karmischen Beziehungen brauchen Zeit und Geduld. Und genau darin liegt die Heilung des Karmas!

Eine karmische Beziehung ähnelt einem Gummiband, das zwischen beiden Partnern gespannt ist. Einer der Partner sollte sich immer zurückhalten oder sich zurückziehen, um dieses Band gespannt zu halten. Durch dieses Band tauschen sich die Energien der beiden Personen aus, und so fühlt ein Partner, wie es dem anderen geht. Stellen Sie sich einfach bildlich vor, was dabei passiert: Sie gehen einen Schritt auf den Wunschpartner zu und übertragen ihm dadurch Energien. Das Band lockert sich. Was macht der Partner? Er geht einen Schritt zurück und lässt Sie zappeln. Schließlich hat er Energie und Ihre Zuneigung bekommen. Was will er mehr? Sie reagieren gekränkt und machen selbst einen Schritt zurück. Das zeigt ihm, dass Sie unzufrieden und verletzt sind. Das Band spannt sich wieder an. Was passiert nun? Jetzt geht der Partner auf Sie zu, um neue Energien zu tanken, denn Sie haben den Energiefluss durch Ihren Rückzug unterbrochen. Sie geben ihm also keine Energie mehr. Wie verhalten Sie sich danach, wenn der Partner wieder einen Schritt auf Sie zugegangen ist? Hier liegt nun das Geheimnis der Karmaheilung! Wenn Sie ihm erneut entgegenkommen, tritt er bestimmt wieder den Rückzug an. Damit das nicht passiert, warten Sie am besten einfach ab, bis der Partner mehrmals auf Sie zugegangen ist. Lassen Sie ihn immer wieder handeln. Genießen Sie die Zeit mit ihm oder ohne ihn, auch wenn Ihre Geduld dabei sehr strapaziert wird. Lassen Sie ihn handeln, dann kommt die Beziehung schließlich in Gang. Lenken Sie sich von ihm ab und seien Sie geduldig. Das geschilderte Muster ist charakteristisch für jede karmische Beziehung. Los- oder zulassen, leiden oder sich freuen – all diese Dinge erleben Sie in einer Karma-Beziehung.

Wenn Sie hingegen in einer nicht karmischen Beziehung leben, sind Sie anfangs glücklich. Sie sind verliebt und schweben oft sofort auf Wolke sieben. Und wo führt Sie das Ganze hin? In mehr als 90 Prozent der Fälle kommt es in der Partnerschaft nach 20 bis 30 Jahren zu einer Enttäuschung oder gar zu einer Scheidung. Bestenfalls sind es gute 35 Jahre, von denen sich die Partnerschaft die Hälfte der Zeit rückblickend eventuell als leidvoll erwiesen hat. Eine karmische Beziehung dagegen funktioniert spiegelbildlich zu einer nicht karmischen Beziehung: Man verliebt sich, ist beflügelt, leidet jedoch schon am Anfang der Beziehung, weil man aufgrund irgendwelcher Störfaktoren mit dem Partner nicht zusammenfindet, ihn aber auch nicht loslassen kann. Erst nach einer jahrelangen Wartephase kommt es hier oft zu einem Happy End. Natürlich gibt es auch Ausnahmen, bei denen die Partner nicht zusammenkommen, weil sie nicht genug Geduld hatten oder der Wunsch-Karma-Partner sein Karma bereits abgetragen hat und einen neuen Weg wählte.

Zusammengefasst bedeutet das, dass eine nicht karmische Beziehung vom Glück oft ins Unglück führt, eine karmische Beziehung hingegen sich vom Unglück oft hin zu Harmonie entwickelt. Beurteilen Sie selbst, was für Sie besser ist. Entscheiden muss jeder für sich allein. Eine Garantie für echte Harmonie gibt es nur in Ihrem Herzen.

Beispiele karmischer Beziehungen

Karma-Beziehungen sind meist schwierig, und oft erleben die Beteiligten eine Achterbahn der Gefühle. Das kostet Nerven und Energie! Wer einen Karma-Experten kontaktiert, ist selbst meistens mit seinem Latein am Ende und weiß nicht mehr weiter. So habe ich unzählige Fälle karmischer Beziehungen in meiner Praxis erlebt und immer versucht, den Betroffenen aus ihrer Misere herauszuhelfen. Dabei ist in jedem einzelnen Fall sehr intuitiv vorzugehen und niemals pauschal nach Schema F. Wenn beispielsweise jemand auf die Frage, wie lange er keinen Sex mehr hatte, antwortet: »Ein Jahr«, verlässt sich im Normalfall jeder auf seine Erfahrung und geht davon aus, dass die Beziehung dieses Menschen gescheitert ist. Wenn es sich dabei jedoch um eine Karma-Beziehung handelt, sieht es in der Realität oft ganz anderes aus. Der Wunschpartner geht einem einfach nicht mehr aus dem Sinn. Sex mit ihm ist besser als mit allen anderen, und jede Zelle des Körpers spricht:

»Er (oder sie) ist der (oder die) Richtige.« Da kann es auch lange Phasen sexueller Abstinenz geben.

Karmische Beziehungen entwickeln sich über Jahre. Die ersten zwei Jahre bezeichne ich als Pendelphase: Der Wunschpartner macht einen Schritt vor und zehn zurück. Im dritten Jahr wird alles intensiver. Man bekommt den Angebeteten bzw. die Angebetete einfach nicht aus dem Sinn. Ich bezeichne diese Phase als Intensivphase. Diese ersten drei Jahre sind für Karma-Beziehungen am schwierigsten, da es ständig hin und her geht. Danach, also ab dem vierten Jahr, beginnt die sogenannte Andockungsphase, die bis zum siebten Jahr dauert. Einige Paare finden in dieser Zeit zusammen, andere brauchen sogar noch länger, bis sie eine echte Beziehung leben können. Das Wichtigste dabei ist, nicht zu vergessen, das eigene Leben weiterhin zu leben und zu genießen. Auch Loslassen gehört dazu, doch das ist sehr schwer.

Zum besseren Verständnis, wie eine Karma-Beziehung aussehen kann, stelle ich Ihnen im Folgenden ein paar Fälle aus meiner eigenen Praxis vor:

- »Ich lebe in einer Karma-Beziehung. Die ersten drei Jahre sind vorbei – mit vielem Hin und Her. Jetzt sind wir in der Andockungsphase. Ich bin Steinbock, er Löwe. Es handelt sich auf jeden Fall um eine Seelenverbindung, die alt ist und die wir immer beide, auch bei all den Problemen und vielen Streitereien, gespürt haben. Deshalb haben wir uns auch nicht getrennt. Die Beziehung ist nicht eine mit ›Hummeln im Bauch‹ und auch nicht so toll leidenschaftlich. Aber dafür ist sie viel tiefer, auf einer besonderen Ebene. Wir haben schon einiges zusammen gemeistert und wollen auch zusammenbleiben, bis die Beziehung volle Harmonie erreicht.«
  → *Meine Anmerkung: Es ist gut, wenn man so denkt und fühlt und wenn beide Parteien bereit sind, eine Beziehung zu leben, auch wenn sie Kompromisse erfordert. Solch eine Beziehung wird irgendwann besser funktionieren.*

- »Mein Name ist Andrea. Ich bin mit meinem Herzensmann zwar nicht zusammen, aber man sagte mir, wir seien karmisch verbunden. Als ich einen Artikel von Ihnen las, lief mir eine Gänsehaut über den Rücken. Ich musste weinen und lachen zugleich, weil es sich seit zwei Jahren genau so bei mir abspielt. Ich bin eher der aktive Teil und er der sich-zurückziehende. Meine Gefühle dabei sind Verzweiflung, Unglaube, Traurigkeit, Unverständnis bei Rückzügen und Freude, Jubel, Dankbarkeit, Liebe, Glaube und Zuversicht bei Annäherungen, vor allem immer dann, wenn ich daran denke aufzugeben. Allerdings habe ich auch das Gefühl, in einer ewigen Warteschleife zu hängen, und das Ende ist nicht zu sehen. Es ist ein ewiges Sich-einmal-Treffen, vorsichtig sein und nichts Falsches sagen, aus Angst, er zieht sich wieder zurück. Meine Wünsche: endlich das Ziel zu erreichen und mit ihm diese Beziehung auszuleben. Auch wenn das dann immer so umständlich sein wird. Für Menschen wie mich, die keine Ahnung haben, was eine karmische Beziehung genau ist und wie so etwas gehen kann, sind Ihre Tipps sehr hilfreich, sie bauen auf und helfen, nicht aufzugeben.«
  - → *Meine Anmerkung: Andrea sollte aus der Erwartungshaltung herausgehen, das eigene Leben genießen und an ihrer Selbstliebe arbeiten. Nur so kann sie zu einer karmischen Zweisamkeit finden. Angst zu empfinden und zu schweigen bringt sie nicht weiter.*
- »Ich habe bestimmt eine karmische Beziehung mit einer Frau, die ich seit fünf Jahren kenne. Im ersten Jahr haben wir ab und zu etwas mit gemeinsamen Freunden unternommen. Im zweiten Jahr hatten wir eine Affäre mit vielen Treffen. Sie versuchte sie geheim zu halten, obwohl wir beide Single sind. Immer wieder kommen Treffen mit unheimlicher körperlicher Anziehung und Vertrautheit zustande, und das vom ersten Mal an. Ich erlebe Annäherung und Ablehnung – hin und her. Die Gefühle gehen auf und ab. Mit mir will sie Sex und mit anderen eine Beziehung, das tut mir weh. Vielleicht ist es ihre Lernaufgabe, endlich Liebe annehmen zu können, von einem Mann, der sie aufrichtig will. Gefühle und Sexualität in dieser

Beziehung sind gigantisch. Ich habe das Gefühl, dass sie mir überhaupt nicht fremd ist, dass wir zusammengehören und irgendwann zusammenkommen. Es gab von Anfang an eine unheimliche körperliche Anziehung zwischen uns. Anfangs hatte ich Albträume von einer Lawine, die mich einzuholen drohte. Und einige andere Träume stammten aus einem Leben in einer früheren Zeit. Ich sah ein verbranntes Gebäude. In einem Nebengebäude habe ich mit ihr die Nacht verbracht.«

→ *Meine Anmerkung: In diesem Fall kann es sich um eine karmische Beziehung handeln. Hier geht es um die Lernaufgabe der Frau, echte Liebe zuzulassen, also das eigene Karma zu verstehen und zu leben.*

- »Ich heiße Manuela. Meine Karma-Geschichte betrifft mich und einen Mann namens Hans. Wir kennen uns seit circa zehn Jahren. Er trat in mein Leben, als meine damalige Ehe nur noch die Hölle war. Durch seine zeitweilige Zuwendung habe ich es geschafft, mich von meinem Mann zu lösen und scheiden zu lassen. Danach hatte ich dann auch mit Hans eine sexuelle Beziehung, die einfach himmlisch war, aber immer wieder mit oft monatelangen Unterbrechungen. Wenn wir zusammen waren, war es sehr schön, aber auf eine feste Partnerschaft konnte weder er sich noch ich mich einlassen. Allerdings habe ich auch gemerkt, dass er mich sehr viel Energie kostet. Jedenfalls hatte ich vor circa fünf Jahren genug. Es trat zu dieser Zeit ein anderer Mann in mein Leben, mit dem ich mittlerweile verheiratet bin. Leider muss ich inzwischen feststellen, dass es mehr eine Vernunftehe ist. Ich habe meinen Mann schon sehr gern, aber ganz anders als Hans. Ich habe ihn nie vergessen können, es vergeht kein Tag, an dem ich nicht an ihn denken muss. Das ist manchmal zum Verzweifeln. Wenn ich ihm ›zufällig‹ begegne, durchfährt es mich wie ein Blitz. Und ich merke auch, dass es an ihm nicht spurlos vorübergeht. Er ist jetzt 45 Jahre alt und hat immer noch keine feste Partnerin. Ich habe schon alles Mögliche versucht, um diese Beziehung zu beenden. Es gelingt einfach nicht. Ich weiß zwar nicht hundertprozentig, ob es eine karmische Sache ist, aber ich denke doch, sonst wäre ich schon längst von ihm losgekommen.«

→ *Meine Anmerkung: Hier geht es eindeutig um eine karmische Beziehung, die leider nicht gelebt wird. Wie lange es dauern könnte, bis die beiden zusammenfinden, ist eine gute Frage. Die Rolle von Hans im Leben Manuelas bezieht sich vor allem darauf, dass sie durch ihn eine nicht funktionierende Ehe verlassen konnte. Er war eine Art Katalysator dafür. Ob weitere Ziele dieser Beziehung vorliegen, ist jedoch noch unklar.*

- »Seit ich von Ihnen das Wort Karma überhaupt das erste Mal gehört habe, sind drei Jahre vergangen. Jetzt könnte ich echt ein Buch darüber schreiben! Mein Karma-Mann ist nach zwei längeren Rückzügen inzwischen als eine Art ›freundschaftliche Beziehung‹ zu mir zurückgekehrt. Die ganze Zeit unseres Nichtkontaktes habe ich sehr gelitten. Kein anderer Mann – ja gar nichts – hat mich mehr interessiert. Immer hatte ich das feste Bewusstsein in mir, dieser Mann ist es, und er wird wieder zu dir zurückkehren. Mein Schmerz hat mich wieder zum Glauben geführt, und ich habe Kraft aus meinem Glauben geschöpft. In dieser Zeit habe ich immer wieder, trotz großer Zweifel, auf meine innere Stimme gehört, die mir das Gefühl gab: Dieser Mann ist dein Schicksal, ihr gehört zusammen, und er wird wieder zu dir zurückkehren. Es hat gestimmt. Ich habe daraus gelernt, man soll dem Universum vertrauen, sich selbst und der Bestimmung. Natürlich treten immer wieder Zweifel auf, und diese gilt es irgendwann ad acta zu legen. Ich arbeite daran. Sexuell läuft bei uns noch nicht viel, aber ich habe das Gefühl, unsere Innigkeit wird immer stärker – ich fühle ihn, ja, und manchmal denke ich, unsere Seelen kommunizieren miteinander. Die Verbundenheit ist sehr stark – trotz des enormen Altersunterschieds (30 Jahre). Ich glaube an diese Liebe und daran, dass wir füreinander bestimmt sind, warum auch immer. Deshalb kann ich inzwischen einigermaßen mit der Situation umgehen. Natürlich sehne ich mich körperlich sehr nach ihm, aber es ist wahrscheinlich noch nicht die Zeit dafür. Wir sind irgendwie ›eins‹. Es ist so, ich habe es angenommen – wer weiß, ob sich mein Wunsch erfüllt und wir einmal in einer festen Partnerschaft miteinander leben werden. Die Zeit wird es zeigen.«

→ *Meine Anmerkung: Es ist die richtige Einstellung, alles so laufen zu lassen und das eigene Leben weiterzuleben. Das wird diese Klientin zum Erfolg bringen.*

Ängste und Schuldgefühle

Meine Großmutter, der ich meine spirituellen Fähigkeiten verdanke, sagte immer: »Jeder Mensch hat Ängste, die Frage ist nur, vor was genau.« Warum haben wir diese Ängste? Alles in unserer Gesellschaft wird nach Gut oder Böse unterschieden. Den energetischen karmischen Gesetzen zufolge trägt jedoch jeder Mensch sowohl das Positive wie auch das Negative in sich. Jede Seele kann also gleichzeitig gut und böse sein. Da wir Angst haben, bestraft oder abgelehnt zu werden, versuchen wir so zu sein, dass wir als gut angesehen werden. Dadurch verlieren wir oft an Individualität und versuchen immer mehr, die gesellschaftlichen Erwartungen zu erfüllen. Das führt dazu, dass wir irgendwann selbst unsere Einzigartigkeit nicht mehr erkennen. Wer also frei sein will, muss diese Ängste ablegen! Nur der ist frei, dem es egal ist, was andere über ihn sagen oder denken. Wenn man sich für nichts Besonderes hält, kommen verschiedene Ängste ins Spiel. Die Angst beispielsweise, nicht gelobt, nicht belohnt oder nicht anerkannt zu werden. Auch die Angst, für etwas bestraft zu werden, kann das Leben belasten. In einem solchen Fall wäre Belohnung das Wichtigste. Jeder sehnt sich schließlich nach Aufmerksamkeit.

Gefühle der eigenen Unvollkommenheit können Neid und Eifersucht hervorrufen. Das liegt an unseren Vorstellungen von uns selbst und der Welt. Dabei vergessen wir jedoch oft den spirituellen Aspekt des Ganzen. Erkennt ein Mensch, dass seine eigenen Vorstellungen von den Vorstellungen der Gesellschaft abweichen, leidet er. Dieses Leid ähnelt einem Lavastrom, der den Menschen innerlich verbrennt. Dieser Mensch fühlt sich dann möglicherweise in der Rolle eines Opfers. Da er selber keine gesellschaftlichen Kontakte knüpfen kann, sucht er gezielt nach einem kontaktfreudigen Menschen. Den kann er dann beneiden und vielleicht sogar eifersüchtig auf dessen Fähigkeiten werden. Viele Ehepaare finden nach diesem Prinzip zusammen. Und darin liegt oft eine gewisse Tragik. Da jeder Mensch gerne gelobt werden möchte, passt er sich dem Partner an und wird sozusagen umerzogen. Kurze Zeit später verlangt der »Erzieher« die »Rückgabe« seines Talents und terrorisiert das Opfer. Auf der körperlich-energetischen Ebene entwickelt sich mit der Zeit ein regelrechtes Schlachtfeld – im Alltag, aber auch im Bett. Doch ist es tatsächlich so wichtig, von anderen gelobt zu werden? Eigentlich sollte das jedem Menschen egal sein. Aber eine innere Stimme in uns stachelt uns ständig auf.

Hierzu ein Beispiel aus meiner Praxis: Eine Frau namens Theresa kam mit folgendem Problem zu mir: Ihr Mann war fremdgegangen und hatte sie verlassen. Sie erzählte mir, dass sie ihrem Mann einmal Folgendes vorgeworfen habe: »Du liebst mich gar nicht mehr, du hast für mich überhaupt keine Zeit. Nie! Kann es sein, dass ich für dich nicht mehr interessant bin und du zu anderen Frauen Kontakt suchst? Du hast mich nie geliebt. Du hast mich betrogen!« Das hatte ihren Mann ziemlich irritiert. Er verstand nicht, was Theresa meinte, denn er hatte schließlich nichts getan und zu dem Zeitpunkt auch keine andere Frau im Sinn. Er wurde von ihr also als schlecht abgestempelt und fing irgendwann an, das selbst zu glauben. Später ist er dann tatsächlich fremdgegangen. Wen trifft nun die Schuld dafür?

Wir alle haben Ängste, auch in unseren Beziehungen, doch wir können diese Ängste besiegen. Wir müssen nur lernen, über sie zu sprechen. Fast jede Beziehung erlebt Situationen, in denen uns Ängste so weit bringen können, dass wir uns nur noch nach Freiheit sehnen und den Glauben an die Beziehung verlieren. Dies passiert, wenn wir unsere Karma-Gedanken ignorieren oder eine Opferrolle spielen. Merken Sie sich daher bitte: Wenn man ausgenutzt wird, heißt das, dass man sich ausnutzen lässt.

Unsere ersten Ängste können verschiedene Ursachen haben: körperliche Krankheiten aus diesem Leben oder einem Vorleben, Ursachen magischer Art, das Erleben von Stresssituationen, nicht gelebte Träume, Arroganz, Elektrosmog oder magnetische Felder usw. Viele von uns bekamen die ersten Ängste wahrscheinlich schon im Mutterleib mit, in Momenten, in denen unsere Mutter vielleicht aufgeregt war. Dann zog sich ihr Bauch zusammen, was dem Fötus Stress bereitet hat. Als Kind glaubten wir später an Liebe und Harmonie. Wir erwarteten von unseren Eltern Anerkennung, Hilfe und Schutz, die wir jedoch nicht immer bekommen haben.

Wie kann man aber diese Ängste, die jeden mehr oder weniger plagen, loslassen? Ängste stellen eine Energie dar, die astral, mental oder physisch verankert ist. Alle Emotionen, die in uns feststecken, generieren negative Energien um uns herum. Auch wenn man sich zu viele Sorgen macht, zu viel nachdenkt und zu viel opfert, belastet das unser Nervensystem. Der größte Teil der Ängste sind aber Projektionen von außen, deren Ursache nicht in uns liegt, sondern in der Gesellschaft. Wir übernehmen diese Ängste und tragen sie in uns. Brauchen wir das aber wirklich? Denn: Wer mit Ängsten lebt, lebt nicht, sondern existiert nur! Negativer Stress sammelt sich an und erdrückt uns mit der Zeit. Stresssituationen werden sozusagen in unserer »inneren Schublade«, bei unserem inneren Kind, abgelegt.

Hier ein Beispiel: Ich selbst habe jahrelang eine bestimmte Angst mit mir herumgetragen. Als Kind lief ich mit einem Spielkameraden bei uns zu Hause die Treppe hinunter und wollte im Gang das Licht einschalten. Als ich den Schalter drückte, bekam ich einen Stromschlag. Der Spielkamerad bekam den Schlag mit, weil er mich genau in diesem Moment nach vorne geschubst hat. Jahrelang habe ich mich dann nicht getraut, Lichtschalter anzufassen; und wenn es sich nicht vermeiden ließ, spürte ich immer ein Kribbeln im Bauch. Erst als ich mich mit dieser Angst auseinandergesetzt hatte, ging sie weg.

Stress entzieht immer viel Energie. Das können Sie sich so vorstellen: Bei der Geburt bekommen Sie von Mutter Natur circa 100 000 Seelenanteile mit. Durch jede Stresssituation verlieren Sie einen Teil davon. Mit der Zeit, wenn Sie etwa die Hälfte dieser Wunderenergieeinheiten verloren haben, kommen Sie mit den eigenen Problemen nicht mehr zurecht und brauchen Hilfe. Sie werden »seelenleer«. Ihr bester Helfer sind Sie dann selbst. Holen Sie sich Ihre Seelenanteile zurück! Am besten gelingt das durch Meditation (also durch Ruhe) und durch den Energieaustausch mit einem Partner (also durch Sexualität).

Hier eine Liste verschiedener Ängste und Phobien:

- vor dem Alleinsein und der Einsamkeit
- vor dem Alter und vor dem Tod
- vor der Angst selbst
- vor dem Autofahren
- davor, die eigene Autorität zu verlieren
- vor Bäumen
- vor Beobachtung
- vor Bergen oder Wasser
- vor Berührungen
- vor Bestrafung
- vor Blitz und Donner
- vor Blut
- vor Brand und Strom
- vor Dunkelheit oder Helligkeit
- vor den Eltern und Großeltern
- vor dem eigenen Erfolg
- vor dem Fliegen

- vor Freiheitsberaubung
- vor Gefühlen (eigenen und fremden)
- vor Gestank
- vor Gott
- vor Höhen und Tiefen und vor engen Räumen
- vor den eigenen Kindern
- vor dem eigenen Körper
- vor Krankheiten
- vor Krieg
- vor Lehrern
- vor Menschenmassen
- vor der Menstruation
- vor Nacktheit
- vor Naturkatastrophen
- vor etwas Neuem
- vor Operationen
- vor Organisationen
- vor der Preisgabe persönlicher Geheimnisse
- vor scharfen und gefährlichen Gegenständen
- vor Schmerzen
- vor einer Schwangerschaft
- davor zu schwitzen
- vor Sex
- vor dem Sprechen vor großen Gruppen
- vor Streit oder Schweigen
- vor extremen Temperaturen
- vor Tieren und Pflanzen
- vor unbekannten Menschen
- vor unheimlichen Phänomenen
- davor, unrecht zu haben
- vor Veränderung
- vor dem Verlassenwerden
- vor Verlust und Diebstahl

- vor dem Versagen
- vor Vertrauensverlust
- vor Vorgesetzten
- vor der Zukunft

Prüfen Sie, welche Ängste Sie haben, und versuchen Sie sich zu erinnern, in welchen Situationen Ihre Ängste hervorgerufen werden. Dann schreiben Sie die Ängste und deren Ursachen auf ein Blatt Papier. Als Nächstes ordnen Sie Ihre Ängste in das Schema der Emotionen ein, welches ich Ihnen gleich vorstellen werde. Versuchen Sie, diese Ängste durch Emotionen zu lösen. Lassen Sie die Emotionen zu! Stellen Sie sich zudem vor, was passieren würde, wenn Ihre Angst sich bewahrheitete. Sie werden merken, dass das, was passieren würde bzw. könnte, meistens gar nicht so schlimm ist. Auf diese Weise verschwinden Ihre Ängste nach und nach. Denken Sie immer daran: 70 Prozent aller Ängste sind umsonst, denn die befürchteten Dinge können gar nicht eintreten.

Schema der Emotionen, um Ihre Ängste ausfindig zu machen:

- Wenn Sie feindselig oder aggressiv sind, trauen Sie sich an etwas nicht heran. Sie haben dann **Angst vor dem Alleinsein**. Lassen Sie Ihre Aggression los! Gehen Sie hinaus und schreien Sie in einem Wald, so laut Sie können. Damit verarbeiten Sie Ihre Ängste.
- Wenn Sie sich nicht in Ihrer »goldenen Mitte« befinden und die eigenen Gedanken nicht sammeln können, entsteht die **Angst vor der Angst**. Hier hilft tägliches Meditieren am besten.
- Wenn Sie keine Wahl getroffen haben, leiden Sie unter Entscheidungsschwierigkeiten. Sie haben sich etwas nicht gegönnt, oder Sie haben etwas nicht verarbeitet. So entsteht **Angst vor Menschen**. Denken Sie an verschiedene Wahlmöglichkeiten! Entscheiden Sie! Versuchen Sie, fremde Menschen auf der Straße anzusprechen. Machen Sie diesen Menschen zum Beispiel Komplimente.

- Wenn Sie Aufgaben nicht anpacken, Ihnen deren Umsetzung keine Freude bereitet oder Sie gleichgültig werden, entwickelt sich **Angst vor Neuem**. Riskieren Sie etwas! Wer nichts riskiert, trinkt keinen Champagner, heißt es! Neues belebt Ihren Geist.
- Wenn Sie Trauer nicht verarbeitet haben und sich selbst Vorwürfe machen, entsteht **Angst vor dem Tod und dem Älterwerden**. Verarbeiten Sie Ihre Trauer durch eine Analyse! Fragen Sie sich, was Sie traurig macht und erlauben Sie sich etwas, was Sie sich bisher verboten haben!
- Wenn Sie nicht an sich selbst glauben, führt das zur **Angst, etwas zu verlieren**. Gönnen Sie sich mehr und loben Sie sich öfter!
- Wenn Sie jemandem nicht verzeihen können, dann zeigen Sie Desinteresse an dieser Person. Meistens ist es aber Ihr Problem, da Sie viel zu viel auf Ihren Schultern tragen und **Angst vor dem Versagen** haben. Versuchen Sie zu verzeihen! Stellen Sie sich vor, wie Sie diesem Menschen etwas schenken. Sie werden merken, wie Sie das erleichtert.

Viele Menschen leben auch mit Schuldgefühlen und verlieren dadurch ihre Einzigartigkeit. Wenn man seine inneren Werte wiederfindet, kann man seine Besonderheit wieder leben. Man sollte deshalb lernen, ein bisschen egoistischer zu sein und öfter an sich selbst zu denken.

In vielen Fällen beginnt die Selbstabwertung schon in der Kindheit, wenn beispielsweise ein Elternteil zum eigenen Kind über ein anderes etwas sagt wie: »Schau, was für ein guter Junge! Wenn du dich mit ihm anfreundest, wirst du auch so gut wie er.« Auf diese Weise empfindet sich das Kind als minderwertig und kann sich letztlich als Opfer fühlen und Komplexe entwickeln. Vergessen Sie deshalb nie, dass jeder Mensch einzigartig ist und eigene karmische Ziele mitbringt. Weil auch Sie wertvoll und etwas Besonderes sind, sollten Sie sich nicht zum Opfer machen lassen. Merken Sie sich vielmehr: Sagen Sie niemals »nie«, »ständig« oder »immer«. Denn diese Worte provozieren Streit und Minderwertigkeitskomplexe.

Und loben Sie sich lieber selbst, anstatt zu warten, bis das andere irgendwann einmal tun.

Karma oder Zufall?

Nicht alles, aber vieles liegt im Karma begründet. Stellen Sie sich vor, Sie leben in einer Beziehung und plötzlich sagt Ihnen Ihr Partner, dass er Sie verlässt. Sie fühlen sich verletzt und wissen nicht, wie es weitergehen soll. Das Leben hat für Sie keinen Sinn mehr. Sie sind wütend, weil Ihre Träume zerstört sind. Ist das nun gut oder schlecht für Sie?

Zunächst sind Sie überzeugt davon, dass es schlecht ist. Erst im Nachhinein, vielleicht erst nach Jahren, verstehen Sie, dass Sie der Person, die Sie hintergangen hat, für ihren Verrat danken sollten. Genau dadurch haben Sie möglicherweise einen neuen Weg gefunden und vielleicht einen neuen liebevollen Menschen kennengelernt. Denn alles, was geschieht, hat einen Sinn. Schließlich sind wir in unserem Leben alle Darsteller von bestimmten Rollen, ohne allzu viel vom Drehbuch zu wissen.

Nach der Karmalehre gibt es keine Zufälle auf dieser Welt, sondern jede Tat in diesem Leben zieht Folgen nach sich. Es bleibt nichts »ungestraft«, und alle guten Taten zahlen sich garantiert irgendwann aus. Es gilt also das Gesetz von Ursache und Wirkung. Unsere Welt ist danach eine Matrix, in der alles miteinander zusammenhängt. Diese Matrix sehe ich als eine »Materie«, die alles wie ein Spinngewebe zusammenhält und auch gewisse Korrekturen in unser Dasein bringt. Zudem sind alle Menschen mit der Energie der Erde, der Natur, der Stadt, in der sie leben, des Kosmos und des gesamten Universums verbunden. Folglich stehen wir mit unseren Mitmenschen in einem energetischen Kontakt, bei dem es keine Rolle spielt, wie weit diese Menschen von uns entfernt sind oder ob sie nicht mehr am Leben sind. So ist zum Beispiel der Onkel meiner

Mutter, Nikolaj, am 17.1.2008 gestorben. Mein Vater starb am 27.1. desselben Jahres. Kurz nach dem Tod Nikolajs sagte mein Vater zu meiner Mutter, dass Nikolaj verstorben sei. Die Nachricht davon erreichte uns allerdings erst Stunden später, da Nikolaj in Russland gelebt hatte.

Solche – und ähnliche – Phänomene basieren auf dem Matrixgesetz, wonach zwischen Menschen, Mensch und Natur und anderen Energieformen sogenannte Seelenschnüre existieren. Diese habe ich bereits in anderen meiner Büchern beschrieben.

Kochen Sie gerne? Dann kennen Sie sicherlich folgendes Phänomen: Sie schneiden etwas mit einem Messer auf dem Schneidebrett oder reiben Gemüse mit einer Reibe. Plötzlich kommt Ihnen der Gedanke: »Ich könnte mich schneiden«, und schon ist es passiert. Warum geschieht das? Ihr Geist signalisiert die Gefahr, bevor sie auftritt. Er transportiert durch die Matrix Informationen aus der nahen Zukunft ins Jetzt.

Ein anderes Beispiel der Energieübertragung: In meinem Garten wächst unter anderem wilder Wein, der die Terrasse von zwei Seiten umrankt. Dabei liegt ein Teil der Terrasse mehr im Schatten, und der andere befindet sich auf der Sonnenseite. Im Frühling spreche ich dem Wein auf der Schattenseite immer gut zu, damit er sich prächtig entwickelt. Obwohl das die schattige Seite ist, gehen die Knospen des Weins hier schneller auf als die auf der sonnigen Seite. Früher war das anders. Der Energiefluss funktioniert also.

Kapitel 2

Kulturelle Aspekte der Sexualität

Religionen und Sexualität

Jede Religion hat bestimmte Wertvorstellungen, die die Sexualität und Erotik betreffen. Und jeder Mensch hat seine eigenen Verhaltensmuster und Normen, an die er sich hält. Zum Beispiel wird der Ehebruch in den verschiedenen Religionen unterschiedlich bewertet. Aber auch bei diesem Thema sollte jeder für sich entscheiden, wie er dazu steht.

Woran glauben Sie? An das, was Sie sehen, oder auch an das, was Sie nicht kennen? Selbst das, was Sie sehen, muss nicht der Wahrheit entsprechen. Denken Sie an abstrakte Bilder. Jeder sieht etwas anderes darin. Menschen sehen nur das, was sie sehen wollen, nicht mehr und nicht weniger. Und wir glauben auch meistens nur das, was wir sehen. Es gibt jedoch unzählige Dinge, die wir nicht sehen können, die aber trotzdem existieren.

Jede Sekunde Ihres Lebens ist kostbar! Jeder Moment sollte Sie glücklich machen. Was aber macht Sie glücklich? Ein liebenswerter Partner, eine harmonische Familie oder vielleicht eine Lieblingsbeschäftigung, ein Hobby? Auch Sex kann glücklich machen. Es gibt ihn so lange wie den Menschen selbst, und er dient Ihrer seelischen Entwicklung. Was hat aber nun die Seele mit Sex zu tun? Sexualität ist eine Energieform, die Ihre Seele unterstützt. Das sehen auch einige Weltreligionen so.

Sexualität und Religion – passen diese beiden Begriffe überhaupt zusammen? Sie passen besser zusammen, als Sie vielleicht denken. In jeder Religion gibt es verschiedene Wertvorstellungen. Jede Glaubensrichtung hat bestimmte Verhaltensnormen, die sich auch auf das Thema Sexualität beziehen. Sex und Karma spielten schon beim ersten Menschenpaar eine große Rolle. Betrachten wir, wie die beiden entstanden sind: Zuerst wurde der Mann – Adam – erschaffen und dann die Frau – Eva. Adam wurde aus dem Staub der Erde geformt. Er bekam eine Seele eingehaucht, und damit er nicht alleine sei, entnahm Gott ihm eine Rippe und erschuf daraus eine Frau, Eva. Diese überredete ihn nach einer Weile dazu, die verbotene Frucht im Paradiesgarten zu kosten, was zur Folge hatte, dass Adam und Eva sich ihrer Nacktheit bewusst wurden, Gott sie zur Strafe aus dem Paradies vertrieb und das menschliche Leben auf der Erde seinen mühsamen Lauf nahm.

Während meiner Recherchen zu diesem Thema bin ich auf eine Sammlung sexueller Gebote und Verbote des jüdischen Gottes Jahwe gestoßen. Diese Sammlung beinhaltet 28 sexuelle Gebote und 66 Verbote. Ursprünglich sollen es 365 Verbote gewesen sein, entsprechend der Zahl der Tage im Jahr, und 248 Gebote, die der Zahl der menschlichen Körperglieder entsprechen sollten. Unter den Verboten werden unter anderem Ehebruch, Scheidung, Ehelosigkeit und Abtreibung sowie der Beischlaf mit Blutsverwandten und Doppelehen genannt. Missachtung der Verbote wird mit Todesstrafe durch Verbrennen bedroht. Grausam, nicht wahr? Ehebruch wird in dem Text jedoch für Mann und Frau unterschiedlich bewertet: Jeder geschlechtliche Verkehr einer verlobten oder verheirateten Frau mit einem anderen Mann machte diese Frau zur Sünderin. Jeder verheiratete Mann dagegen, der mit einer anderen Frau geschlafen hatte, unabhängig davon, ob sie verlobt oder verheiratet mit einem anderen war, galt als unschuldig. Die Schuld dafür bekam die Frau, die ihn gewähren ließ. Wenn er als verheirateter Mann also mit einer anderen Frau Sex hatte, schadete es seiner Ehe nicht. Frauen konnten sich hingegen nicht einmal ohne Einwilligung ihres Mannes von ihm scheiden lassen!

Heute ist alles anders, wir leben in einer modernen Gesellschaft, zumindest in Europa. Im Orient sieht es jedoch oft noch ähnlich aus wie gerade beschrieben. Eine Klientin von mir wurde nach einer Vergewaltigung im Orient polizeilich festgehalten, weil sie eine »sexuelle Handlung« in der Öffentlichkeit begangen habe. Ihr drohte eine Haftstrafe bis zu einem Jahr. Gott sei Dank konnte sie aufgrund behördlicher Intervention davon verschont bleiben und zurück nach Europa reisen.

Götter und Sexualität

Lassen Sie uns nun zu einer spannenden Frage kommen: Wie standen verschiedene Götter zum Thema Sexualität? Denken wir beispielsweise an die griechische Mythologie mit ihrem Göttervater Zeus. Er ging zahlreiche Beziehungen ein und zeugte Kinder nicht nur mit seiner Ehefrau Hera, sondern auch mit einer Vielzahl anderer Göttinnen und Geliebten. Ebenso der hinduistische Gott Krishna, der über 16000 Frauen hatte, von denen er jeder das Gefühl gab, sie sei seine einzige und besondere Frau. Krishna zeugte mit ihnen über 160000 Söhne.

Bleiben wir für einen Moment in Indien. Ich komme ursprünglich aus Usbekistan und habe dadurch einen besonderen Bezug zum sogenannten Orient. In Indien steht Gott Shiva für Liebe und Vermehrung. Wie viele Frauen hatte wohl dieser Gott? Unendlich viele! Noch heute ist das Symbol seiner Kraft der in Indien begehrte Shiva-Lingam-Stein, der die Form eines Phallus hat. Dieser gilt als Verkörperung des indischen Gottes und wird mit der männlichen Kraft in Verbindung gebracht und angebetet. Der Stein symbolisiert den befruchteten Samen, welcher der Schöpferkraft im Kosmos Gestalt verleiht, er repräsentiert aber in erster Linie das Wesen des Menschen und seiner Seele. Er strahlt sowohl männliche als auch weibliche Energie aus und erzeugt so seine heilende Wirkung auf die Lebensenergie. Shiva-Lingams sind also Energiesteine, die der Energiereinigung und dem Schutz dienen. Die beliebtesten Shiva-Lingams werden im Fluss Narmada in Indien gefunden. Nach alter Tradition ist der Narmada ein heiliger Fluss. Noch heute findet man Shiva-Lingams häufig in Tempeln, wo sie zu Ehren seiner göttlichen Kraft aufgestellt sind. Wer diese in eine ovale Form gebrachten und polierten Steine berührt, glaubt, dass diese Kraft auf die eigene Energie übertragen wird. Die ovale Form steht für das Unendliche, das männliche und weibliche Energien vereint. Im esoterischen Bereich werden Heilsteinen besondere Kräfte und Eigenschaften zugeordnet, deren Wirkungen auf Körper, Geist und Seele zwar nicht wissenschaftlich erwiesen sind, von vielen Menschen aber gespürt werden. Shivas Steine gelten als Glückssteine, die man bei sich tragen oder an einer geeigneten Stelle im Haus aufbewahren kann, damit ihre Energie in alle Räume strömt. Wann immer man der heilenden Wirkung bedarf, sollte man mit dem Stein die Herzgegend berühren und ihn zwischen die Augenbrauen halten. Durch seine sanften Schwingungen sorgt er für Ausgleich und Harmonie und wirkt heilend auf Körper, Geist und Seele. Der Stein ermöglicht geistige Entwicklung und Aufarbeitung früherer Verletzungen. Er harmonisiert weibliche und männliche Elemente in der Seele, gibt Kraft, Energie, emotionalen Ausgleich sowie Geduld und wirkt sogar gegen Krämpfe und Unterleibsbeschwerden. Lingam ist nicht nur das Symbol der Zeugung oder des männlichen Penis, sondern symbolisiert das Leben und die Kraft der Vereinigung. Geologen vermuten, dass das Eisenoxid, das in dem Stein enthalten ist, vor Millionen von Jahren durch einen Meteoriteneinschlag in das Flussbett gelangte. Und wie wir wissen, hat alles, was aus dem Kosmos kommt, eine enorme Kraft.

Es gibt eine interessante Legende über die Entstehung des Lingam: Der Sage nach erschien Gott Shiva nackt im Himalaja vor den Frauen der Rishis. Der Anblick des Shiva-Phallus erregte die Frauen dermaßen, dass sie Shivas Penis abschlugen. Der aber nahm daraufhin eine überdimensionale Größe an, sodass er die Erde spalten konnte. Aus Angst vor dem Weltuntergang beschlossen die Rishis, den Penis Shivas zu loben und zu verehren. Das machte den Phallus zum Symbol der Weltschöpfung.

Ihnen sind sicher die Begriffe Tantra und Kamasutra ein Begriff, nicht wahr? Wissen Sie auch, was sich genau dahinter verbirgt? Anders als die westlichen Religionen beschäftigen sich die hinduistischen, buddhistischen und taoistischen Traditionen positiv mit dem Thema Sex. Sie erklären den Weg sexuellen Erwachens, der die Umlenkung der Energie bewirkt und zu geistiger Entwicklung führt. Die damit verbundenen Praktiken verändern unsere Vorstellungen von Sexualität grundlegend. Ich selbst habe mich intensiv mit dem Kamasutra beschäftigt. »Kama« kommt aus dem Sanskrit und bedeutet Begierde oder Lust, »Sutra« ist im Sanskrit der Name für eine Form der Lehre in Versform. Das Kamasutra, also die Lehre des sinnlichen Verlangens, ist eine der ältesten indischen Schriften, man könnte es auch als ein frühes Handbuch sexuellen Vergnügens bezeichnen. In den Versen wird eine Vielzahl unterschiedlicher Themen behandelt, darunter verschiedene Sex-, Kuss- und Umarmungstechniken sowie verschiedene Arten von Penisbewegungen in der Vagina. Man findet in diesem in viele Sprachen übersetzten Buch Erklärungen zum eigenen Körper und zu besonderen Vorlieben. Das Kamasutra unterscheidet zwischen drei verschiedenen Größen der Geschlechtsteile. Männer können diesbezüglich klein, mittel oder groß – Hase, Stier oder Hengst – sein, während Frauen in Gazellen, Elefantenkühe oder Stuten unterteilt werden. Es ist wie ein Kochbuch geschrieben und amüsant zu lesen. In ihm werden verschiedene Möglichkeiten und Stellungen des Sexualverkehrs vorgestellt: Wie erreicht zum Beispiel eine Gazelle mehr Lust mit einem Hasen oder Stier? Es werden mehrere Varianten beschrieben, die im Liegen, Stehen oder Sitzen, kniend, vaginal, oral oder anal, zu zweit oder auch in der Gruppe durchgeführt werden können. Das Thema dieses schlauen Buches fand seinen Niederschlag in verschiedenen Kunstwerken und Bildern.

Auch die indische Philosophie des Tantra ist ein sehr kraftvoller Weg, welcher großartige Möglichkeiten für eine schnelle geistige Transformation darstellt. So basierte zum Beispiel die Arbeit des Gurus Sai Baba auf der Tantra-Lehre. Ihm zufolge verspricht diese Technik den Zugang zum Himmel, weil sie unterdrückte sexuelle Gefühle fließen lässt, was wiederum die Psyche und das Wohlbefinden sowie die geistige Kraft aktivieren kann. Voraussetzung dazu ist, dass der Mensch, der diesen Weg geht, aus Reinheit und selbstloser Liebe handelt. Dies soll mit einem festen Partner geschehen und von Herzen kommen. Die sexuelle Kraft kann dabei in spirituelle Höhen tragen, wenn sie in reine Liebesgefühle transzendiert wird. Demnach gelangt die Energie vom 2. Chakra über das Herzchakra zum 3. Auge und schließlich zum Kronenchakra.

Die Symbolsprache von Mandalas spiegelt das Thema Sexualität ebenfalls wider. So soll das sogenannte Sri Yantra sexuelle Gelüste steigern, wenn man es unter dem Bett platziert. Es fördert der tantrischen Tradition zufolge sowohl die männliche als auch die weibliche Energie und unterstützt den Geschlechtsakt so, dass man gezielt zum Orgasmus kommt. Probieren Sie es ruhig aus.

Im Voodoo (die Bezeichnung ist abgeleitet von einem Wort für »Geist« oder »Göttlichkeit«), einer Mischung aus traditionellen afrikanischen Stammesreligionen und Elementen anderer Glaubensrichtungen, wird das Thema Sexualität ebenso mit Göttern verbunden. Auf meinen zahlreichen Seminarreisen in die Dominikanische Republik lernte ich Voodoo-Rituale kennen, die zwar einen dezidiert sexuellen Charakter, jedoch nichts mit sexuellen Orgien oder Ähnlichem zu tun haben. Die zwei großen Götter (Loas) des Voodoo sind Legba, der Loa der Sonne und einer der wichtigsten Götter überhaupt, und Erzulie, der weibliche Loa der Liebe und der Kreativität. Erzulie ist die Venus des Voodoo und somit eine sexuelle Göttin. Der Legende nach schnitt der afrikanische Gott Nzambi der ersten Frau den Leib auf, um sie gegenüber dem ersten männlichen Geschöpf kleiner zu machen. Als er sie danach zunähen wollte, reichte der Faden nicht aus. Damit die Urfrau nicht verblutete, versuchte der Urmann die Öffnung mit seinem Penis zu schließen, so entstand der erste Geschlechtsverkehr. Diese Vorstellung finde ich persönlich nicht besonders appetitlich. Jedoch wird dieser Legende bis heute gehuldigt, und man findet bei fast allen afrikanischen Religionen einen Tanz, der das Geschehen widerspiegelt. Gott sei Dank, ohne jemandem den Leib aufzuschneiden.

Der Taoismus und die Manifestationen von Yin und Yang

Der Buddhismus und mehrere Religionen Chinas beruhen auf verschiedenen Vorstellungen von Sexualität und Wiedergeburt. Dabei ist der Taoismus als älteste chinesische Philosophie anzusehen. Diese Lehre stellt die menschliche Sexualität als Energie-Austausch zwischen Yin und Yang dar. Die beiden Geschlechter stehen in dieser Weltsicht für die zwei Pole oder besser gesagt für die zwei Kräfte männlich und weiblich – Yin und Yang. Diese beiden sollten ausgeglichen sein. Jeder Mensch hat diese beiden Kräfte in sich. Sex sorgt dabei für den energetischen Austausch beider Energieanteile. Der Taoismus stellt auch einen Zusammenhang zwischen Geschlechtsverkehr und Lebensverlängerung her. Alle sexuellen Techniken verwirklichen die Einheit von Seele und Unsterblichkeit. Taoisten empfehlen, der Mann solle beim Verkehr seinen Samen während des Orgasmus zurückhalten, weil dieser zur Stärkung der Körperenergie beitrage. Durch Vermeidung der Ejakulation behalte er seine Yang-Energie.

Yin und Yang sind keine Antagonisten, sondern sie ergänzen sich. Bei Yang handelt es sich um das männliche und bei Yin um das weibliche Prinzip. Die Übertragung von Yin und Yang ist dabei immer im Fluss. Yin und Yang bilden zwei Manifestationen des Tao, nach dem das gesamte Universum aus diesen beiden Energien entstanden ist. Die Eigenschaften von Yin und Yang sind leicht zu verstehen: Sie treten immer gemeinsam auf, niemals isoliert. Yin und Yang befinden sich in einem dauerhaften Zustand der Veränderung. Sie sind nicht absolut, sondern nur in Relation zueinander zu verstehen. Und Yang und Yin erscheinen als dynamische Paare von Gegensätzen.

Hier eine kleine Aufstellung zum besseren Verständnis der beiden Prinzipien:

Yin – weibliches Prinzip	Yang – männliches Prinzip
absteigend	aufsteigend
dunkel	hell
rezeptiv	kreativ
schwarz	weiß
still	bewegend
traditionell	innovativ
zusammenziehend	expansiv
Abend, Nacht	Vormittag, Nachmittag
Ende eines Zyklus	Anfang eines Zyklus
Erde	Himmel
gewundener Weg	gerader Weg
Mond	Sonne
Nacht	Tag
Passivität	Aktivität

Raum	Zeit
Schatten	Licht
Stabilität	Wandlung
Starre	Auflösung
Statik	Dynamik
Tiefe	Höhe
Wasser	Feuer
West, Nord	Ost, Süd

Ein gesundes Yin bedeutet, Lebenskraft und Substanz zu besitzen. Auf der körperlichen Ebene sorgt es für die Fähigkeit, sich zu entspannen, für erholsamen Schlaf und gute Nerven. Auf der psychischen Ebene ist das Yin für Gelassenheit, Geduld und Zurückhaltung zuständig. Kräftige Knochen und Zähne, glänzende Augen und Haare sowie rosige Wangen sind Zeichen einer starken Yin-Wurzel.

Ein gesundes Yang bedeutet, Lebenskraft und Energie zu haben. Auf der körperlichen Ebene ist es verantwortlich für Leistungsstärke, Dynamik, gute Verdauung und starke Abwehrkräfte. In Zusammenhang mit der Psyche steht es für Konzentration, Elan und Willenskraft, eine kräftige Stimme, starke Ausstrahlung sowie Lebensfreude und Mut. Zu Yang gehören die aktiven Prozesse, die den Organismus lebendig erhalten. Von der Qualität unserer Yin- und Yang-Wurzeln hängt es ab, ob wir gesund, glücklich und erfolgreich sind. Langfristige Belastungen wie körperliche Überanstrengung, Stress, Frustration, Ärger und ungünstige Essgewohnheiten überfordern irgendwann den Organismus. Es kommt zu einem Mangel oder Überschuss von Yin und Yang in den Organen mit anfangs harmlosen Beschwerden, die schlussendlich zu ernsthaften Erkrankungen führen können. Um beide Energien auszugleichen, wird in Tibet die so genannte eheliche Fußmassage praktiziert und das Essen nach den Elementen zubereitet. Der Brauch der Massage hat folgenden Sinn: Beide Partner massieren sich täglich die Fußsohlen, um gesund und

fit zu bleiben und die sexuelle Lust zu steigern. Und tatsächlich gibt es an der Ferse eine Zone, die die Sexualität anregt. Sie liegt direkt in der Mitte der Ferse und wird oft zur Stimulation genutzt.
In der chinesischen Ernährungslehre gibt es für alle unausgewogenen Zustände die richtigen Nahrungsmittel. Während bei uns vor allem auf Vitamine, Mineralstoffe und Spurenelemente großer Wert gelegt wird, zählt in der chinesischen Küche hauptsächlich die thermische Wirkung der Lebensmittel. Bei der Zubereitung von Speisen achtet man deshalb stets darauf, wie die einzelnen Zutaten auf den menschlichen Körper wirken:

Heiße Speisen haben sehr viel Yang.
Warme Speisen haben viel Yang.
Neutrale, erfrischende Speisen haben viel Yin.
Kalte Speisen haben sehr viel Yin.

Hinsichtlich einer gesunden Ernährung bedeutet dies, dass Menschen mit einem Yang-Mangel (zu wenig Wärme, zu viel Kälte) vor allem heiße und warme sowie neutrale Lebensmittel konsumieren sollten. Menschen mit Yin-Mangel (zu viel Wärme, zu wenig Kälte) hingegen sollten mehr kalte und neutrale Nahrungsmittel zu sich nehmen. Auch die Farbe der Lebensmittel hat Wirkung auf unseren Körper: Alle roten, gelben und orangefarbenen Produkte (Paprika, Tomaten, Honigmelonen usw.) bringen viel Yang, und alle grünen, blauen und violetten (Gurken, grünes Gemüse, Auberginen usw.) viel Yin.

Alle okkulten, esoterischen und spirituellen Lehren haben sehr viel Bezug zum Thema Farben und Sexualität. Sie umfassen Kulte, Rituale und Verhaltensweisen, die Körper und Seele miteinander verbinden. Soll die Seele gesund bleiben, muss man sich auch um den Körper kümmern. So ist das Thema Sexualität bei diesen Lehren nicht nur grundsätzlich wichtig, sondern gewinnt zunehmend an Bedeutung.

Enthaltsamkeit – Ein Leben ohne Sexualität

Nun gibt es auch Klöster oder private Einrichtungen, in denen Männer oder Frauen keine Sexualität mit dem anderen Geschlecht leben, weil sie der Überzeugung sind, es könnte der Reinheit der Seele schaden. Im Mittelpunkt eines solchen Lebens stehen der Glaube, die Religion, die Verehrung Gottes und der Natur. Manche Menschen entscheiden sich auch ganz bewusst dafür, asexuell zu leben. Da jeder Mensch seine eigene Wahrheit vertritt, soll er selbst entscheiden, ob solch eine Lebensform für ihn angemessen ist und glücklich macht. Man kann ohne Sexualität leben, aber nicht alle wollen sie missen.

Im Buddhismus ist der Sexualverkehr für Nonnen und Mönche tabu. Der Sexualakt behindert dieser Auffassung zufolge den Geist und bremst die seelische Entwicklung. In den von Buddha gestifteten Klöstern soll nur gebetet werden. Das Leben der Nonnen sowie der Mönche ist klar strukturiert, und es gibt eine Vielzahl von Regeln. Wenn sich ein Mönch der Unzucht schuldig macht, wird er meistens aus dem Orden ausgeschlossen. Wurde eine Regel verletzt, muss der Mönch oder die Nonne dies in der Beichte klären. Abgesehen von den buddhistischen Ordensmitgliedern steht der Buddhismus dem Thema Sexualität jedoch offen gegenüber. Lust und Vergnügen spielen eine große Rolle im Leben. Es wird jedoch empfohlen, den Mittelweg zwischen Lust und Sinnlichkeit zu gehen.

Ich kenne einen Geistlichen einer Kirche persönlich. Er ist Klient von mir und öffnete mir vor Jahren die Augen zum Thema christliches Klosterleben. Er berichtete, dass Sex im Kloster zwar ein Tabuthema sei, es jedoch ein sexuelles Leben zwischen den Klosterbrüdern gebe, um die Energie in Ordnung zu halten. In der Presse wird zudem immer wieder über sexuelle Beziehungen zu Angestellten in Klöstern berichtet.

Verzicht auf Geschlechtsverkehr für eine bestimmte Zeit wird von vielen Menschen ganz allgemein positiv bewertet. Manche Ordensleute gehen auch davon aus, dass ein Mensch ohne Sex länger leben könne, weil kostbare Energie nicht verloren gehe und für die Heilung des Körpers genutzt werde. Besonders bei Männern könne zu viel Sexualverkehr die Potenz schädigen. Eine interessante Vorstellung, die bis heute jedoch keinen wissenschaftlichen Nachweis fand und daher nicht unbedingt Ihrer persönlichen Wahrheit entsprechen sollte.

Eine andere Denkschule behauptet wiederum, dass der Potenz mit einer umstrittenen Technik geholfen werden kann. In vielen Kulturen halten Männer während des Geschlechtsverkehrs ihr Sperma zurück, um die Lebensenergie zu behalten. Dieses Abdrücken wird mit einer Energiesteigerung verbunden, wenn der Mann erst nach mehreren Akten kommt. In afrikanischen Ländern wie auch bei australischen Ureinwohnern gibt es diesbezüglich eine Technik, die auch Europäern bei Impotenz hilft: Kurz vor dem Höhepunkt drückt man stark an die Peniswurzel oder den Peniskopf. Dies soll die Kraft des Mannes vitalisieren. Sie kennen vielleicht die Stimulationsringe, die an die Wurzel des Phallus angebracht werden, um den Verkehr zu verlängern. Das machen die Menschen in südlichen Ländern seit ewigen Zeiten. Auf diese Weise werden auch ältere Männer jenseits des 70. Lebensjahres immer noch zu Vätern oder können zumindest ihre Männlichkeit bis ins hohe Alter ausleben. Europäer nutzen diese Erkenntnisse erst seit Kurzem.

Die persönliche sexuelle Wahrheit erkennen

Viele Menschen glauben, die absolute Wahrheit zu kennen. Das stimmt in gewissem Sinne auch. Denn jeder hat eine eigene Wahrheit und erschafft seine eigene Realität. Und die ist genauso wahr, wie es die Ihre ist. Behaupten Sie nie, dass alle anderen Lügner sind oder sich irren! Versuchen Sie zu verstehen, dass es Wahrheiten wie Sand am Meer geben kann. Das betrifft auch die Wahrheit von Leben und Sexualität. Kein Mensch hat das Recht, Ihnen seine Ansichten bzw. seine Wahrheiten aufzuzwingen. Ebenso wenig dürfen Sie einem anderen Ihre Wahrheiten aufoktroyieren. Aber wie gehen Sie dann mit Ihrer Wahrheit um? Sie müssen sie nicht verstecken, dürfen sie aber auch niemandem aufdrängen. Sie können und dürfen sie einem anderen näherbringen, jedoch ohne dessen Sichtweise herabzusetzen.

Auch zum Thema Sexualität und Kultur gibt es unterschiedliche Wahrheiten. Ein Beispiel: Vor Kurzem rief mich eine Klientin an und sagte weinend, dass ihr Sohn schwul sei. Er würde es schwer haben, wenn er sich nicht änderte. Die Wahrheit der Mutter war, dass es für den Sohn besser sei, Frauen zu begehren. Doch muss sie nun mit der Wahrheit des Sohnes leben, der Männer anziehend findet, denn jeder entscheidet selbst, welches Geschlecht er sexuell bevorzugt.

Viele Verhaltensweisen und Vorlieben sind in der DNA gespeichert und spiegeln nur das Karma wider, denn auch das Karma liegt in der DNA. Manches wird von verschiedenen Religionen, Kulturen oder Gesellschaften als unrein angesehen oder negativ bewertet. Diese Verbote und Wertungen wurden jedoch von Menschen geschaffen und nicht von Göttern! Wer sagt denn, dass der liebe Gott verbietet, dass sich Männer lieben oder dass eine Frau eine andere Frau liebt?

Bei vielen religiösen Feiern gibt es seit Menschengedenken Masken in Form von Geschlechtsorganen, Phallustänze und sexuelle Rituale. Im tiefsten Sibirien war es noch bis vor Kurzem Sitte, dass jeder Jüngling sich mit einem Schaf entjungfern sollte, bevor er eine Frau haben durfte. Sie lachen? Das ist die wahre Geschichte von einem nordischen Volk, und diese Riten wurden geehrt. Ihnen erscheint das vielleicht als obszön und nicht vorstellbar. Ich habe aber Ähnliches auch von anderen asiatischen Kulturen gehört.

Solche Riten existieren auf der ganzen Welt. Das heißt jedoch nicht, dass man sie als Außenstehender verstehen muss.

In unseren Breitengraden war früher zum Beispiel das Nacktsein in der Öffentlichkeit ein Tabu. Heute gibt es viele Menschen, die ihre Nacktheit nicht mit Scham besetzen. Sie genießen ihr Leben am Nacktbadestrand (der berühmte FKK), laufen zu Hause unbekleidet herum oder gehen nackt ins Bett, was früher oftmals auf allgemeine Kritik gestoßen wäre.

Heute wird Sexualität nicht mehr nur als Fortpflanzungsstrategie gesehen, sondern auch als etwas Schönes und Sinnliches. Wir verstehen, dass Sex für uns gesund, wohltuend und faszinierend sein kann, dass wir sexuelle Fantasien zulassen und uns einfach mehr trauen sollen. Auch sogenannter Blümchensex kann helfen, den Alltagsstress zu bewältigen und das Leben schöner zu machen.

Wir kommen allein auf diese Welt und gehen allein von dieser Welt. Dazwischen haben wir Beziehungen verschiedener Art, die unser Dasein auf der Erde prägen. Die Liebe ist etwas ganz Besonderes. Die sexuelle Vereinigung wird als ihr wichtigster Teil angesehen und ist vom Thema Beziehung nicht wegzudenken. Liebe ist ein Gefühl, das wir hier auf der Erde kennen. Ob auch andere Wesenheiten im Universum dieses Gefühl kennen, bleibt ungeklärt. Eines steht für mich jedoch fest: Liebe lässt sich nicht kontrollieren. Und genau dasselbe gilt auch für die Sexualität.

Kapitel 3

Die Astrologie, der Planetencode® und unsere Sexualität

Die Sternzeichen und ihre karmische Charakteristik

Die Astrologie ist eine uralte Lehre, die verschiedene Völker unabhängig voneinander entwickelt haben. Sie zeigt den Zusammenhang zwischen Lebensereignissen und den Positionen und Bewegungen der Himmelskörper auf. Diese Positionen im Augenblick der Geburt eines Menschen sind durch sein Karma bedingt und bestimmen nicht nur den Charakter dieses Menschen, sondern auch seine Sexualität. Wir unterscheiden zwölf Sternzeichen, die nach Elementen und Geschlechtlichkeit unterteilt werden. Seit einiger Zeit wird zudem über ein 13. Sternzeichen gesprochen, den Schlangenträger, den ich hier jedoch außen vor lasse.

Was sagen die Sterne aber nun über unser Sexualleben aus? Astrologie der Liebe zu betreiben ist viel interessanter, als Sie es sich vielleicht vorstellen, denn hier finden Sie Antworten auf die Fragen, wer im Bett wirklich zu Ihnen passt und wer Sie so lieben kann wie Sie ihn oder sie. Der Faszination dieses interessanten Themenbereichs kann man sich nur schwer entziehen, denn unser Horoskop ist etwas sehr Individuelles. Ich erkläre Ihnen all diese Zusammenhänge ausführlich in diesem Kapitel, damit Sie sowohl sich selber als auch

Ihren Partner besser verstehen lernen und Ihre gewonnenen Erkenntnisse für ein erfüllteres Sexualleben nutzen können.

Gerade weil jedes Sternzeichen ein wenig anders als die anderen tickt, können wir voneinander und miteinander lernen. Jeder von uns hat schon vor seiner Geburt einen eigenen karmischen Weg gewählt. Und wir haben uns mit anderen Seelen verabredet, damit wir in diesem Leben gemeinsam lernen können. So treffen wir uns immer wieder und leben unser Dasein mit oder ohne Sexualität aus. Jeder Mensch hat ein Sternzeichen ausgewählt, in dem er sich seelisch und sexuell weiterentwickeln kann. Dieses Sternzeichen sowie unser Aszendent, der von Ort und Zeit unserer Geburt abhängt und den wir ab dem 30. Lebensjahr verstärkt nach außen ausleben, prägen unser sexuelles Verhalten sehr stark.

Auch wenn die Sterne uns keine Liebe schenken können, zeigen sie uns doch unseren Weg, auch in sexueller Hinsicht. Sie können uns einen guten Rat geben und dabei helfen, unser sexuelles Glück zu finden und zu genießen. Das Sternzeichen ist ein Hinweis für unsere Vorhaben und Vorlieben sowie unseren Seelenzustand. Es ist ein Kriterium für die Energieausschüttung auf unbewusster Ebene. Genau diese sexuelle Energie nehmen unsere Mitmenschen wahr. Und auf diese Energie reagieren sie dann in Form von Zu- oder Abneigung. Deshalb ist Sexappeal so wichtig, ohne ihn funktioniert das Leben auf der Erde einfach nicht. Dabei betrifft das nicht allein das Aussehen oder die Verhaltensmuster. Wir alle kennen Menschen, die nicht besonders attraktiv sein müssen, aber eine sehr starke sexuelle Energie ausstrahlen und dadurch womöglich mehr Sex haben als das hübscheste Model der Welt. Sie haben diese besondere sexuelle Energie in die Wiege gelegt bekommen. Aber jeder kann diese Energie aktivieren, denn JEDER Mensch ist sexy und kann sich und seine Vorlieben ausleben. Sexy sein heißt, mit Sexappeal nicht zu geizen. Unsere sexuelle Ausstrahlung, die andere wahrnehmen, äußert sich auf unbewusste Art und Weise. Das Sexualleben ist demzufolge eine Welt, die aus Gefühlen, Reizen, Bestätigungen und Energieaustausch besteht.

Widder ♈	21. März – 20. April	Feuer	männlich, aktiv
Stier ♉	21. April – 20. Mai	Erde	weiblich, passiv
Zwillinge ♊	21. Mai – 21. Juni	Luft	männlich, aktiv
Krebs ♋	22. Juni – 22. Juli	Wasser	weiblich, passiv
Löwe ♌	23. Juli – 23. August	Feuer	männlich, aktiv
Jungfrau ♍	24. August – 23. September	Erde	weiblich, passiv
Waage ♎	24. September – 23. Oktober	Luft	männlich, aktiv
Skorpion ♏	24. Oktober – 22. November	Wasser	weiblich, passiv
Schütze ♐	23. November – 21. Dezember	Feuer	männlich, aktiv
Steinbock ♑	22. Dezember – 20. Januar	Erde	weiblich, passiv
Wasser-mann ♒	21. Januar – 19. Februar	Luft	männlich, aktiv
Fische ♓	20. Februar – 20. März	Wasser	weiblich, passiv

Auch der Planetencode®, die Lehre aus dem russischen Raum über die Planetenimpulse, beschäftigt sich mit dem Einfluss der Planeten auf das menschliche Schicksal. Bei diesem System geht es jedoch um die numerologischen Zusammenhänge (Planetenimpulse) eines Geburtsdatums. Eine entscheidende Bedeutung für das Karma haben alle zehn Planeten inklusive Pluto, auch wenn dieser astronomisch gesehen nicht mehr als Planet gilt. Jede Zahl im Geburtsdatum symbolisiert einen bestimmten Planetenimpuls, der uns in unserem Leben unterstützt.

Planet	Zugeordnete Zahl
Sonne	1
Mond	2
Mars	3
Merkur	4
Jupiter	5
Venus	6
Saturn	7
Uranus	8
Neptun	9
Pluto	0

Unterschieden wird zudem zwischen:
intellektuellen Planeten: Sonne, Venus, Saturn
intuitiven Planeten: Mond, Uranus, Neptun, Mars
emotionalen Planeten: Merkur, Pluto, Jupiter

Finden Sie heraus, welche Planeten bei Ihnen dominieren, indem Sie sich die Zahlen Ihres Geburtsdatums (ohne die Jahrhundertzahl) anschauen, und erkennen Sie, wie Sie funktionieren.

Zur Erläuterung, welche Zahlen betrachtet werden, hier ein Beispiel: Ich bin am 10.08.(19)73 geboren, also schreibe ich folgende Zahlen auf: 100873.

Überwiegen intellektuelle Planeten, sind Sie ein intellektueller Mensch, der ständig nach neuem Wissen sucht. Ihre Sexualität soll viel Genuss bringen und einen Sinn ergeben. Überwiegen intuitive Planeten, dann suchen Sie nach Gleichgesinnten und bevorzugen seelische Partnerschaften. Sex ist für Sie nicht nur ein Genuss, sondern ein Lebensstil. Sollten emotionale Planeten überwiegen, ist Ihnen die Sexualität lebenswichtig, denn sie bringt Ihnen Lebensenergie. Sie müssen Ihre Emotionen ausleben. Vielleicht haben Sie aber von allen Planeten etwas …

Besprechen wir nun die Bedeutung der einzelnen Planeten. Der Geburtsplanet, also der Planet, der Ihrem Sternzeichen zugeordnet ist, bestimmt Ihr Leben. Verschiedene Planeten bringen eigene karmische Aufgaben mit. Schließlich ist es kein Zufall, dass Sie unter dem Einfluss eines bestimmten Hauptplaneten und dem Einfluss weiterer Planetenfrequenzen geboren sind. Planeten prägen Ihr Leben und bringen verschiedene Eigenschaften mit. Ihr Geburtsplanet ist der Planet, der am Tag Ihrer Geburt am Himmel stand, zum Beispiel beim Löwen die Sonne.

Der folgenden Tabelle entnehmen Sie die Geburtsplaneten der einzelnen Sternzeichen und die ihnen zugeordneten Zahlen:

Löwe	Sonne	1
Krebs	Mond	2
Widder	Mars	3
Jungfrau	Merkur	4
Zwillinge	Merkur	4
Schütze	Jupiter	5
Waage	Venus	6
Stier	Venus	6
Steinbock	Saturn	7
Wassermann	Uranus	8
Fische	Neptun	9
Skorpion	Pluto	0

Der Geburtsplanet des Löwen

Ihr Geburtsplanet ist die Sonne. Sie macht Sie zum Beherrscher der Situation, zum Macher Ihres Lebens oder aber zu einem dummen Kind. Je nachdem, wie Sie diese erhaltene Energie einsetzen, verläuft Ihr Leben gut oder nicht ganz so gut. Die Sonne steht für Lebenslust, Stärke und Wachstum. Sie verleiht Ihnen heilende Qualitäten. Durch diese Planetenfrequenz ziehen Sie oft Menschen in Ihr Leben, die in ihrem Geburtsdatum die Zahlen 2, 3, 4 und 5 haben und Ihnen wichtige Impulse geben können.

Der Geburtsplanet des Krebses

Ihr Geburtsplanet ist der Mond. Der Mond symbolisiert Weiblichkeit. Er verleiht Ihnen eine mediale Gabe und auch Verteidigungsbereitschaft. Er prägt Sie sehr stark, denn die Mondfrequenz ist eine der stärksten auf der Erde, da der Mond der Erde näher als alle anderen Planeten steht. Die einzigen Zeiten mit geringerem Einfluss sind die Phasen des Neumonds. Der Mond ist für Ihre Emotionen, Gefühle und das Mutterprinzip verantwortlich. Er steht auch für Strebsamkeit, Geldverdienen und gute Geschäfte. Diese Planetenfrequenz holt oft Menschen in Ihr Leben, die in ihrem Geburtsdatum die Zahlen 1, 3, 5 und 6 haben und Ihnen wichtige Impulse geben können.

Der Geburtsplanet des Widders

Ihr Geburtsplanet ist der Mars. Er macht Sie enthusiastisch, treibt Sie immer und immer wieder voran und macht Sie zu einem guten Kämpfer. Der Mars steht für Kampfgeist und gehört zu den sogenannten karmischen Planeten. Er wird den Erd- und Feuerelementen zugeordnet. Die Marsfrequenz kann Sie egozentrisch oder willensstark machen, unternehmungslustig und zu einem echten Abenteurer, der mutig in die Zukunft schaut. Durch diese Planetenfrequenz holen Sie oft Menschen in Ihr Leben, die in ihrem Geburtsdatum die Zahlen 1, 2, 4 und 5 haben und Ihnen wichtige Impulse geben können.

Der Geburtsplanet der Jungfrau und der Zwillinge

Ihr Geburtsplanet ist der Merkur. Er macht Sie analytisch, perfektionistisch und kritisch. Die erhaltene Merkurfrequenz macht Sie zu einem Entdecker dieser Welt! Sie suchen und finden neue Dinge im Leben, entwickeln sich weiter und faszinieren dadurch die Menschen Ihrer Umgebung. Der Merkur steht auch für Kommunikation und Austausch. Daher verleiht er Ihnen die Fähigkeit, Menschen zu beraten. Er wird gleichzeitig den Wasser-, Luft- und Erdelementen zugeordnet. Durch diese Planetenfrequenz ziehen Sie oft Menschen in Ihr Leben, die in ihrem Geburtsdatum die Zahlen 0, 1, 2 und 3 haben und Ihnen wichtige Impulse geben können.

Der Geburtsplanet des Schützen

Ihr Geburtsplanet ist der Jupiter, der Sie zu einem Philosophen oder Suchenden macht. Der Jupiter steht für Bildung und Veränderung. Er wird gleichzeitig den Metall-, Feuer- und Luftelementen zugeordnet. Seine Frequenzen bringen viel Bewegung in Ihr Dasein und machen Sie sehr sprunghaft. Sie begeistern sich für verschiedenste Dinge, spüren vieles intuitiv und können, ohne lange zu überlegen, die richtigen Entscheidungen treffen. Der Jupiter verleiht Ihnen viel Geisteskraft und macht Sie optimistisch oder idealistisch. Sein Strahl verleiht Ihnen Weisheit und Gerechtigkeit. Durch diese Frequenz holen Sie oft Menschen in Ihr Leben, die in ihrem Geburtsdatum die Zahlen 1, 2, 3 und 7 haben und Ihnen wichtige Impulse geben können.

Der Geburtsplanet der Waage und des Stiers

Ihr Geburtsplanet ist die Venus. Die Venus steht für Liebe, Diplomatie, Vermittlung und Sanftheit. Sie vertritt aber auch das Thema Geld. Die Venus steht außerdem für Kreativität und Weiblichkeit. Diesem Planeten werden gleichzeitig Erd- und Luftelemente zugeordnet. Der erhaltene Venusstrahl macht Sie zu einem analytisch denkenden Menschen. Allerdings können Sie sich auch ganz schnell in Ihren Analysen verlieren und werden durch Ihre Unentschlossenheit oft gebremst. Einen klaren Kopf zu bewahren ist immer gut, Sie sollten sich jedoch eher auf Ihre Intuition und Gefühle verlassen. Diese Planetenfrequenz zieht oft Menschen in Ihr Leben, die in ihrem Geburtsdatum die Zahlen 2, 3, 4 und 5 haben und Ihnen wichtige Impulse geben können.

Der Geburtsplanet des Steinbocks

Ihr Geburtsplanet ist der Saturn. Der Saturn verleiht Ihnen Autorität und Disziplin, macht Sie aber auch vorsichtig. Sie schätzen die Tradition und sind ein guter Arbeiter. Der Saturn gehört zu den karmischen Planeten und wird der Erde zugeordnet. Sie sind Mutter Teresa in Person und ein idealer Kaufmann. Die erhaltene Saturnfrequenz macht Sie beständig in diesem Leben. Es ist mir wichtig zu erwähnen, dass die Saturn-Energien auf der Erde seit 2009 nachlassen. Sie besitzen diesen Strahl und tun den Menschen in Ihrer Umgebung gut. Sein Einfluss kann Sie jedoch auch rechthaberisch machen. Diese Planetenfrequenz holt immer wieder Menschen in Ihr Leben, die in ihrem Geburtsdatum die Zahlen 0, 5 und 6 haben und Ihnen wichtige Impulse geben können.

Der Geburtsplanet des Wassermanns

Ihr Geburtsplanet ist der Uranus. Er macht Sie gleichzeitig idealistisch, exzentrisch und revolutionär. Eine gute Mischung, nicht wahr? Je nachdem, wie man es sieht. Sie sind ein wahrer Entdecker und Freund, aber auch ein Rebell. Der Uranus wird dem Element Luft zugeordnet. Seine Frequenz ist sehr mächtig, und sein Einfluss macht Sie undurchschaubar. Aber durch diese Frequenz können Sie neue Ideen, die oft radikal und modern sind, schnell verbreiten. Andererseits haben Sie oft kein Verständnis für fremde Ideen, die auch wertvoll sein können. Die Uranusfrequenz macht Sie sehr originell. Durch diese Planetenfrequenz ziehen Sie oft Menschen in

Ihr Leben, die in ihrem Geburtsdatum die Zahlen 1, 2, 3 und 7 haben und Ihnen wichtige Impulse geben können.

Der Geburtsplanet des Fischegeborenen

Ihr Geburtsplanet ist der Neptun. Er macht Sie fantasievoll, romantisch, mystisch und heilend in einem. Neptun beherrscht das Wasserelement. Sie haben diesen Planetenstrahl erhalten, um Ihre Mitmenschen zu begleiten und zu lehren. Lange ging man von 13 Neptun-Monden aus und schrieb den Fischegeborenen 13 verschiedene Lebensaufgaben zu, die ihre Mitmenschen betreffen. Im Jahre 2013 wurde sogar noch ein 14. Mond entdeckt. Ihre Aufgaben haben mit Liebe, Verständnis und Verzeihen zu tun. Auch das Thema Kommunikation ist Ihr Thema. Durch diese Planetenfrequenz holen Sie immer wieder Menschen in Ihr Leben, die in ihrem Geburtsdatum die Zahlen 1, 3, 4 und 5 haben und Ihnen wichtige Impulse geben können.

Der Geburtsplanet des Skorpions

Ihr Geburtsplanet ist der Pluto. Er ist ein Karma-Planet und symbolisiert Ihr eigenes Karma, die Erfahrung Ihrer Seele. Er macht Sie kontrollierend, hypnotisch und zu einem Weltverbesserer. Die Plutofrequenz zeigt Ihre karmischen Aufgaben. Der Planet ist zwar sehr weit von der Erde entfernt, aber seine Impulse sind gewaltig. Der Pluto wird dem Wasserelement zugeordnet. Sein Strahl, den Sie bei Ihrer Geburt erhalten haben, prägt Ihr Leben sehr stark. Durch diese Planetenfrequenz ziehen Sie oft Menschen an, die in ihrem Geburtsdatum die Zahlen 1, 3, 4 und 6 haben und Ihnen wichtige Impulse geben können.

Neben den oben beschriebenen Hauptplanetenimpulsen spielen auch die Nebenplanetenimpulse (die Zahlen Ihres Geburtsdatums) eine große Rolle in Ihrem Dasein. Alle Impulse zusammen ergeben die sogenannte energetische Matrix. Wenn Sie zum Beispiel eine 1 in Ihrem Geburtsdatum haben, wurde Ihnen damit der Impuls der Sonne mitgegeben. Dieser gibt Ihnen die Kraft, viele Dinge anzupacken. Wenn sich eine 2 in Ihrem Geburtsdatum findet, ist der Mondimpuls in Ihrem Leben stärker vorhanden, der Sie viel überlegen, fühlen und grübeln lässt. Sehen Sie nun nach, welche zusätzlichen Impulse in Ihrem Leben eine Rolle spielen:

1 – Die SONNE

Die Sonne ist der wichtigste Planet überhaupt. Sie symbolisiert die Stärke und Tatkraft, die sie Ihnen verleiht. Der Sonneneinfluss zeigt die wesentlichen Handlungs- und Entwicklungsprozesse und die grundlegenden Erfahrungen an, die ein Mensch im Laufe seines Lebens durchlebt. Die Sonne ist dem Feuerelement zugeordnet. Sie gibt Ihnen Stolz und Macht und damit verbunden auch Führungsqualitäten. Durch den Sonneneinfluss wirken Sie vital und großzügig auf Ihre Umwelt. Die Sonne macht Sie außerdem ehrgeizig und feurig. Auf der anderen Seite sollten Sie zu viel Hektik vermeiden. Bleiben Sie auf dem Boden der Tatsachen, verlangen Sie nicht zu viel Bewunderung und Anerkennung. Diese kommen von alleine. Halten Sie Ihr Geld zusammen und seien Sie nicht verschwenderisch. Die Sonne verlangt immer auch Ordnung. Lieben Sie sich selbst und andere Menschen, dann werden Sie auch nie erfahren, was Arroganz bedeutet.

2 – Der MOND

Der Mond ist ein Gefühlsplanet. Durch seine Erdumkreisung entsteht der zyklische Wechsel der Mondphasen. Der Mond pendelt sozusagen um die Erdbahn und beeinflusst alles Lebende. Er symbolisiert das Traumhafte, die Fantasie und das Gemüt und bringt rhythmische Entwicklung in Ihr Dasein. Der Mondeinfluss prägt Ihr Leben sehr und steuert das Unbewusste. Er stärkt Ihre Intuition und gibt Geborgenheit. Der Mond wird den Elementen Holz und Wasser zugeordnet. Er ist ein weiblicher Planet, der in seiner Bedeutung gleich nach der Sonne kommt. Der Mondeinfluss in Ihrem Leben erlaubt Aussagen über die Beziehung zu Ihrer Mutter und über Ihre eigenen mütterlichen Eigenschaften wie Liebe, Gespür, Vorahnung. Diese Eigenschaften kommen bei Frauen wie bei Männern zum Ausdruck. Vertrauen Sie deshalb Ihrer Intuition und seien Sie schlauer als andere. Auf der anderen Seite gilt der Mond als Hauptverursacher von Stimmungsschwankungen. Er prägt auch Ihren Gesichtsausdruck, den Sie in der Öffentlichkeit zeigen, um ihre wahren Gefühle zu verbergen. Der starke Mondeinfluss kann Sie launisch machen oder traurige Gefühle hervorrufen.

3 – Der MARS

Der Mars steht für die Umsetzung des Geplanten. Er bringt Ihnen Sicherheit und gibt Kraft zum Handeln. Er unterstützt Sie im Beruf, sorgt für Ihre Erfolge und gibt Ihnen die manchmal unheimliche Kraft des Kämpfers. Freuen Sie sich darüber, diesen Einfluss genießen zu dürfen. Durch ihn haben Sie so viel Energie und Durchsetzungsstärke. Der Mars wird den Elementen Feuer und Erde zugeordnet. Er steht auch für Begeisterungsfähigkeit. Er verleiht Ihnen Willenskraft, Initiative, Schaffensdrang und macht Sie tapfer und sexy. Seine Energie lässt Sie mutig, ehrgeizig, avantgardistisch, impulsiv, freiheitsliebend und entschlussfreudig sein. Andererseits kann der Mars auch Aggression oder gar Brutalität verursachen. Und er kann Ungeduld in Ihnen hervorrufen. Körperlich kann sich das in Problemen mit den Ellenbogen (Durchsetzung), der Galle (Wut) sowie in einer Schwäche des Immunsystems (Ängste) ausdrücken. Wenn Sie etwas nicht anpacken, was Sie anpacken sollten, macht er Sie wütend und unleidlich. Überschätzen Sie sich nicht und seien Sie auch nicht rücksichtslos oder ungeduldig!

4 – Der MERKUR

Der Merkur ist ein Gefühlsplanet und steht für Kommunikation und Kommerz. Er trägt männliche und weibliche Prinzipien gleichzeitig in sich. Er regiert alle Formen der Kommunikation, seien sie physikalischer, geistiger oder alltäglicher Natur. Der Merkur steht für den Intellekt, die Kreativität beim Planen sowie kaufmännisches Denken. Er wird den Elementen Luft, Wasser und Erde zugeordnet. Der Planet macht Sie beweglich und lebhaft. Er gibt Ihnen eine impulsive Intuition und schärft Ihren Verstand. Er verkörpert Organisationstalent, Lern- und Lehrfähigkeit und verleiht Ihnen ein gutes Gedächtnis. Dieser Planet kann Sie jedoch auch unbeständig und ruhelos, launisch und leichtsinnig, oberflächlich oder gar orientierungslos machen.

5 – Der JUPITER

Der Jupiter ist ein spiritueller Planet. Er ist der größte Planet des Sonnensystems und etwa elf Mal größer als die Erde. Er wird von insgesamt 67 Monden umkreist und ist eine Art eigenes Planetensystem. Der Jupiter ist ein männlicher Planet, der Ihnen Mut und Umsetzungskraft verleiht. Er steht für Wachstum und Expansion und wird den Elementen Feuer, Metall und Luft zugeordnet. Der Jupiter sorgt für Wachstum und Sinngebung. Außerdem macht er seine Schützlinge gerecht, gibt ihnen materiellen Wohlstand und verschafft Zugang zum neuen Bewusstsein. Auf der anderen Seite kann der Jupiter auch eingebildet machen. Fanatismus und Überheblichkeit sind seine Schattenseiten. Deshalb sollten Sie sich selbst und Ihre Umwelt nicht ganz so ernst nehmen.

6 – Die VENUS

Die Venus ist der wichtigste Liebesplanet überhaupt, sie regiert die weibliche Seite unserer Psyche. Diese sollten Sie nutzen, wenn Sie etwas zu entscheiden haben. Die Venus verleiht Ihnen Qualitäten, die Sie sanft, liebevoll, diplomatisch, künstlerisch, kreativ und empfindsam machen. Sie wird den Elementen Erde und Luft zugeordnet. Die Venus bringt durch ihren Einfluss Liebe, Erotik, Freundschaft, künstlerische Kreativität und Lebensgenuss in Ihr

Leben. Andererseits steht die Venus auch für Eitelkeit, Bequemlichkeit und Triebhaftigkeit. Versuchen Sie deshalb, Ihre Selbst- und Verschwendungssucht abzustellen und mehr auf Ihre Seele zu achten.

7 – Der SATURN

Der Saturn ist ein karmischer Planet. Er ist männlich und gibt Ihnen Kraft aus Ihren Vorleben. Er kann eine Prüfung für Sie bedeuten, schützt Sie aber gleichzeitig vor falschen Entscheidungen. Er erklärt die Ursachen und Folgen. Der Saturn wird dem Element Erde zugeordnet. Positiv gesehen lässt er Sie reifen. Er bringt neue Struktur und Stabilität durch Verpflichtungen in Ihr Leben. Er steht für Geld und prüft Sie auch in Ihrer Einstellung zu diesem. Bleiben Sie vorsichtig und geduldig, sparsam, aber nicht geizig, dann werden Sie in sicheren materiellen Verhältnissen leben. Negativ gesehen macht der Saturn Sie etwas zu kontrolliert oder starr. In seinen Hochphasen verleiht er Ihnen den Hang zu schwarzem Humor oder gar gefühlsmäßiger Kälte. Sie fühlen sich dann oft allein auf sich gestellt und können sich mit der Situation, in die Sie geraten sind, nicht versöhnen.

8 – Der URANUS

Der Uranus ist ein langsamer, aber sehr starker Planet. Er ist ein Planet der Freiheit. Der Uranus ist wie der Saturn ein karmischer Planet, ein Planet der Ordnung und der Festigkeit. Er ist revolutionär und reißt jede etablierte Ordnung ein. Seine Radikalität macht Sie individualistisch und unabhängig. Sie können dort Fortschritte machen, wo andere Menschen versagen. Der Einfluss des Uranus hebt Sie von anderen ab. Er verursacht aber auch Chaos und gilt damit als der Planet der persönlichen Erneuerung. Er wird dem Element Luft zugeordnet. Der Uranus steht für alle Umbrüche im Leben. Er bringt Sie in Bewegung und zeigt Bereiche an, in denen es Ihnen zu langweilig wird. Er sorgt für plötzliche Lebenswenden. Ich sage immer, er stellt alles auf die Füße, was vorher auf dem Kopf stand. Er kann Ihnen andererseits auch negative Eigenschaften verleihen wie Rücksichtslosigkeit, Verantwortungslosigkeit, Ratlosigkeit, Rebellion oder Exzentrik.

9 – Der NEPTUN

Der Neptun ist ein mystischer Planet. Er ist verantwortlich für die Wandlungsvorgänge in Ihrem Leben. Er untergräbt alle Gewissheiten, die Sie im Leben haben. Er lässt Sie sprechen oder schweigen. Der Neptun wird dem Element Wasser zugeordnet.

Dieser Planet sprengt Grenzen, aktiviert das Unbewusste, Ihren Glauben und Ihre Opferbereitschaft sowie die allumfassende, bedingungslose Liebe. Der Neptun kann jedoch auch Täuschung und Selbsttäuschung hervorrufen. Achten Sie darauf, dass Sie Ihre Orientierung nicht verlieren. Der Neptun kann nämlich Verwirrung mit sich bringen. Dann sollten Sie gut nachdenken und die Situation klären, bevor Sie anfangen zu leiden oder sich einer Sucht hingeben.

0 – Der PLUTO

Der Pluto ist ein karmischer Planet. Einmal Pluto, immer Pluto! Er ist in erster Linie ein Planet der Erneuerung und regiert das Unbewusste. Er kann zu den tieferen Ebenen der Seele führen. Bleiben Sie aber realistisch, denn Pluto kann auch Besessenheit hervorrufen. Er wird dem Element Wasser zugeordnet. Dieser Planet bringt Wandlung und Transformation in Ihr Leben. Er steht für Regenerationskraft und Wiedergeburt. Durch seinen Einfluss verändern sich Ihre Einsichten, und Sie erreichen eine neue Seelenebene. Er weckt auch Ihr Interesse an okkulten Wissenschaften. Andererseits kann er auch verantwortlich sein für negative Eigenschaften und Ereignisse in Ihrem Leben, unter anderem für Zwanghaftigkeit, Fanatismus oder auch Zerstörung.

Zusätzlich zu den Haupt- und Nebenplanetenimpulsen spielen in der Entwicklung eines Individuums auch die Jahresimpulse eine große Rolle. Auf jedes Jahr wirkt ein bestimmter Planet. Dieser schickt seine Frequenzen (Energien) auf die Erdoberfläche, wo sie von den Lebewesen und der Natur empfangen werden. Schamanen sagen dazu: »Die Geister der Planeten regieren das Jahr.« Ich bezeichne diese Impulse eher als Energien. Astrologisch gesehen wird jedes Jahr von einem bestimmten Planeten regiert. Dessen Jahresfrequenz ermöglicht es Ihnen, einige Lebensthemen zu erledigen. Wenn Sie eine bestimmte Energie nicht von Geburt an erhalten haben, können Sie bestimmte Themen nicht erledigen. Durch die Extraportion Energie der Jahresfrequenz sind Sie jedoch in der Lage, diese Themen innerhalb dieses Jahres anzupacken. Beachten Sie, dass die planetarischen Jahre immer am 21. März, also zum kalendarischen Frühlingsanfang, beginnen. Sie wiederholen sich alle sieben Jahre.

Saturn	Jupiter	Mars	Sonne	Venus	Merkur	Mond
2014	2015	2016	2017	2018	2019	2020
2021	2022	2023	2024	2025	2026	2027
2028	2029	2030	2031	2032	2033	2034

usw.

Man unterscheidet sieben verschiedene Jahre: Saturnjahre, Jupiterjahre, Marsjahre, Sonnenjahre, Venusjahre, Merkurjahre und Mondjahre. Es gibt also keine Uranus-, Neptun- oder Plutojahre. Was bringen uns diese Jahresenergien? Fangen wir mit den Saturnjahren an.

- *Saturnjahre* sind mit sehr viel Kampf, Ehrgeiz, Disziplin, Würde und Autorität verbunden. Diese Jahre stellen Herausforderungen dar. Der Saturn gilt als Schicksalsplanet: Schicksal oder Karma ist das natürliche Gesetz von Ursache und Wirkung. Die Saturn-Energie sorgt dafür, dass man mit den Folgen früherer Handlungen konfrontiert wird, auch wenn das wehtut. Der Saturn wird zudem oft negativ gesehen. Selbst seine positiven Seiten, wie Sparsamkeit und Ausdauer, empfinden viele Menschen als anstrengend. Der Saturn steht für die Vergangenheit, für Tradition sowie für jede Form der Begrenzung. Wo er ist, da müssen Probleme bewältigt und Ängste und Hemmungen überwunden werden. Positiv gesehen bringt er Beständigkeit, Fleiß und Ausdauer. Erst wenn man seine Lektion gelernt und sämtliche Grenzen überschritten hat, ist man frei für neue Erfahrungen und Abenteuer.

- *Jupiterjahre* bringen Klarheit und Erweiterung des Horizonts. Jupiterjahre sind geprägt von Offenheit und Großzügigkeit. Sie wollen alles im Leben erreichen und vor allem Geschichte schreiben? Dann sind diese Jahre gut geeignet dafür. Auch für eine spirituelle Weiterentwicklung sind sie sehr wichtig. Jetzt können neue Wege eingeschlagen werden, auf denen man vom Glück begleitet wird.
- *Marsjahre* bringen Lösungen und aktivieren den Kampfgeist. Diese Jahre erlösen von Kummer, können jedoch auch Kummer bringen. Aufhören oder aufgeben ist nichts für diese Zeit. Sieg ist nämlich jetzt das Lebensmotto. Also muss man sich anstrengen und das Beste aus dem Leben herausholen. In Marsjahren kommt es jedoch auch zu Aggressionen und Kampf. Man hat es mit Terror zu tun, und die Politik ist gefordert wie selten.
- *Sonnenjahre* bringen neue Pläne, viel Frohsinn und Lebenslust. Diese Jahre bescheren Warmherzigkeit und fördern die Fähigkeit sich durchzusetzen. Sie versprechen sehr viel Kraft und Glück, aber auch harte Arbeit an sich selbst. Die Sonne kann eben auch etwas verbrennen. In dieser Zeitspanne gibt es nur eins – zu sich selbst zu stehen!
- *Venusjahre* bringen Erfüllung, viel Kreativität und stehen für Kunst und Geld. Diese Frequenz ermöglicht es, neue Projekte zu beginnen oder mit alten Dingen abzuschließen. Die Venus steht für Freude, Ästhetik, Liebe, Weiblichkeit, Wohlstand und für das alltägliche

Miteinander. Im persönlichen Leben geht es aber auch darum, bewusster mit Geld umzugehen. Außerdem werden in einem Venusjahr Partnerschaften und geschäftliche Beziehungen auf den Prüfstein gestellt. Venusjahre sind vor allem Hoffnungsjahre, in denen eine Lösung gefunden werden kann.

- *Merkurjahre* bringen Ordnung und viel Kommunikation mit sich. Man kann vieles erforschen und einiges auf die Beine stellen. Der Merkur beeinflusst den menschlichen Intellekt. Er macht schnell, geschickt und kreativ. Zudem hilft er, geistreich und klug zu sein. Merkurjahre sind sehr spannende und aufregende Jahre. Auch Spiel und Vergnügen kommen in Merkurjahren nicht zu kurz. Doch man sollte seinen Geldbeutel in einem Merkurjahr immer schön im Auge behalten und nicht auf falsche Versprechungen hereinfallen, sondern alles am besten zweimal prüfen.
- *Mondjahre* bringen meistens Kummer und Stimmungsschwankungen und lösen starke Emotionen aus. Dabei geht es oft um tief sitzende Muster und um Verständnis für sich selbst. In Mondjahren sollte man verstärkt auf seine Gesundheit achten. Mehr Sport zu treiben oder auch neue Hobbys zu finden, sind Themen des Mondes. Die spirituelle Entwicklung ist in diesen Jahren ebenfalls sehr ausgeprägt. Man sollte seine Fähigkeiten nutzen!

Die Kenntnis der Sternzeichen und ihrer karmischen Charakteristiken reicht jedoch keineswegs aus, um daraus Schlüsse für eine gelingende Partnerschaft zu ziehen! Die karmische Lehre besagt auch, dass die verschiedenen Sternzeichen nicht nur eigene karmische Aufgaben, sondern auch sexuelle Vorlieben mitbringen. Schließlich ist man nicht zufällig in einem bestimmten Sternzeichen geboren. So wird angenommen, dass ein Sternzeichen mit dem neben ihm stehenden eher nicht kombinierbar ist und es in einer solchen Beziehung einige Schwierigkeiten geben wird – es sei denn, der Partner hat einen passenden Aszendenten. Ein weiter entfernt stehendes Zeichen verspricht dagegen Ergänzung und

Harmonie, außer der Aszendent ist antagonistisch zum eigenen Aszendenten. Da die Planeten die Sternzeichen prägen und verschiedene Eigenschaften mitbringen, die sich auch auf unser Beziehungsleben und unsere Sexualität beziehen, wollen wir nun kurz die Planeteneigenschaften in Hinblick darauf betrachten:

Die *Sonne* steht für Lebenslust, Energie und Stärke. Sie verleiht ein starkes Charisma.

Der *Mond* steht für Emotionen, Gefühle und das Mutterprinzip. Er macht sexy.

Der *Mars* steht für Kampfgeist und gehört zu den karmischen Planeten. Er lässt meisterhaft flirten.

Der *Merkur* steht für Ideen und Austausch. Er macht attraktiv und geheimnisvoll.

Der *Jupiter* steht für Bildung, Glaube und Veränderung. Er verleiht diskreten Sexappeal.

Die *Venus* steht für Kreativität und Weiblichkeit. Sie macht sehr sexy und attraktiv.

Der *Saturn* steht für Autorität und gehört zu den karmischen Planeten. Er verleiht Beständigkeit.

Der *Uranus* symbolisiert das Familienkarma und den Bezug zur Familie. Er macht kinderlieb.

Der *Neptun* steht für Kommunikation und Leichtigkeit. Er macht offen für Experimente beim Sex.

Der *Pluto* zeigt karmischen Aufgaben und verleiht viel Sexappeal.

Die Sternzeichen und ihre Sexualität

Beginnen wir nun, die verschiedenen Sternzeichen im Hinblick auf ihre Sexualität zu analysieren. Fangen wir mit dem Widder an.

Widder

♈

Planet: Mars
Feuerzeichen
Das Symboltier dieses Zeichens gilt in der Astrologie als dickköpfig und stur. Widder haben viel Energie, sodass sie sich leicht im Übermaß verausgaben. Dieses Zeichen kann sehr sexy auf andere wirken. Der Widder kann seine Sexualität gut ausleben, wenn er das zulässt. Unterstützt werden Sexualleben und Charisma eines Widders durch die Glückssteine Diamant, Rubin, roter Jaspis und Amethyst sowie die Farben Rot und Orange.

Stier

♉

Planet: Venus
Erdzeichen
Der Stier ist konservativ und beständig, schätzt eine sichere Umgebung und hängt oft an der Vergangenheit. Stiere sind meistens praktisch veranlagt und haben einen Sinn für schöne Dinge. Sie wirken meist zufrieden, können jedoch auch zornig oder ungedul-

dig werden. So klappt es nicht immer im Ehebett, weil gewisse Dinge zu oft diskutiert werden. Doch will ein Stier sexuell befriedigt werden. Sex spielt für ihn eine große Rolle. Unterstützt werden Sexualleben und Charisma eines Stiers durch die Glückssteine Smaragd, Türkis und Saphir sowie die Farbe Rosa, ein leuchtendes Grün und allgemein Erdfarben.

Zwillinge

♊

Planet: Merkur
Luftzeichen
Der Zwillingegeborene ist rational, logisch und beweglich. Es fällt ihm sehr schwer, seine Gefühle auszudrücken, da er diese meist sofort rationalisieren will. Ein Zwilling hat 1000 Ideen, die sich jedoch ständig widersprechen. So ist es auch in der Liebe und im Bett: Der Zwilling kann sich einfach nicht entscheiden, was er tatsächlich will und ist deshalb mit dem Partner oft unzufrieden. Unterstützt werden Sexualleben und Charisma eines Zwillingegeborenen durch die Glückssteine Opal, Achat und Magneteisenstein sowie die Farben Blau, Gelb und Hellgrau.

Krebs

♋

Planet: Mond
Wasserzeichen
Der Krebs ist sanft und empfindsam. Er verbirgt seine Gefühle hinter einer Maske, die sein weiches Innenleben versteckt. Krebsgeborene sind liebenswert und wollen geliebt werden. Sie sind verletzbar und friedlich. Im Sexualleben können sie sich gut entfalten und sind eher anschmiegsam als wild. Durch Ihre Vorsichtigkeit ziehen Sie oft ebenso vorsichtige Partner in Ihr Leben und sind dann enttäuscht. Unterstützt werden Sexualleben und Charisma eines Krebses durch die Glückssteine Perle, Smaragd und Opal sowie die Farben Silber und Rosa und generell Pastelltöne.

Löwe

♌

Planet: Sonne
Feuerzeichen
Dies ist das stolzeste Zeichen des Tierkreises. Der Löwe ist kreativ, großzügig und warmherzig. Er kann jedoch auch dominant und beherrschend sein. Er will sich nicht mit Einschränkungen abfinden und versucht, sich von der Masse abzuheben. Im Bett ähnelt der Löwe aber meist einer Schmusekatze. Er braucht jedoch Abwechslung und Anerkennung sowie Lob und viele Umarmungen. Unterstützt werden Sexualleben und Charisma eines Löwen durch die

Glückssteine Rubin und Diamant sowie die Farben Rot, Gelb, Orange und Gold.

Jungfrau

♍

Planet: Merkur
Erdzeichen
Die Jungfrau ist robust und sehr praktisch. Jungfraugeborene besitzen die Fähigkeit zur klaren Analyse. Sie neigen dazu, sich allem zu widersetzen, was ihrer Vorstellung nicht entspricht. So ist es auch beim Sex: Sie setzen sich durch und bekommen das, was sie wollen, ohne auf die Konsequenzen zu achten, und leiden dadurch oft unter Einsamkeit. Oftmals wirken sie auch unnahbar. Unterstützt werden Sexualleben und Charisma einer Jungfrau durch die Glückssteine Saphir, Smaragd und Topas sowie die Farben Weiß, Gelb und Grün.

Waage

♎

Planet: Venus
Luftzeichen
Die Waage ist sich der verschiedenen Wahlmöglichkeiten bewusst, wird jedoch von ihrer Unentschlossenheit oft gebremst. Waage-Menschen können ihre geistige Beweglichkeit einsetzen, Konflikte meistern und allen Menschen in ihrer Umgebung helfen. Sich selbst stellen sie leider oft hintan, und das macht sie im Bett sehr

verletzbar. Sie können sich nur mit einem Partner austoben, der voll und ganz auf ihrer Seite steht und sie versteht. Unterstützt werden Sexualleben und Charisma einer Waage durch die Glückssteine Koralle, Diamant, Saphir und Jade sowie die Farben Rosa, Himmelblau und Türkis.

Skorpion

♏

Planet: Pluto
Wasserzeichen
Der Skorpion interessiert sich leidenschaftlich für etwas, das er dann verfolgen kann. Skorpion-Menschen verlieben sich schnell und interessieren sich gewöhnlich für alles, was rätselhaft erscheint. Auch die Sexualität ist für sie etwas Besonderes und Geheimnisvolles. Hier können sie sich voll ausleben. Unterstützt werden Sexualleben und Charisma eines Skorpions durch die Glückssteine Koralle, Rubin und Topas sowie die Farben Schwarz, Ocker und Violett.

Schütze

♐

Planet: Jupiter
Feuerzeichen
Der Schütze ist meist sehr wechselhaft. Er begeistert sich für verschiedene Dinge, doch setzt er seine Pläne oft nicht um. Er ist offen

für Esoterik, Religion, Philosophie und Kunst. Sex ist für ihn nur eine Beigabe zum Alltag. Doch wenn er Genuss daran findet, ist er nicht mehr zu bremsen! Unterstützt werden Sexualleben und Charisma eines Schützen durch die Glückssteine Brillant, Lapislazuli, Türkis und Saphir sowie die Farben Blau, Purpur, Gelb und Grün.

Steinbock

♑

Planet: Saturn
Erdzeichen
Der Steinbock ist das vorsichtigste aller Sternzeichen. Steinbock-Menschen versuchen ihre Gefühle zu kontrollieren und haben eine heilende Art. Sexuell gesehen können sie sich gut austoben, aber erst nachdem sie ihre Arbeit erledigt haben. Unterstützt werden Sexualleben und Charisma eines Steinbocks durch die Glückssteine Bernstein, Onyx, Saphir und Quarz sowie die Farben Gelb, Blau, Schwarz und Grün.

Wassermann

♒

Planet: Uranus
Luftzeichen
Der Wassermann ist ein sehr rätselhaftes Zeichen. Wassermanngeborene brauchen ihre Freiheit und versuchen oft, anderen ihre un-

gewöhnlichen Ideen aufzuzwingen. Sie sind gute Manager und ein guter Freund. Sexualität ist für sie eher weniger wichtig. Sie können auch ohne Sex leben, dafür suchen sie nach wahren Freundschaften. Doch wenn die Sexualität als Lebensziel erkannt wird, ist der Wassermann sehr aktiv. Unterstützt werden Sexualleben und Charisma eines Wassermanns durch die Glückssteine Bernstein, Onyx und Zirkon sowie die Farben Grün und Blau.

Fische

♓

Planet: Neptun
Wasserzeichen
Fischegeborene spielen oft Mutter Teresa und opfern sich für ihre Mitmenschen auf. Sie sind hilfsbereit, sensibel, aber auch sehr verletzbar, und versuchen sich daher, zu schützen und abzugrenzen. Oft machen sie den Eindruck, als seien sie frei, während sie sich in Wirklichkeit für jemanden aufgeopfert haben. Im Bett können sie sehr leidenschaftlich sein, wenn sie lernen, sich fallen zu lassen. Unterstützt werden Sexualleben und Charisma eines Fischegeborenen durch die Glückssteine Türkis, Aquamarin und rosa Koralle sowie die Farben Purpur, Grau, Blau und Flussgrün.

Die den Tierkreiszeichen zugeordneten vier Elemente Feuer, Erde, Luft und Wasser offenbaren einige weitere Charaktereigenschaften eines Menschen. Es ist höchst unwahrscheinlich, dass in einem Horoskop sämtliche Planeten einem einzigen Element zugeordnet sind. In der Regel ergeben sich Kombinationen aus mehreren Elementen, sodass bei jedem etwas von jedem Element zu finden ist. Der Aszendent ergänzt unser Wesen in der Regel durch ein weiteres Element. So kann jemand Löwe mit Aszen-

dent Zwillinge sein, also Feuer und Luft, und dadurch in seinem Dasein für andere brennen. Ein Fischegeborener mit Aszendent Löwe ist eine andere interessante Kombination: Hier spielt das Wasser mit dem Feuer, was zu einigen Gegensätzlichkeiten im Charakter führen kann.

Bevor ich näher auf die Bedeutung des Aszendenten eingehe, möchte ich Ihnen nun die Charakteristiken der einzelnen Elemente erläutern:
Feuerzeichen stehen für Dynamik, Aktivität und das Denken. Feuer ist das erste Urelement. Zu ihm gehören die Zeichen Widder, Löwe und Schütze. Feuer steht für Spiritualität und Risikofreudigkeit, aber auch für Angst vor Bindung. Feuer-Menschen sind selbstbewusst, extrovertiert und sehr philosophisch veranlagt. Sie bringen Licht in die Gesellschaft.
Erdzeichen stehen für die materiellen Dinge. Hier finden wir Stier, Jungfrau und Steinbock. Erde ist das Gegenelement zum Feuer. Erd-Menschen sind oft zwanghaft und empfindsam. Die Erde steht für das Streben nach Sicherheit, daher haben alle Erdzeichen oft Angst vor Veränderungen und sind zuweilen melancholisch und zurückhaltend.
Luftzeichen stehen für kreatives Denken. Das sind die Tierkreiszeichen Zwillinge, Waage und Wassermann. Luft aktiviert das geistige Empfinden. Das Luftzeichen bezeichnet den intellektuellen Typ. Luft-Menschen denken viel und suchen Kommunikation und Harmonie. Sie sind diplomatisch und denken oft abstrakt.
Wasserzeichen stehen für Emotionen. Das betrifft Krebs, Skorpion und Fische. Das Wasser symbolisiert die Seele und das Gemüt. Wasser ist ein Gegenelement zur Luft. Menschen, die das Element Wasser in ihrem Sternzeichen haben, sind oft depressiv, aber gefühlvoll, und sie sind gerne in der Welt der Illusionen und Fantasien unterwegs. Sie sind spirituell, verträumt und intuitiv.

Betrachten wir nun, welche Elemente (sprich Partner) gut zueinanderpassen:

Feuer – Luft: Diese Mischung kann ziemlich unruhig bis explosiv sein. Wenn man jedoch Kompromisse schließt, kann man schier Unmögliches im Leben erreichen. Beide Elemente können sehr gut zusammenarbeiten.

Feuer – Erde: Diese Kombination besitzt eine enorme Kraft und Standhaftigkeit. Solche Paare können gut miteinander leben und vieles schaffen. Das Feuerzeichen muss jedoch lernen, Kompromisse zu schließen.

Feuer – Wasser: Diese Mischung ist sehr kraftvoll, sie kann Berge versetzen. Sie kann jedoch auch hitzig werden. Das Wasserelement sollte hier das klügere sein.

Luft – Erde: Diese Kombination ist schwierig und widersprüchlich. Solche Beziehungen funktionieren nur, wenn man einander genügend Respekt entgegenbringt. Doch Respekt kann man lernen.

Luft – Wasser: Diese Kombination ist kreativ und stimmungsvoll. Eine solche Beziehung ist eine Lebensbeziehung, die sehr lange halten kann.

Erde – Wasser: Erde und Wasser ergeben zusammen Schlamm. So ruft diese Beziehung zugleich Sicherheitsdenken und Fantasie hervor. Bei genügend Ideenreichtum und Zuwendung kann man eine schöne Beziehung gestalten. Einige Krisen sind jedoch vorprogrammiert.

Zwei gleiche Elemente kommen miteinander oft gut klar, auf Dauer kann eine solche Beziehung aber langweilig werden.

Der Einfluss des Aszendenten auf die Sexualität

Der Aszendent gehört wie Ihr Sternzeichen zu Ihnen und Ihrer energetischen Matrix. Er markiert den Anfang des astrologischen Häuserkreises und zeigt die Grundzüge Ihres Charakters an.

Das Leben ist immer eine Suche, und dafür brauchen Sie oft eine gute (Spür-)Nase. Diese »Nase« ist Ihr Aszendent. Ich habe bereits auf die große Rolle hingewiesen, die Ihr Aszendent für Ihre Ausstrahlung und Ihre Sexualität spielt. Er markiert im Geburtshoroskop den Beginn des 1. Hauses und kann durch die Angabe der genauen Geburtszeit und des Geburtsorts von einem Computerprogramm ausgerechnet werden. Die Eigenschaften des Aszendenten beziehen sich auf die Begegnungen mit anderen Menschen. Der Aszendent ist das, was die Menschen von uns sehen. Man könnte auch sagen, der Aszendent ist eine Art Maske für uns. Sogar das Aussehen hängt vom Aszendenten ab und nicht etwa vom Sternzeichen! Ab dem 30. Lebensjahr lebt man den Aszendenten immer stärker aus. Ab dem 40. Lebensjahr sogar noch intensiver, sodass unsere Mitmenschen ihn nun genau erkennen können.

Hier ein kurzer Überblick, wie die einzelnen Sternzeichen als Aszendent wirken:

Widder (Mars):	mutig, spontan, draufgängerisch und impulsiv
Stier (Venus):	genießerisch, sinnlich und künstlerisch veranlagt
Zwillinge (Merkur):	neugierig, kontaktfreudig, aber oft oberflächlich
Krebs (Mond):	häuslich, intuitiv, verträumt, aber oft ängstlich
Löwe (Sonne):	kreativ, stolz, großzügig, aber auch eitel
Jungfrau (Merkur):	strukturiert, praktisch, aber auch pedantisch
Waage (Venus):	ästhetisch, diplomatisch, aber auch manipulierend
Skorpion (Pluto):	extrem, intensiv, aber oft nachtragend
Schütze (Jupiter):	optimistisch, idealistisch, ab und zu dogmatisch

Steinbock (Saturn):	strukturiert, praktisch, aber humorlos
Wassermann (Uranus):	originell, unabhängig, aber auch kühl
Fische (Neptun):	spirituell, verträumt und einfühlsam

Der Aszendent verrät Ihnen auch sehr viel über Ihre Lebenskraft. Er ist das Zeichen Ihrer Gesundheit und Ihrer körperlichen Konstitution. Sie sollten den Aszendenten deshalb genauso beachten wie Ihr Sonnen- und das Mondzeichen. Nach einer alten indischen Lehre können Sie Ihren Aszendenten – und damit Ihre Gesundheit und Lebenskraft – mithilfe bestimmter Farben und Edelsteine stärken.

Hier eine Liste für die verschiedenen Aszendenten nach indischer Überlieferung:

Widder:	Rot	Koralle
Stier:	Blau	Diamant
Zwillinge:	Grün	Jade
Krebs:	Weiß	Mondstein
Löwe:	Orange	Rubin
Jungfrau:	Grün	Jade
Waage:	Königsblau	Diamant
Skorpion:	Rot	Koralle
Schütze:	Gelb	Citrin
Steinbock:	Dunkelblau	Lapislazuli
Wassermann:	Blau	Lapislazuli
Fische:	Sonnengelb	Amber

Doch nun kommen wir zur ausführlichen Beschreibung der einzelnen Wirkungen der verschiedenen Aszendenten.

Widder-Aszendent

Der Widder-Aszendent macht Sie aktiv. Gedanken wie: »Ich mache das jetzt einfach und erspare mir einige Diskussionen!« oder:

»Ich stehe das jetzt durch!«, sind typisch für Sie. Menschen mit Widder-Aszendent versuchen, auf ihre Umgebung Einfluss zu nehmen, auch im Bett. Sex wird als Abenteuer und Herausforderung angesehen. Negative Eigenschaften wie Egoismus oder Arroganz sollten jedoch ausgeglichen werden, dann kommen Sie zum vollen Genuss Ihres Sexuallebens.

Stier-Aszendent

Ein Stier-Aszendent macht das Leben langsamer und gemächlicher. Ab und zu macht Sie dieser Aszendent bequem. Auch im Bett können Sie viel Gemüt zeigen, denn Ihr Aszendent strebt nach Stabilität und Ruhe. Sie sollten seiner Beständigkeit treu bleiben und karmische Eigenschaften wie Materialismus und Sturheit abbauen, dann können Sie richtiggehend zu einer Sexbombe werden.

Zwillinge-Aszendent

Als Mensch mit einem Zwillinge-Aszendenten sind Sie sehr neugierig im Bett. Sie möchten forschen und sind lebendig und äußerst beweglich. Ihre karmischen Gedanken leben Sie in der Gegenwart. Sie sollten jedoch an Ihrer Oberflächlichkeit arbeiten, dann können Sie sich auch im Bett voll austoben.

Krebs-Aszendent

Menschen mit einem Krebs-Aszendenten sind stark sensibilisiert für das Gefühlsleben. Im Bett sind sie empfindsam und erfinderisch. Sie sollten lernen, sich in den Mittelpunkt zu stellen und sich auch selbst zu lieben. Karmische Eigenschaften wie Launenhaftigkeit und Übersensibilität sollten sie abbauen, dann werden sie von ihrem Sexpartner nicht nur verstanden, sondern auch glücklich gemacht.

Löwe-Aszendent

Menschen mit einem Löwe-Aszendenten strahlen Selbstsicherheit aus und können immer alles gut regeln. Mit diesem Aszendenten gehen Sie interessiert auf andere Menschen zu und sind im Bett sehr experimentierfreudig. Der karmische Gedanke liegt auf der Hand: Ihre Partner sollen glücklich gemacht werden. Andererseits sollten Sie versuchen, übertriebene Ich-Bezogenheit und Stolz zu überwinden.

Jungfrau-Aszendent

Der Jungfrau-Aszendent verleiht Ihnen die Fähigkeit, sich flexibel auf Veränderungen einzustellen. Im Bett sind Sie offen und sinnlich. Sie sollten jedoch lernen, Ihre Nörgelei und Pingeligkeit zu reduzieren. Wenn Sie sich einfach fallen lassen, können Sie die schönen Stunden zu zweit genießen.

Waage-Aszendent

Der Waage-Aszendent macht Sie anpassungsfähig und kompromissbereit. Menschen mit Waage-Aszendent sind im Bett sehr einfühlsam. Sie sollten allerdings versuchen, zu stark ausgeprägte karmische Eigenschaften wie Ich-Bezogenheit und Unentschlossenheit zu reduzieren. Wer das schafft, wird die Höhen des Sexuallebens erleben.

Skorpion-Aszendent

Ein Skorpion-Aszendent lässt Sie sich nach außen hin sehr reserviert verhalten. Im Bett leben Sie jedoch Ihre Energien aus. Sie zeigen Stärke und einen guten Charakter. Sie sollten versuchen, karmische Gedanken wie Rachegelüste und zu viel Eifersucht zu reduzieren, dann klappt es auch gut im Bett.

Schütze-Aszendent

Menschen mit Schütze-Aszendent reden gern. Auch im Bett versuchen sie zu diskutieren, anstatt den Partner zu erobern. Sie haben oft eine ganz eigene Lebensphilosophie. Das Einzige, was einen Menschen mit Schütze-Aszendent plagen kann, ist karmisch bedingte Rechthaberei. Kann er sie abstellen, wird er sich wundern, wie schnell sein Partner reagiert und ihn verwöhnt.

Steinbock-Aszendent

Ein Mensch mit Steinbock-Aszendent plant sein Leben sorgfältig und geht die Dinge langsam an. Im Bett ist es für ihn wichtig, anerkannt zu werden. Sein karmischer Gedanke ist: »Ich bin ein Star.« Negative karmische Eigenschaften wie Starrsinn oder Geiz sollten stark abgebaut werden. Wer das schafft, wird glücklich.

Wassermann-Aszendent

Mit einem Wassermann-Aszendenten brauchen Sie einen klaren Blick. Sie experimentieren wenig im Bett und denken oft nur an sich selbst. Sie sollten an Ihren karmischen Gedanken arbeiten, Ihre Sprunghaftigkeit reduzieren und lernen, Ihre Ideen auch umzusetzen. Ansonsten laufen Sie Gefahr, von einer Beziehung in die nächste zu springen und immer auf der Suche zu bleiben.

Fische-Aszendent

Menschen mit einem Fische-Aszendenten suchen nach starken Gefühlen. Im Bett können sie sehr sensibel sein. Es sollte allerdings an karmischen Eigenschaften wie zu großer Opferbereitschaft und der Einstellung, es über sich ergehen zu lassen, gearbeitet werden. Lernen sie, »Nein« zu sagen und sich nicht ausnutzen zu lassen, können sie ihr Sexualleben genießen.

Die Bedeutung des Geburtstags für die Sexualität

Wussten Sie schon, dass Ihr Geburtstag in einer direkten Verbindung zu Ihrer Sexualität steht? Im Folgenden können Sie nachlesen, welche karmischen sexuellen Vorlagen Sie mitbringen.

Geburtstag an einem 1., 10., 19., 28.
Sie sind aktiv, lustig und lustvoll, haben viel Energie, Kreativität und das Talent, Ihrem Partner die Wünsche von den Augen abzulesen.
Glücksfarben: Gold und Orange
Glückssteine: Rubin und Amethyst

Geburtstag an einem 2., 11., 20., 29.
Sie besitzen eine enorme Originalität, Organisationstalent und sind eine träumerische Natur. Leben Sie Ihre Träume mit Ihrem Partner aus.
Glücksfarben: Weiß und Blau
Glückssteine: Achat und Chalzedon

Geburtstag an einem 3., 12., 21., 30.
Sie sind im Allgemeinen mit Glück im Leben gesegnet und ziehen Partner an, die sehr sexy sind. Sie können viel Neues lernen, aber auch Ihr sexuelles Wissen an Ihren Partner weitergeben.
Glücksfarben: Gelb und Grün
Glückssteine: Topas, Katzenauge

Geburtstag an einem 4., 13., 22., 31.
Sie lieben Romantik und verlangen das auch von Ihrem Partner im Bett. Am besten können Sie sich durch Musik entspannen. Sie können passiv oder aktiv beim Sex sein.
Glücksfarben: Blau und Weiß
Glückssteine: Perle und Bernstein

Geburtstag an einem 5., 14., 23.

Sie sind ein Genießer und lassen sich meist passiv in die Arme des Partners fallen. Sie handeln schnell und sind sehr scharfsinnig sowie diplomatisch.

Glücksfarben: Weiß, Hellgrün

Glückssteine: Smaragd und Bergkristall

Geburtstag an einem 6., 15., 24.

Sie sind ein liebevoller Mensch und strahlen viel Sympathie und Begeisterung aus. Sie können im Bett sehr kreativ sein. Lassen Sie Ihrer Fantasie freien Lauf.

Glücksfarben: Rot und Rosa

Glückssteine: Türkis und Rubin

Geburtstag an einem 7., 16., 25.

Sie sind ein Individualist und handeln immer originell. Im Bett sind Sie dominant. Sie sind ein unabhängiger und ruheloser Geist.

Glücksfarben: Orange und Gelb

Glückssteine: Topas und Turmalin

Geburtstag an einem 8., 17., 26.

Es dauert, bis Sie zur Sache kommen. Aber danach kann man Sie kaum bremsen. Sie sind taktvoll, experimentierfreudig, diszipliniert und können Ihre Partner glücklich machen.

Glücksfarben: Purpur und Schwarz

Glückssteine: Perle und Amethyst

Geburtstag an einem 9., 18., 27.

Sie sind sehr leidenschaftlich im Bett und haben Durchhaltevermögen sowie viel Mut, Neues auszuprobieren.

Glücksfarben: Rot und Gelb

Glückssteine: Topas und Granat

Sie möchten nun auch gerne wissen, wann Sie den erfüllendsten Sex haben können? Für jedes Sternzeichen gibt es nämlich sogenannte Glückstage, an denen Sex am besten gelingen sollte. Wir wissen alle, dass es nicht immer im Bett klappt. Deshalb kann es helfen zu wissen, wann die besten Voraussetzungen für guten Sex gegeben sind. Manche Tage sind eben energetisch besser geeignet als andere, weil sie spezifische, zu Ihnen passende, planetarische Impulse mitbringen.

Die Sexglückstage sind für
Januar-Geborene: Mittwoch, Donnerstag, Freitag
Februar-Geborene: Mittwoch, Donnerstag, Samstag
März-Geborene: Dienstag, Donnerstag, Freitag
April-Geborene: Montag, Dienstag, Freitag
Mai-Geborene: Montag, Dienstag, Donnerstag
Juni-Geborene: Dienstag, Donnerstag, Freitag
Juli-Geborene: Sonntag, Montag, Mittwoch
August-Geborene: Sonntag, Montag, Donnerstag
September-Geborene: Mittwoch, Freitag, Samstag
Oktober-Geborene: Montag, Dienstag, Donnerstag
November-Geborene: Mittwoch, Donnerstag, Freitag
Dezember-Geborene: Dienstag, Donnerstag, Freitag

Kapitel 4

Numerologie und Partnerwahl

Der individuelle Schicksalscode

Ich möchte Sie noch einmal daran erinnern: Wir sind Gast hier auf der Erde und sollten versuchen, unser Leben so zu leben, dass wir am Ende nicht traurig feststellen müssen, es verplempert zu haben. Wir nehmen nichts, aber auch gar nichts mit in die geistige Welt außer unserer Seele. Deshalb rät die karmische Lehre auch, jede Sekunde des Lebens zu genießen.

Bereits mehrmals habe ich betont, dass jeder Mensch einzigartig ist. Und so wie die Produkte in einem Supermarkt alle einen Barcode besitzen, der seine Eigenschaften beschreibt, so haben wir Menschen einen sogenannten Schicksalscode (Karmacode), der numerologisch aus dem Geburtsdatum errechnet werden kann. Dieser Code verrät uns unsere Lebensaufgaben. Schreiben Sie auf, welche Zahlen Ihr Code enthält und lesen Sie die Bedeutung der Zahlen nach. Auf diese Weise erfahren Sie, welche Aufgaben Sie in dieses Leben mitgebracht haben. Sie können natürlich auch den Schicksalscode Ihres Partners berechnen und daraus ersehen, welche Aufgaben dieser hat.

Mancher Leser wird jetzt vielleicht sagen: »Oje, dieser Tschenze immer mit seinen Zahlen!« Sicher ist es nicht jedermanns Sache, mit Zahlen zu arbeiten. Ich hingegen liebe sie, denn die Mathematik ist die älteste Wissenschaft der Welt. Zudem sind alle Zahlen

Frequenzen, die vieles widerspiegeln. Wenn man mit dem Code arbeitet und ihn sich zum Beispiel auf die Haut schreibt, fühlt man sich auf Anhieb leichter. Ich halte es auch für normal, dass bei Menschen, die den Code nutzen, Schmerzen nachlassen. Probieren Sie es aus! Schreiben Sie Ihren Code auf eine schmerzende Stelle Ihres Körpers.

Ihren persönlichen Karma- oder Schicksalscode können Sie sehr einfach errechnen, indem Sie Ihr Geburtsdatum ohne die Jahrhundertzahlen aufschreiben.
Beispiel:
Ich bin am 10.08.(19)73 geboren, also schreibe ich das Datum so auf:
100873
Ordnen Sie nun die Zahlen aufsteigend von 1 bis 9. Die Nullen der Ziffern 10, 20, 30 etc. schreiben Sie immer an den Schluss. Die Nullen der Tage und Monate 01, 02, 03 etc. lassen Sie unberücksichtigt, nicht jedoch die des Jahres. Aus meinem Geburtsdatum ergibt sich dadurch dieser Code:
13780

Ein solcher Code kann 4-, 5- oder 6-stellig sein. Je mehr verschiedene Zahlen ein Code enthält, desto mehr Aufgaben hat die Seele in diesem Dasein zu erledigen. Sollte der Code nur 4-stellig sein, handelt es sich um eine reife Seele oder auch um ein sogenanntes »Indigokind«, das kein altes Karma mitgebracht hat. Doppelt vorkommende Zahlen verstärken eine Aufgabe.

Hier noch ein paar Beispiele für die Errechnung des Codes:

Geburtsdatum 12.11.1995:
Sie schreiben 121195 auf.
Der Code ist 111259.

Geburtsdatum 14.05.1999:
Sie schreiben 14599 auf.
Der Code ist 14599.

Geburtsdatum 06.01.2004:
Sie schreiben 6104 auf.
Der Code ist 1460.

Geburtsdatum 23.07.2005:
Sie schreiben 23705 auf.
Der Code ist 23570.

Geburtsdatum 10.06.2008:
Sie schreiben 10608 auf.
Der Code ist 16800.

Aus dem Code lässt sich auch das zentrale Lebensthema ablesen. Die mittleren Zahlen eines 4- oder 6-stelligen Codes zeigen die zwei mittleren Themen des Lebens an. Sollte man einen 5-stelligen Code besitzen, so gibt es nur eine Mittelzahl:
Geburtsdatum 14.11.1956:
Der Code ist 111456.
1 und 4 sind hier die mittleren Themen des Lebens. Mehr zu den Lebensthemen selbst erfahren Sie weiter unten.

Weitere Beispiele:
Geburtstag 07.06.1982:
Der Code ist 2678 – 6 und 7 sind die Mittelthemen.
Geburtstag 07.12.1979:
Der Code ist 12779 – die 7 ist das Mittelthema.

Sollte man in seinem mehrstelligen Code nur zwei verschiedene Zahlen haben, besitzt man eine reife Seele.

Beispiel: Code 11177, der sich aus dem Geburtsdatum 01.11.1977 ergeben hat.

Die mittleren Zahlen ermöglichen es zudem, den Zeitpunkt der ersten Lebenskrise zu erkennen.
Die zweite Lebenskrise wird durch die zweite und die dritte Zahl bestimmt.
Die dritte Lebenskrise verraten bei einem fünfstelligen Code die 3. und 4., bei einem sechsstelligen Code die 4. und 5. Zahl. Da es in der Karmalehre keine Zeit gibt, kann die erste Krise auch nach der zweite Krise eintreten.

Beispiele:
Geburtstag 17.04.1965:
Der Code ist 14567.
Die 1. Krise geschah im 5. Lebensjahr.
Die 2. Krise geschah im 45. Lebensjahr.
Die 3. Krise geschah im 56. Lebensjahr.

Geburtstag 23.11.1977:
Der Code ist 112377.
1. Krise: 12. Lebensjahr.
2. Krise: 23. Lebensjahr.
3. Krise: 37. Lebensjahr.

Schreiben Sie den Code auf ein Blatt Papier und tragen Sie ihn immer bei sich. Er wird Sie bei vielen Angelegenheiten schützen. Sie können ihn zum allgemeinen Schutz auch direkt auf die Haut schreiben. Einige meiner Klienten berichteten sogar, dass ihre finanzielle Lage durch den Code günstig beeinflusst wurde und tragen ihn als »Geldcode« in Ihrer Geldbörse.

Nun zur Bedeutung der Codezahlen und den Lebensaufgaben:

Die Zahl 1

Die Eins ist die Sonnenzahl. Sie sollen lernen, sich zu lieben. Die Eins ist zudem die Zahl der Spiritualität und der Motivation. Wer diese Zahl im Geburtsdatum hat, muss sich oft mit dem Thema Einsamkeit beschäftigen. Ihr Ziel ist es, diese zu besiegen. Sie sind ein besonderer Mensch, arbeiten Sie an Ihrem Selbstwertgefühl. Leben Sie Ihre Intuition aus.

Die Zahl 2

Die Zwei ist die Mondzahl. Ihre Denkkraft und Ihre Intuition sind sehr stark. Sie sollen jedoch lernen, an sich zu glauben und auf Ihre innere Stimme zu hören. Ihr Ziel ist es, Zweifel zu verarbeiten. Leben Sie Ihre heilenden Kräfte.

Die Zahl 3

Die Drei ist die Marszahl. Sie sind ein tatkräftiger Mensch. Sie können originell sein, wenn Sie es wollen. Arbeiten Sie an Ihrer Kritikfähigkeit. Kritisieren Sie ruhig alle anderen, aber lassen Sie sich auch selbst einmal kritisieren. Leben Sie Ihre Medialität.

Die Zahl 4

Die Vier ist die Merkurzahl. Sie wissen, was das Wort Disziplin bedeutet. Arbeiten Sie an Ihrer Geduld, lernen Sie aber auch, »Nein« zu sagen. Versuchen Sie aktiver zu werden, seien Sie nicht träge. Leben Sie Ihre Spontanität und Intuition aus. Setzen Sie Ihre Ideen in die Tat um!

Die Zahl 5

Die Fünf ist die Jupiterzahl. Sie sind ein Manager und haben ein großes Verkaufstalent! Sie sind großzügig, aber oft zu gutmütig. Arbeiten Sie daran und versuchen Sie, lebendiger zu sein. Zeigen Sie sich authentisch. Leben Sie Ihre Fähigkeiten, Menschen zu helfen. Managen Sie jedoch nicht nur die anderen, sondern auch sich selbst.

Die Zahl 6

Die Sechs ist die Venuszahl. Sie sind ein fürsorglicher Mensch, der sehr liebesfähig ist. Ihr Ziel ist es, Geduld zu üben und zu lernen, sich nicht ausnützen zu lassen. Leben Sie Ihre Spiritualität.

Die Zahl 7

Die Sieben ist die Saturnzahl. Vertrauen Sie Ihrem Schicksal und bleiben Sie hilfsbereit. Sie sind ein Helfer! Denken Sie nicht nur an Profit und irdische Sicherheiten, sondern mehr an Ihre Seele und Ihre inneren Reichtümer. Leben Sie Ihre Weitsicht.

Die Zahl 8

Die Acht ist die Uranuszahl. Sie sind gerecht und sinnlich und ein Mensch des Wortes. Lernen Sie, nicht zu rechthaberisch zu wirken. Leben Sie Ihren Gerechtigkeitssinn und Ihren Glauben.

Die Zahl 9

Die Neun ist die Neptunzahl. Sie sind einfühlsam, wahrhaftig und gerecht. Ihr Ziel ist es, optimistischer zu werden. Bekämpfen Sie Ihren Pessimismus und leben Sie Ihre Spiritualität.

Die Zahl 0

Die Null ist die Plutozahl. Sie sind ein spirituelles und wertvolles Wesen des Universums. Ihr Thema ist die Hingabe. Ihre Aufgabe ist es, Ihren Wiederholungsdrang zu zügeln.

Die persönliche Karmazahl

»Durch die Zahlen lebt die Welt«, sagt man in Russland. Zahlen sind Frequenzen und Verknüpfungen zum Kosmos. Und wie Sie bereits wissen, haben wir alle karmische Muster mitgebracht. So weisen zum Beispiel unsere karmischen Gedanken bestimmte alte

Muster auf. Um diese Muster zu erkennen und für unsere Beziehungen nutzen zu können, hilft uns die Numerologie. So erhält man die Karmazahl, wenn man alle Zahlen aus dem Geburtsdatum so lange addiert, bis sich eine einzige Zahl ergibt.
Beispiel:
Geburtsdatum 10.08.1973:
1 (+ 0 + 0) + 8 + 1 + 9 + 7 + 3 = 29; 2 + 9 = 11: 1 + 1 = 2

Und das bedeutet Ihre Karmazahl:
1: Ihre karmische Aufgabe ist es, Ihre eigenen Werte zu erkennen. Sie sind vor allem vom Mutterkarma der 1. Generation (Ihrer Mutter) geprägt. Lernen Sie, selbstständig zu sein.

2: Ihre karmische Aufgabe ist es, taktisch vorzugehen und eigene Entscheidungen zu treffen. Sie sind vom Familienkarma nicht belastet oder haben sich davon gelöst.

3: Ihre karmische Aufgabe ist es, sich auszuleben und zu lernen, wie man am besten kommuniziert. Sie sind vom Vaterkarma in der 2. Generation (Ihres Großvaters) geprägt.

4: Ihre karmische Aufgabe ist es, Sicherheit und Geduld zu leben. Sie haben ein großes Thema: das Loslassen zu lernen. Sie sind vom Familienkarma nicht belastet.

5: Ihre karmische Aufgabe ist es, Abhängigkeiten und Süchte zu bekämpfen (den inneren Schweinehund). Sie sind vom Mutterkarma der 2. Generation (Ihrer Großmutter) geprägt.

6: Ihre karmische Aufgabe ist es, Ängste zu verarbeiten und die Selbstliebe zu lernen. Sie sind vom Vaterkarma der 3. Generation (Ihres Urgroßvaters) geprägt.

7: Ihre karmische Aufgabe ist es, das Lebensglück zu finden und zuzulassen. Sie sind vom Mutterkarma der 3. Generation (Ihrer Urgroßmutter) geprägt.

8: Ihre karmische Aufgabe ist es, Gerechtigkeit zu üben. Sie sind von dem Vaterkarma der 1. Generation (Ihres Vaters) geprägt.

9: Ihre karmische Aufgabe ist es, flexibler zu werden. Sie sind von beiden Eltern karmisch geprägt.

Typologie der Sexualität

Wollen Sie wissen, was für ein Typ Mensch Sie in sexueller Hinsicht sind? Auch zur Beantwortung dieser Frage können Sie die Numerologie zurate ziehen. Nehmen wir mein Geburtsdatum als Beispiel:
10.08.(19)73:
Wenn man alle Ziffern (ohne die Jahrhundertzahl) addiert, erhält man:
1 (+ 0 + 0) + 8 + 7 + 3 = 19
1 + 9 = 10
1 + 0 = 1

1: Sie sind der geborene Pionier und Eroberer. Individualität und Führungsfähigkeiten zeichnen Sie aus. Sie brauchen aber auch sehr viel Zuwendung und Liebe. Und auch Spaß darf nicht fehlen. Ihr Sexualleben sollte Sie nicht nur befriedigen, sondern sogar fesseln.

2: Sie sind ein Diplomat, sehr harmonisch und träumerisch veranlagt. Sex ist für Sie eine Kunst. Für eine schnelle Nummer sind Sie eher nicht zu haben.

3: Sie sind ein Netzwerker, sehr humorvoll, lebensbejahend und locker. Sie haben eine schöne Stimme, die andere Menschen verführen kann. Sexualität ist für Sie sehr wichtig, sie macht Sie glücklich.

4: Sie sind eher ein konventioneller Typ, sehr gefühlsbetont und sehr menschlich. Sexualität ist nicht immer wichtig für Sie, umso mehr aber sind es Freundschaften.

5: Diese Zahl verrät, dass Sie ein Abenteurer sind. Sie sind freiheitsliebend und ein guter Manager. Sie flirten gerne und möchten Ihre Sexualität richtig ausleben. Man kann das auch »austoben« nennen.

6: Diese Zahl symbolisiert einen Idealisten. Sie sind vollkommen und leidenschaftlich. Doch möchten Sie sich beim Sex nicht immer festlegen.

7: Diese Zahl charakterisiert einen Therapeuten. Sie sind geistig rege und romantisch und bevorzugen eine feste Beziehung mit viel Verständnis.

8: Sie sind ein vergnügungssüchtiger Mensch, sehr erotisch und geheimnisvoll. Sie brauchen Party und Entspannung.

9: Sie sind ein Erneuerer, der ständig unerforschte Wege sucht. Sie sind verantwortungsbewusst, unabhängig und meistens solo. Sexualität ist aber sehr wichtig für Sie.

Haben Sie sich wiederfinden können? Oder haben Sie sogar Ihre geheimen Wünsche in den Texten erkannt?

Hier noch eine kleine Aufgabe für Sie:

Schreiben Sie fünf positive und fünf negative Charaktereigenschaften von Ihnen selbst auf. Lassen Sie Ihren Partner dasselbe für Ihre Person tun. Sehen Sie sich genau so wie Ihr Partner Sie sieht? Solche Analysen bringen Sie in Ihrem Dasein weiter und ermöglichen es Ihnen, zu sich zu finden. Welche Eigenschaften haben Sie zuerst aufgeschrieben? Wenn Sie zuerst negative Eigenschaften aufgeschrieben haben, fehlt es Ihnen an Selbstliebe.

Auch die Eifersucht ist ein Thema der Selbstliebe. Sehr oft ist sie Ausdruck eines Mangels an Selbstliebe – man fühlt sich hintergangen, weil man sich selbst nicht genug liebt. Eifersucht kann jeden treffen und jeder war vermutlich schon einmal eifersüchtig. Ein gewisses Maß an Eifersucht ist menschlich und gesund. Sie kann aber auch zum Verhängnis werden, wenn sie zu groß und übermächtig wird. Eifersucht ist eine Emotion, die das Leben zur Hölle machen kann. Zuerst denkt man vielleicht, der Partner sei untreu und könnte jemand anderem seine Aufmerksamkeit schenken. Mit der Zeit glaubt man dann fest daran, obwohl es meistens gar nicht stimmt. Eifersucht kann eine Beziehung zerstören! In der Mehrzahl der Fälle kommt dieses Gefühl aus der eigenen Unsicherheit. Die Angst, jemanden zu verlieren, löst sie aus. Oft liegt es auch an Kommunikationsproblemen, weil man nicht miteinander besprochen hat, was man in einer Beziehung akzeptieren kann und was nicht. Deutliche Absprachen, in denen man darüber spricht, wo die eigenen Grenzen liegen, können die Eifersucht vermindern.

Die Partnerzahl

Wie sind Sie zufrieden mit Ihrer Partnerschaft? Sie sind sich nicht sicher? Dann rechnen Sie! In jeder Beziehung gibt es einige karmische Ziele, die aus dem Vorleben kommen. Schließlich wird auch Ihre Sexualität durch Ihr Karma bestimmt.

Numerologisch können Sie Ihre Partnerzahl errechnen, indem Sie Ihre eigene Lebenszahl und die Ihres Partners zusammenzählen. Nehmen wir an, Sie sind wie ich am 10.08.1973 geboren. Addieren Sie alle Zahlen des Geburtsdatums zusammen:
1 (+ 0 + 0) + 8 + 1 + 9 + 7 + 3 = 29
Nun addieren Sie 2 + 9, es ergibt sich die Zahl 11.
Addieren Sie weiter, bis sich eine einzige Zahl ergibt: 1 + 1 = 2
Die 2 ist in diesem Beispiel die Karma- oder Schicksalszahl.
Nun berechnen Sie die Karmazahl Ihrer Partnerin oder Ihres Partners nach dem gleichen Prinzip.
Nehmen wir an, sie oder er ist am 08.02.1976 geboren. Addieren Sie alle Zahlen dieses Geburtsdatums zusammen:
(0 +) 8 (+ 0) + 2 + 1 + 9 + 7 + 6 = 33.
Nun addieren Sie 3 + 3, es ergibt sich die Zahl 6.
Die Lebenszahl Ihrer Partnerin oder Ihres Partners ist also die 6.
Schließlich zählen Sie beide Lebenszahlen zusammen: 2 + 6 = 8.
Die Partnerzahl Ihrer Beziehung ist also die 8.

Lesen Sie nun nach, welche Grundlagen Ihre Beziehung hat:

Partnerzahl 1:
Das Thema dieser Partnerschaft ist die Zusammenarbeit. Eine Beziehung unter dem energetischen Einfluss der 1 ist von sehr produktiver Teamarbeit geprägt. Man versteht sich gut auch ohne Worte und kann seine Sexualität voll entfalten. In einer solchen Partnerschaft wird aber auch der Einfluss von gegensätzlichen Energien deutlich. Dadurch kann es oft vorkommen, dass man erst nach langen Diskussionen feststellen kann, wer recht hat. Diese Beziehung leidet möglicherweise auch unter egoistischen Konflikten. Es sollten daher mehr Kompromisse geschlossen werden.

Partnerzahl 2:
Das Thema dieser Partnerschaft ist die Ausgewogenheit. Eine Beziehung unter dem energetischen Einfluss der 2 lebt von gegenseitiger Unterstützung. Sexualität steht bei diesem Paar nicht im Vordergrund. Die Beziehung ist vielmehr von Treue und Verständnis ebenso wie von Sicherheit und Stärke gekennzeichnet. Man ergänzt sich gut und versteht die Gefühle des anderen. Solch eine Beziehung kann jedoch unter emotionaler Verschlossenheit leiden. Daher ist anzuraten, mehr mit dem Partner zu sprechen.

Partnerzahl 3:
Das Thema dieser Partnerschaft ist die Ausdrucksstärke. Eine Beziehung unter dem energetischen Einfluss der 3 ist meistens sehr einfühlsam und zärtlich. Man kann sich gut ausdrücken und die Wünsche des Partners von seinen Augen ablesen. Auch im Bett klappt es meist ohne große Probleme. Diese Verbindung wird von klarem Selbstausdruck und gemeinsamen Gefühlen getragen. Man vertraut sich voll und ganz und lebt das Leben. Solch eine Beziehung kann jedoch unter Unzufriedenheit leiden, da beide Partner voneinander immer mehr fordern. Wenn man lernt, über seine Wünsche zu sprechen, bekommt man das, was man sich wünscht.

Partnerzahl 4:
Das Thema dieser Partnerschaft ist die Stabilität. Eine Beziehung unter dem energetischen Einfluss der 4 ist stabil und langfristig. Oft ist es eine Lebensbeziehung. Beide Partner tragen zu einer langjährigen familiären Beziehung bei und sind ehrlich zueinander im Alltag und auch im Bett. Ab und zu kommt es jedoch auch hier durch Stress zu Streitigkeiten. Meistens sind Kleinigkeiten der Auslöser dafür. Diskutieren beide Partner die angesammelten Probleme aus, gehen solche Krisen schnell vorbei.

Partnerzahl 5:

Das Thema dieser Partnerschaft ist die Freiheit. Leben und leben lassen ist das Motto dieses Paares. Eine Beziehung unter dem energetischen Einfluss der 5 ist locker und abenteuerlich. Hier wird die Freiheit der Gefühle und der Sexualität gelebt. Man zieht keine engen Grenzen, und so können beide Partner sie selbst bleiben. Solch eine Beziehung kann jedoch unter inneren Konflikten leiden, da es durch zu viel Freiheit zu mangelndem Vertrauen kommen kann. Es sollte daher immer alles ausgesprochen werden, was einem auf der Seele liegt.

Partnerzahl 6:

Das Thema dieser Partnerschaft ist das Annehmen. Eine Beziehung unter dem energetischen Einfluss der 6 ist klar und dankbar. Man ist froh, einander gefunden zu haben und lebt die Freuden der Beziehung voll aus. Sexualität ist die Basis dieser Beziehung. Sie ist von Geben und Nehmen gekennzeichnet. Beide schätzen sich so, wie sie sind. Gegenseitige Anerkennung hält eine solche Beziehung jahrelang zusammen. Aber auch in diesen Beziehungen können die Partner unter Kritik leiden. Kritisieren sollte man sich gegenseitig so wenig wie möglich. Damit tut man sich selbst einen großen Gefallen.

Partnerzahl 7:

Das Thema dieser Partnerschaft ist das Vertrauen. Eine Beziehung unter dem energetischen Einfluss der 7 ist von Vertrauen erfüllt. Beide wachsen nach innen und vertiefen ihre Liebe. Sexualität ist in dieser Beziehung ein Baustein des Fundaments. Das Motto einer solchen Partnerschaft ist: »Gemeinsam wachsen.« In dieser Beziehung lernt man, zu vertrauen und zu verzeihen, denn es kann zu Misstrauen wie auch zu Missverständnissen kommen. Man sollte offen mit dem Partner sprechen, er wird alles verstehen.

Partnerzahl 8:
Das Thema dieser Partnerschaft ist die Macht. Eine Beziehung unter dem energetischen Einfluss der 8 ist von Geben und Nehmen bestimmt. Man verteilt Aufgaben in der Beziehung, in der Arbeit und im Bett. Beide Partner können miteinander gut umgehen, klären viele Dinge in Diskussionen und finden oft schnell zu Harmonie und Zufriedenheit. Wenn beide aber eher schweigsam sind, kann es in der Beziehung zu regelrechten Explosionen kommen. Doch danach liebt man sich noch inniger.

Partnerzahl 9:
Das Thema dieser Partnerschaft ist die Verbundenheit. Beide wissen, was das Wort Toleranz bedeutet, und akzeptieren sich gegenseitig. Durch ihre Unterschiedlichkeit lernen beide voneinander. Auch im Bett kommt es immer wieder zu neuen Erkenntnissen. Da beide Partner jedoch verschieden ticken, kann es immer wieder zu Missverständnissen kommen. Diese sollten offen ausdiskutiert werden.

Die persönlichen Farben

Farben sind sehr starke Frequenzen. Denken Sie nur daran, wie Pflanzen und Tiere ihre farbige Pracht verwenden. Farben dienen zum Beispiel zum Tarnen oder zum Anlocken bzw. Fernhalten. Wie die Natur setzen auch Menschen oft Farben ein. So können Sie sich Ihrer Umgebung anpassen oder Aufmerksamkeit erregen. Oft geschieht das unbewusst. Durch die Wahl Ihrer Kleidung können Sie auf drei Ebenen mit Farben wirken: Da Farben Emotionen beeinflussen, können sie Ihr Wohlbefinden steigern. Farben sind auch Ausdruck Ihrer Gefühlslage. Mit Farben können Sie also Ihre Persönlichkeit unterstreichen. Farben sind zudem Symbole, die Sie gezielt einsetzen können, um bestimmte Zwecke zu erreichen, etwa um Ihr Image zu verstärken. Mit Farben sind also bestimmte Wirkungen zu erreichen. Entdecken Sie deshalb Ihre Farben und experimentieren Sie mit ihnen, ob im Alltag oder im Berufsleben.

Bevor ich Ihnen etwas weiter unten verrate, wie Sie Ihre persönlichen Farben errechnen können, möchte ich kurz auf Ihre Lieblingsfarben eingehen, denn Ihre Lieblingsfarbe verrät Ihnen, welcher Partner mit Ihnen harmoniert. »Sag mir Deine Lieblingsfarbe, und ich sage Dir, welcher Partner zu Dir passt«, sagte meine Oma. Über die Vorlieben für bestimmte Farben lassen sich nämlich Rückschlüsse auf den Charakter und das Verhalten einer Person ziehen.

Blau-Liebhaber sind die Zufriedenen mit dem kritischen Blick. Es sind die Vernunftmenschen, die sich gut unter Kontrolle haben. Solche Menschen sind anpassungsfähig, loyal und pflichtbewusst. Blau-Liebhaber wirken auf ihre Umwelt ausgeglichen und sind treu. Sie sind aber oft energielos und neigen zu Sturheit. Sie harmonieren mit Menschen, die Grün und Rot lieben.

Gelb-Liebhaber sind die Intellektuellen mit Freude am Leben. Menschen, die gelbe Farbtöne lieben, sind Neuem gegenüber aufgeschlossen, haben einen wachen Verstand und die Fähigkeit zur Analyse. Sie sind extrovertiert, anregend und humorvoll. Sie haben viele Freunde und lieben geistige Abenteuer. Lebensfreude und Selbsterfüllung sind ihnen wichtig. Sie harmonieren mit Menschen, die Rot oder Gelb lieben.

Grün-Liebhaber sind die Verlässlichen mit Hang zur Selbstdarstellung. Sie sind liebevoll, naturverbunden, romantisch und oft sentimental, aufrichtig und konservativ. Das sind harte Arbeiter, die festen Boden unter den Füßen brauchen und den Dingen auf den Grund gehen. Sie sind gute Ratgeber für andere. Manchmal sind sie stur. Sie harmonieren mit Menschen, die Blau lieben.

Orange-Liebhaber sind die Ungebundenen mit Körperbewusstsein. Sie sind gesellig und kommunikativ und verfügen über ein gewinnendes Lächeln. Sie sind beliebt und organisieren gerne. Sie neigen jedoch zur Oberflächlichkeit und haben keinen Sinn für Ruhe und Gemütlichkeit. Sie harmonieren mit Menschen, die Rot oder Grün lieben.

Rot-Liebhaber sind die Willensstarken mit viel Selbstvertrauen. Menschen, die Rot lieben, sind allen anderen immer einen Schritt voraus. In der Liebe sind sie sinnlich, aber oft rücksichtslos. Sie sind aktiv und ergreifen die Initiative. Sie harmonieren mit Menschen, die Orange, Gelb und Blau lieben.

Violett-Liebhaber sind die Sinnsucher mit künstlerischer Ader. Sie sind besonders sensibel und fantasievoll, haben viele künstlerische Interessen und Sinn für Spiritualität und Witz. Sie sind oft abhängig von der Liebe, haben emotionale Probleme und fordern gerne Widerspruch heraus. Sie harmonieren mit allen Farbtypen.

Welche Farbe zu Ihnen passt, welche Ihnen entspricht und Sie dabei unterstützt, dass sich Ihre erotischen und sexuellen Wünsche erfüllen, können Sie wie so vieles andere auch den Zahlen Ihres Geburtsdatums entnehmen. Ihre persönliche Farbe unterstreicht Ihren Sexappeal und hilft Ihnen dabei, beim anderen Geschlecht Aufmerksamkeit zu erregen. Der Vollständigkeit halber finden Sie unten auch andere Sie unterstützende Farben, die Ihrem Geburtsdatum zugeordnet sind und Sie anregen, beruhigen und ausgleichen können.

Und so finden Sie Ihre persönlichen Farben:
Sind Sie an einem 2. geboren, helfen Ihnen die Farben, die unter der Zahl 2 genannt sind. Haben Sie an einem 31. Geburtstag, bilden Sie die Quersumme der Zahlen Ihres Geburtstags (in diesem Fall 3 + 1 = 4). Für Sie kommen die Farben unter der Zahl 4 infrage.

Haben Sie an einem 12. Geburtstag (1 + 2 = 3), sind es die Farben unter der Zahl 3.

Zahl 1:
Ihre Sexappeal-Farbe: Orange
Ihre anregende Farbe: Rosa
Ihre beruhigende Farbe: Türkis
Ihre ausgleichende Farbe: Gelb

Zahl 2:
Ihre Sexappeal-Farbe: Hellgrün
Ihre anregende Farbe: Silber
Ihre beruhigende Farbe: Hellblau
Ihre ausgleichende Farbe: Beige

Zahl 3:
Ihre Sexappeal-Farbe: Gelb
Ihre anregende Farbe: Gold
Ihre beruhigende Farbe: Hellblau
Ihre ausgleichende Farbe: Weiß

Zahl 4:
Ihre Sexappeal-Farbe: Silbergrau
Ihre anregende Farbe: Zitronengelb
Ihre beruhigende Farbe: Stahlblau
Ihre ausgleichende Farbe: Weiß

Zahl 5:
Ihre Sexappeal-Farbe: Gelb
Ihre anregende Farbe: Hellblau
Ihre beruhigende Farbe: Smaragdgrün
Ihre ausgleichende Farbe: Weiß

Zahl 6:
Ihre Sexappeal-Farbe: Rosa
Ihre anregende Farbe: Rot
Ihre beruhigende Farbe: Türkis
Ihre ausgleichende Farbe: Beige

Zahl 7:
Ihre Sexappeal-Farbe: Rosa
Ihre anregende Farbe: Rot
Ihre beruhigende Farbe: Violett
Ihre ausgleichende Farbe: Weiß

Zahl 8:
Ihre Sexappeal-Farbe: Indigo
Ihre anregende Farbe: Gelb
Ihre beruhigende Farbe: Blau
Ihre ausgleichende Farbe: Grün

Zahl 9:
Ihre Sexappeal-Farbe: Rubinrot
Ihre anregende Farbe: Orange
Ihre beruhigende Farbe: Grün
Ihre ausgleichende Farbe: Blau

An dieser Stelle möchte ich einen interessanten Exkurs machen. Man kann nämlich an der Wahl der bevorzugten Autofarbe einige grundsätzliche Charakterzüge des Fahrers erkennen sowie Rückschlüsse auf seine Sexualität ziehen. Da man sich aber ständig verändert, ist es ganz normal, dass sich irgendwann auch die Lieblingsfarbe ändert. Diese weist allerdings nur auf eine neue Vorliebe hin.

Blaue Autos wirken oft damenhaft. Auch die Fahrer blauer Autos haben oft weibliche Züge. Sie sind zuverlässig, vorausschauend, spirituell und intuitiv. Im Bett sind sie fantasievoll, träumerisch und immer für Neues offen.

Braune, bronze- oder *goldfarbene Autos* gefallen Fahrern, die kultiviert und tolerant sind. Ihnen ist Sicherheit wichtig, sie sind anständig und nicht immer locker im Bett.

Gelbe Autos werden von Individualisten gefahren, die gerne auch im Liebesleben experimentieren. Sie haben Ausdauer und begeistern ihre Partner durch ihre Potenz.

Graue Autos sind etwas für Autofahrer, die leicht durchschaut werden können. Sie sind überkorrekt, legen sehr viel Wert auf Sicherheit und halten sich an die Vorschriften. Auch im Privatleben sind sie sehr zugänglich und sexy.

Grüne Autos werden von Autofahrern bevorzugt, die tendenziell eher konservativ und modisch sind, an ihren Status denken und den Traditionen treu sind. Im Sexualleben sind sie kontaktfreudig und dem Partner gegenüber offen.

Orangefarbene Autos haben die ideale Farbe für Menschen, die auffallen wollen. Fahrer dieser Autos sind sehr potent und sexy. Sie lieben Sex und leben ihn aus. Sie sind jedoch sicherheitsbezogen und nicht so schnell wie ihr Wagen.

Rote Autos haben Fahrer, die auffallen wollen, kontaktfreudig und impulsiv sind. Sie finden sich sexy und lieben die Zweisamkeit.

Schwarze Autos werden von Autofahrern gewählt, die autoritär und selbstbewusst sind, manchmal bis hin zum Macho. Sie sind erfolgreich im Beruf. Im Bett wollen sie zeigen, wer Macht hat, und versuchen zu dominieren.

Silberne Autos werden von Autofahrern geliebt, die offen sind und Sinn für Stil haben. Sie halten sich jedoch für etwas Besonderes im Bett, was sie nicht sind.

Violette Autos haben meist Besitzer, die offenherzig sind, jedoch nicht immer mit sich selbst zufrieden oder im Reinen. Sie sind romantisch und erotisch und erwarten das Gleiche von ihrem Partner.

Weiße Autos werden von Autofahrern bevorzugt, die unauffällig und sehr sensibel sind. Sie wirken zurückhaltend und sind pflichtbewusst. Als Liebhaber sind das die Menschen, die die Liebe schätzen.

Die erogenen Zonen

Sie werden es nicht glauben, aber auch die erogenen Zonen eines Menschen lassen sich aus dem Geburtsdatum herauslesen.

Wissenschaftler sprechen ganz allgemein von erogenen Zonen. Diese sind jedoch bei jedem von uns woanders! Man kann sie mit einer Telefonnummer vergleichen, die wählbar ist. Wollen Sie Ihren Partner erreichen und bestmöglichen energetischen Austausch mit ihm erleben, sollten Sie also wissen, wo Sie ihn am besten berühren. Es gibt eine interessante Methode, dies anhand des Geburtsdatums herauszufinden. Dabei ist jeder Zahl im Geburtsdatum eine erogene Zone zugeordnet. Die Genitalien werden dabei nicht eigens erwähnt, da sie immer als die wichtigsten erogenen Zonen gelten.

Schreiben Sie Ihr Geburtsdatum entsprechend folgendem Beispiel auf:
20.01.68 – 0, 1, 2, 6, 8
Welche Zahlen haben Sie?

Deutung der erogenen Zonen, die man von Geburt an hat:
1 steht für den Kopf- und Halsbereich
2 steht für die Ohren
3 steht für den Rückenbereich
4 steht für die Hände, Schultern und Arme
5 steht für den Nacken
6 steht für die Knie und die Waden
7 steht für die Pobacken
8 steht für die Außenschenkel
9 steht für die Brustwarzen und Rumpfseiten
0 steht für Füße und Zehen

Die Person in meinem Beispiel hat folgende erogene Zonen: Füße, Kopf, Ohren, Knie, Außenschenkel.

Da wir uns bekanntlich aber immer verändern, verändert sich auch unser Körper. Die erogenen Zonen wandern somit auch von einer Stelle zur anderen. Sie können Ihre derzeitigen erogenen Zonen ausrechnen, indem Sie Ihr Geburtsdatum mit der jetzigen Jahreszahl aufschreiben.
Beispiel: Geburtsdatum: 20.01.68
Dann schreiben Sie im Jahr 2017: 20.01.17
In diesem Jahr sind die erogenen Zonen unserer Beispielsperson die Zonen 2 (Ohren), 0 (Füße), 1 (Kopf) und 7 (Pobacken). Dabei kommen die 1 und die 0 je zweimal vor. Diese Zonen sind besonders zu beachten, da sie sehr erregbar sein können.

Berechnen Sie nun Ihre »Erotik-Nummer«! Sie ist Ihre persönliche veränderliche Nummer. Ansonsten hat jedes Sternzeichen auch »ererbte« erogene Zonen und Vorlieben aus dem Vorleben. Diese finden Sie im weiteren Text.

Kapitel 5

Unterschiede zwischen Mann und Frau

Mann und Frau – zwei unterschiedliche Geschöpfe?

Ein Polsterer macht Urlaub in Paris, er lernt ein Mädchen kennen. Leider versteht sie kein Deutsch. Er nimmt einen Zettel und zeichnet einen Tisch mit Gläsern und Tellern. Sie nickt und sagt: »Oui!« Sie gehen essen. Dann zeichnet er eine Tanzfläche und Musiker. Wieder lächelt sie: »Oui«, und sie gehen tanzen. Einige Zeit später nimmt sie das Blatt und zeichnet eine schöne breite Couch. Als er das sieht, freut er sich und ruft: »Oui, oui, oui!« Seitdem überlegt der Mann, woher das Mädchen wissen konnte, dass er Polsterer ist.

Frauen sehen nicht nur anders aus als Männer, sie denken auch oft anders als Männer. Die Wertvorstellungen einer Frau können sich ebenfalls komplett von denen eines Mannes unterscheiden. Für mich leben Frauen in einer anderen Dimension. Einer Dimension mit eigenen Gesetzen und Überzeugungen. Viele Männer haben immer wieder Schwierigkeiten damit, diese Überzeugungen zu verstehen. Deswegen gibt es häufig Probleme in Beziehungen, bis sie irgendwann scheitern und enden, bevor sie richtig gelebt wurden. Karma-Beziehungen können zwar viele Stresssituationen überstehen, da es bei ihnen nicht um das Verliebtsein, sondern um die Verbindung der Seelen geht. Meiner Erfahrung nach können aber alle Beziehungen auf Dauer besser gelingen, wenn spirituelle Aspekte beachtet werden.

Mann und Frau sind zwar unterschiedlich, dennoch ergänzen sie sich perfekt, wenn sie miteinander und nicht gegeneinander arbeiten. Auch die Kraft der männlichen und weiblichen Sexualität kann man neu entdecken. Dazu müssen beide Geschlechter sich jedoch verstehen lernen.

Seit Urzeiten haben sich beide Geschöpfe unterschiedlich entwickelt, weil sie verschiedene Aufgaben hatten: Frauen waren die Hüterinnen der Höhle oder des Hauses, Männer haben gejagt oder auf dem Feld gearbeitet. Mit dem Wandel der Zeiten arbeiten heute jedoch viele Frauen dort, wo es früher nur Männer gab, und viele Männer bringen sich aktiv in den Haushalt und die Kindererziehung ein.

Wenn einige Leser nun vielleicht meinen, dass die Unterschiede zwischen den beiden Geschlechtern tatsächlich zu groß sein könnten, als dass Männer und Frauen in der Lage wären, miteinander problemlos zu kommunizieren, dann stimmt das in gewisser Weise zwar, doch wenn die Partner lernen, damit umzugehen und Kompromisse schließen, schaffen sie es!

Bedenken Sie also immer Ihre eigene Einzigartigkeit und die Einzigartigkeit Ihres Partners bzw. Ihrer Partnerin und versuchen Sie, sich öfter in ihn oder sie hineinzuversetzen. Das verschafft Ihnen Zugang zur inneren Welt Ihres Gegenübers. Hören Sie aber auch auf sich, Ihre innere Stimme und die Signale Ihres Körpers. Lernen Sie also als Erstes, sich selbst zu verstehen. Dann gelingt es Ihnen auch, andere Menschen zu verstehen – körperlich, geistig und spirituell.

Ich möchte Ihnen mit diesem Buch dabei helfen, sich selbst und andere so zu akzeptieren, wie sie sind. Ihre zwischenmenschlichen Beziehungen sollen künftig besser funktionieren. Egal, ob Sie ein Mann sind oder eine Frau, heterosexuell oder homosexuell, trans- oder bisexuell, das spielt alles keine Rolle – wichtig ist, dass Sie den aufrichtigen Wunsch haben, in Ihren Beziehungen Glück und Erfüllung zu finden.

Im Folgenden werde ich mich auf den »durchschnittlichen« Mann bzw. die »durchschnittliche« Frau beziehen, daher bitte ich Sie, die auf Sie zutreffenden Punkte selbst auszuwählen.

Es heißt oft, dass Frauen besser als Männer sehen, was rechts und links von ihnen passiert, und Männer das, was direkt vor ihnen liegt. Frauen erkennen offensichtlich auch besser Farben und Farbnuancen. Als ich in der Zahntechnik arbeitete, habe ich mich beispielsweise ständig gefragt, warum männliche Kollegen mehr Probleme beim Schichten der Zahnkeramikkronen hatten als die Kolleginnen. Mittlerweile weiß ich, dass die Netzhaut von Frauen tatsächlich anders aufgebaut ist und dass die Farbempfindlichkeit am X-Chromosom liegt. Frauen haben zwei davon, Männer nur eins. Frauen scheinen auch nicht nur zwei oder drei, sondern vier Augen zu haben! Sie bemerken oft sogar, was hinter ihnen passiert. Auch hören sie besser als Männer. Beispiele dafür kennen Sie selbst sicher zur Genüge.

Doch zurück zu unserem Thema. Bedenken Sie, dass zwei Menschen, die in einer Partnerschaft leben, immer von Grund auf verschieden sind, auch wenn beide die gleiche Wellenlänge haben. Jeder bringt seine eigenen Charaktereigenschaften, Wertvorstellungen und Macken mit. Nehmen Sie etwa zwei raue Steine und reiben Sie diese aneinander. Ist das schwierig? Sind die Steine zu kantig? So ist das auch bei uns Menschen: Man sollte dafür sorgen, dass beide eine glatte Oberfläche zueinander bekommen, dann gewinnen beide. Wenn eine Partnerschaft füreinander und nicht gegeneinander geführt wird, funktioniert sie gut. Fangen Sie also immer bei sich selber an. Fragen Sie sich, was Sie in der Beziehung weiterbringt und was Sie zu ihrem Gelingen beitragen können. Beschuldigen Sie Ihren Partner nicht – denn wenn Sie ihn so nehmen, wie er ist, tut das Ihrer Beziehung gut. Und noch etwas: »Vertrauen ist gut, Kontrolle ist besser« – dieses Prinzip ist in einer Ehe nicht erfolgreich. Man sollte nicht zu sehr klammern und auch den Partner sein Leben leben lassen, nur dann kann eine Beziehung funktionieren.

Ich möchte Ihnen noch eine Geschichte aus dem Erfahrungsschatz meiner Praxis erzählen: Eines Freitags setzte sich Maria ins Auto und fuhr zu ihrer Mutter. Sie dachte über ihre Beziehung mit Markus nach, der sie mit einer ihrer Freundinnen betrogen hatte. Sie war wütend und wollte nichts lieber tun als »ihm seine Eier abschneiden«. Nun, nach ein paar Tagen überlegte sie, ob er das überhaupt wert sei. Denn ihre Freundin war seiner bereits überdrüssig, und er wollte zurück zu Maria. »Gebe ich ihm noch eine Chance?«, fragte sich Maria. »Hat der Kerl das verdient? Aber ich liebe den Scheißkerl immer noch. Hat er mit ihr aus Liebe geschlafen, oder war er nur durch seinen Trieb gesteuert?« Fragen über Fragen gingen durch Marias Kopf. Als sie bei ihrer Mutter ankam, merkte diese sofort, dass mit ihrer Tochter etwas nicht stimmte. »Was ist los, mein Kind?«, fragte sie. Nach einer kurzen Schilderung der Lage erzählte Marias Mutter folgende Geschichte: »Dein Vater war ein guter Mann, er sorgte für mich und euch Kinder, ging zur Arbeit und kümmerte sich um Gott und die Welt. Als er starb, erfuhr ich, dass es über Jahre hinweg eine andere gegeben hat, die für ihn die große Liebe war. Wir beide haben voneinander nichts geahnt. Sie hat auch zwei Töchter von ihm. Er war ein sehr guter Vater und guter Liebhaber …« Maria war verblüfft und fragte ihre Mutter, ob es ihr nicht wehgetan habe zu erfahren, dass der eigene Mann noch eine andere Frau hatte? »Nein, mein Kind«, antwortete die Mutter, »er hat uns beide geliebt und vor allem war er ein Mann, mein Mann … Ich habe ihn aber nie als Gegenstand, der mir gehört, angesehen. Er hatte seinen eigenen Willen und konnte seine Entscheidungen selbst treffen. Jeder Mensch ist frei und muss über sein Leben selbst entscheiden. Und auch wenn er eine andere Frau glücklich gemacht hat, hat er mir ebenso glückliche Jahre in meinem Leben beschert. Ich war glücklich mit ihm, und er hat alles getan, dass es so bleibt, und zwar für mich und die andere Frau. In deinem Fall, mein Kind, geht es nur darum, dass Markus einen Seitensprung gemacht hat. Dass er aber zu dir zurück will, beweist seine Gefühle für dich. Gib ihm eine Chance. Für uns Frauen existiert Liebe ohne Sex, aber kein Sex ohne Liebe, für einen Mann sind das zwei Begriffe, die miteinander nichts zu tun haben müssen. Überlege es dir.« Maria dachte über das Leben nach und über die Worte ihrer Mutter. Sie konnte sich eigentlich nicht vorstellen, dass diese Geschichte in ihrer Familie vorgefallen war. Sie kannte doch ihren Vater, er war immer für die Familie dagewesen, und trotzdem hatte er noch eine andere gehabt. Maria beschloss, eine Nacht darüber zu schlafen. Am Morgen fragte sie sich, ob sie Markus noch wollte. Ihr Kopf sagte: NEIN, ihr Herz schrie JA. Sie gab ihm noch eine Chance und sah, dass Markus diese Chance nutzte. Er liebte sie abgöttisch und nach seinem Fremdgehen noch mehr – absurd? Nein, so ticken die meisten Männer, und so ticken die meisten Frauen ... Jeder von uns hat seine eigene Vorstellung von Liebe, Zärtlichkeit und Sex.

Wenn Männer und Frauen besser verstehen würden, dass die Geschlechter unterschiedlich ticken, gäbe es viele Probleme nicht. Es geht dabei aber nicht um einen Kampf der Geschlechter, sondern um die Akzeptanz ihrer Unterschiede.

Männer und Kommunikation

Kein männliches Wesen will eine Niederlage zugeben oder als Versager dastehen. Für die meisten Frauen ist es schwierig zu verstehen, dass der Mann ihres Herzens sich nicht öffnet oder seine Probleme nicht mit ihr bespricht. Doch das sollten Frauen nicht persönlich nehmen. Männer sind oft weniger empfindsam oder wollen es zumindest nicht zeigen. Frauen dagegen sprechen meist ohne größere Probleme über ihre Empfindungen. Männer meiden solche Gespräche in der Regel. Manchmal kann ein Mann aber zum Reden gebracht werden, wenn eine Frau ihm ihre Schwächen zeigt. Dann ist es auch für ihn leichter, über seine Macken zu sprechen.

Außerdem sollte man einen Mann lieber direkt ansprechen, als um den heißen Brei herumzureden. Vielen ist bestimmt schon aufgefallen, dass Männer in einem Gespräch wenig oder gar keine Berührungen suchen. Wenn ein Mann während einer Unterhaltung berührt wird, kann es passieren, dass er sich dadurch unter Druck gesetzt fühlt. Spricht ein Mann mit einer Frau, erwartet sie womöglich auch eine Berührung – aber natürlich kein Grapschen.

Frauen haben in der Regel eine bessere Intuition als Männer. Auch können sie mehr Gerüche wahrnehmen als die meisten Männer. Frauen reagieren auf den Geruch eines Mannes, weil ihr Instinkt ihnen sagt, welcher Mann für gesunde Nachkommen sorgen kann. Viele Frauen sehen auch in den Augen eines Mannes, was er will oder im Schilde führt. Männer fragen sich dann häufig: »Woher kann sie das nur wissen?« So weiß zum Beispiel eine Frau sehr oft, wenn ihr Mann fremdgegangen ist. Nur bei einer Karma-Beziehung lassen auch sie ihre innere Antenne und ihr Gefühl im Stich.

Meine Klientin Marissa beispielsweise verliebte sich in einen Polizisten. Es war bei ihr Liebe auf den ersten Blick. Marissa ist eine Krebs-Frau mit viel Gefühl. Innerhalb kürzester Zeit stellte sie jedoch fest, dass da noch eine andere Frau im Spiel war und der Mann die andere heiraten wollte. Für Marissa brach die Welt zusammen, und sie rief mich an. Sie verstand nicht, was da passierte und wieso. Sie spürte die andere Frau jede Sekunde so nahe bei sich, dass sie nicht mehr schlafen konnte. Bei Karma-Beziehungen wird eine Art »Radarsperre« errichtet, die die Gefühle der betroffenen Personen komplett durcheinanderbringt. Frauen glauben oft, dass ein Mann doch wissen müsse, was sie will, doch dem ist nicht so. Eine Frau muss immer direkt sagen, was sie möchte, denn nur so kann ein Mann verstehen, was sie von ihm erwartet. Deshalb riet ich Marissa, den Karma-Mann direkt anzusprechen und ihm zu sagen, was sie sich von ihm ersehnte. Sie folgte meinem Rat und erfuhr, dass er sich nicht sicher gewesen war, ob Marissa ihn überhaupt wollte. Nach der Klärung legte er ihr sein Herz zu Füßen.

Mein Appell an alle Frauen: Männer brauchen direkte Ansprache. Sie sind nicht immer in der Lage, auf Frauen so zuzugehen, wie diese es sich wünschen. Männer sind mehr auf Kontrolle ausgerichtet und das schon seit Urzeiten. Reden Sie mit Männern also Klartext.

Viele Menschen kennen Versagensängste. Diese Angst kann bei einem Mann noch größer sein als bei einer Frau. Letztlich brauchen wir alle immer wieder Zeit, um alte Verletzungen zu verarbeiten. Wenn Sie sich aber ehrlich die Frage stellen »Was lerne ich aus einer Beziehung, und was lernt mein Partner von mir?«, werden Sie bald feststellen, dass Schuldgefühle überflüssig sind. Das Leben kann so schön sein ohne diese Belastung. Heilen Sie Ihr Herz und helfen Sie Ihrem Partner, sein Herz zu heilen.

Romantik und Sex

Auch in unserer Fantasiewelt sind wir Menschen sehr unterschiedlich. Da Männer in der Regel anders als Frauen ticken, haben sie auch verschiedene Vorstellungsmuster. So fantasieren viele heterosexuelle Männer beim Sex (oder davor bzw. danach) von schönen Brüsten und weiblichen Kurven, sie denken an Sexspiele, bei denen sie Zuschauer oder Beteiligte sind. Auch an Dessous, an Blasen und Lecken sowie an Sex mit Fremden oder Gleichgeschlechtlichen und Gruppensexspiele denken Männer sehr oft. Frauen dagegen fantasieren eher von Zärtlichkeit, von Romantik, und dann erst stellen sie sich einen schönen männlichen Körper vor. Fantasien wie die von Männern kommen bei den meisten Frauen an letzter Stelle. Fazit ist, dass der Inhalt männlicher und weiblicher Sexfantasien ziemlich stark voneinander abweicht und die Fantasien von Frauen häufig verträumter und romantischer als die von Männern sind. Frauen wollen Romantik, Männer wollen Sex. Das kann man natürlich nicht verallgemeinern, denn es gibt auch sehr romantische Männer. Sie verstehen die Gefühlsebene jedoch viel schwerer als die allermeisten Frauen.

Vor einiger Zeit habe ich eine Dame beraten, die sich über ihren Freund beschwerte, weil der sie nicht liebe. Auf meine Frage, wie sie zu diesem Schluss komme, sagte sie, dass er sie kaum umarme, und wenn sie ihn darum bitte, täte er es ohne Gefühl. Ich erklärte ihr, dass Männer manchmal nicht so gefühlsbetont wie Frauen sind. Wenn ein Mann liebt, liebt er mit dem Herzen und nicht immer offen sichtbar. Er kann und will seine Gefühle selten offenbaren oder nach außen hin zeigen. An dieser Stelle fehlt es Männern meistens an Mut. Sie sind oft langsamer als Frauen in Sachen Liebe. Wenn eine Frau sich verliebt hat, will sie diese Liebe fließen lassen, wie ein Fluss voller Wasser. Dabei überschwemmt das Wasser vielleicht das Ufer, und das kann einem Mann Angst machen. Deshalb zieht er sich vorsichtshalber zurück. Wenn ein Mann sich verliebt, ist das eher mit einem stillen Bach zu vergleichen. Er kann tief und warm sein, hat aber keine Wellen, es sein denn, dass ein Wind aufkommt. Männer, die verliebt sind, sind zwar zärtlicher und offener als nicht verliebte Männer, aber auch dann noch zurückhaltender als die meisten verliebten Frauen. Zudem denken die wenigsten Männer so tiefschürfend wie Frauen. Wenn ein Mann eine Frau umarmt, zeigt er ihr seine Gefühle, vergisst aber oft das Küsschen danach. Eine Frau erwartet jedoch meist weitere Schritte von einem Mann. Wenn diese nicht folgen, reagieren viele Frauen gekränkt oder enttäuscht und behaupten, der Mann liebe sie nicht. Nach meinen Ausführungen sollte nun aber klar sein, dass dem so nicht ist, sondern es sich vielmehr um ein Missverständnis zwischen den Geschlechtern handelt. Männer sind in der Regel langsamer, wenn es um Liebe geht, und können nicht immer über ihre Schatten springen, weil sie das von Mutter Natur nie gelernt haben. Die Zurückhaltung vieler Männer – wie auch mancher Frauen – kann außerdem auf Erfahrungen in früheren Beziehungen zurückgehen. Jeder von uns kann ein gebranntes Kind sein und sich deshalb nicht immer sofort einem neuen Partner öffnen. Manchmal denken wir auch: »Hoffentlich wird er (oder sie) nicht mit meinen Gefühlen spielen und mich nicht verletzen.« Damit hemmt man sich jedoch selbst und baut eine unsichtbare Wand zum Partner auf, an der dieser sich dann stößt.

Selbstliebe und andere Beziehungsprinzipien

Viele Menschen lieben an sich, was sie an anderen nicht mögen. Was mögen Sie an sich? Stellen Sie sich diese Frage und beantworten Sie sie in ein paar Stichworten.

Jeder Mensch sollte lernen, sich selbst zu lieben, denn wer sich selbst nicht mag, der wird auch nicht gemocht. Als ich begann, mich selbst zu lieben, konnte ich erkennen, dass emotionaler Schmerz und Leid nur Warnungen für mich sind, nicht gegen meine Einstellungen zu leben. Heute weiß ich, dass es darum geht, was man authentisch sein nennt. Ich habe verstanden, dass man sich selbst achten und aufhören soll, ein anderes Leben führen zu wollen. Heute weiß ich, dass man das Reife nennt. Ich habe auch gelernt, dass es keine Zufälle gibt und man sich immer und bei jeder Gelegenheit zur richtigen Zeit am richtigen Ort befindet. Ich habe aufgehört, mein Leben zu verplanen, und nehme das an, was mir Spaß und Freude bereitet. Ich liebe heute all das, was mein Herz zum Lachen bringt, und zeige mich, wie ich bin – und das nenne ich Ehrlichkeit.

Auch Sie können sich durch Selbstliebe befreien. Alles, was Sie krank macht, können Sie durch dieses Gefühl loslassen! »Willst du geliebt werden, liebe dich selbst.« Diesen Satz kennt jeder. Tatsächlich hat man eine negative Ausstrahlung, wenn man sich selbst nicht mag. Und diese wird von unseren Mitmenschen empfangen. Versuchen Sie also sich zu mögen, sonst besteht die Gefahr, dass Sie von anderen nur ausgenutzt werden.

Eine meiner Kolleginnen erzählte eines Tages, wie sie sich als junges Mädchen in ihren zukünftigen Ehemann verliebte. Beide studierten in München, heirateten und waren glücklich, bis sie nach Hamburg in das Haus ihrer Schwiegermutter zogen. Bald nach dem Umzug bekam meine Kollegin Schuldgefühle, weil sie sich nicht genug um ihren Mann kümmern konnte. Das besprach sie mit ihrer Schwiegermutter. Da brach die Hölle für sie los, und anstatt ihr zu helfen, beschimpfte die Schwiegermutter ihre Schwiegertochter, bis diese zu einem Psychologen ging und ein Training in Selbstliebe begann. Sie arbeitete mit Affirmationen und schrieb auf ihren Spiegel im Bad: »Ich bin die tollste Frau der Welt.« Bald gewann sie an Selbstbewusstsein, und siehe da, die Schwiegermutter war wie ausgewechselt. Sie wurde nett und konnte plötzlich zuhören. Trotzdem entschloss sich meine Kollegin, wieder nach München zu gehen, und ihr Mann ging mit ihr. Die beiden sind bis heute ein glückliches Paar.

Selbstliebe ist der Schlüssel zum eigenen Glück. Dabei geht es nicht um Egoismus. Gesunde Selbstliebe hat damit nichts zu tun. Jeder Mensch sollte sich selbst akzeptieren und sein Leben genießen. Stehen Sie zu sich, zu Ihren Schwächen, zu ihrem Äußeren und zu Ihrer Figur, gönnen Sie sich schöne Stunden und lieben Sie sich selbst – dann werden Sie auch geliebt.

Aber nicht nur Selbstliebe gehört zu den Beziehungsprinzipien. Auch sich stets von Neuem auf den Partner zuzubewegen, ihm zuzuhören und ihn verstehen zu lernen, sind wichtige Prämissen für eine gelingende Partnerschaft. Wenn Sie in einer Beziehung leben, muss diese das Wichtigste für Sie sein, sonst wird sie zerbrechen. Versuchen Sie also, Ihrer Beziehung höchste Priorität einzuräumen. In einer Partnerschaft sollte es auch kein Konkurrenzdenken geben, schließlich sind Sie beide füreinander da. Kämpfe miteinander bringen ein Paar nicht weiter. Helfen Sie lieber Ihrem Partner, wenn er sich in Schwierigkeiten befindet, reichen Sie ihm die

Hand. Lernen Sie, das zu verantworten, was Sie fühlen und was Sie tun. Haben Sie schlechte Laune, sollten Sie versuchen, sie allein zu bewältigen und sie weder zu verbreiten noch auf den Partner zu übertragen. Bei Diskussionen müssen Sie nicht immer auf Ihrer Meinung bestehen. Was bringt es Ihnen, recht zu bekommen? Fragen Sie sich stets: Was bringt mir das?

Auch übergroße Ansprüche führen oft zu Problemen in der Beziehung. Überprüfen Sie also Ihre Erwartungen. Schließlich schuldet Ihnen der Partner nichts.

Jeder von uns sollte verstehen, dass hinter einem Problem immer Angst steht. Werfen Sie zum Beispiel Ihrem Partner vor, Ihnen zu wenig Zuneigung entgegenzubringen, haben Sie Angst davor, dass er Sie nicht mehr liebt. Vermuten Sie, dass Ihr Partner fremdgeht, haben Sie weniger Angst ihn zu verlieren, als vielmehr die Angst allein zu bleiben. Analysieren Sie Ihre Ängste! Und versuchen Sie, sie zu überwinden.

Fremdgehen

In meinen Beratungen geht es sehr oft um das Thema Fremdgehen. Menschen, die es betrifft, haben oft falsche Erwartungen an den Partner und sehnen sich nach etwas, das nicht stattfinden kann. Sie verbieten dem Partner, Freunde zu haben, sind eifersüchtig und kontrollieren ihn. Es gibt jedoch keine Kontrolle über das Leben. Zudem lebt jeder Mensch sein Karma alleine.

Tatsächlich gehen viele Menschen fremd, egal, ob Frau oder Mann, weil sie versuchen, so die Quelle ihrer Liebeslust zu entdecken. Auch Sie kennen vermutlich irgendeine Person aus Ihrem Umfeld, die schon einmal fremdgegangen ist; jemanden, der zwischen zwei Menschen hin- und hergerissen war und vor einer Entscheidung stand. Solange Sie selbst nicht betroffen sind, denken Sie womöglich, das sei unmoralisch und betrügerisch. Sie diskutieren darüber mit und geben Ratschläge. Womöglich sind Sie aber auch selbst schon einmal von Ihrem Partner hintergangen worden. Dann sieht das Ganze vollkommen anders aus. Wer selbst betrogen wurde, dem nützt alle Aufgeklärtheit nichts. Man steckt in der Sackgasse der eigenen Gefühle, wird zornig oder depressiv. Oder haben Sie selbst schon einmal Ihren Partner betrogen? Dann bewahren Sie meistens Stillschweigen …

Warum aber kommt es dazu, dass Menschen fremdgehen und Sex mit jemandem haben, während sie in einer festen Beziehung sind? Manche suchen immer etwas Neues. Der Mensch wird allein geboren und geht allein von dieser Welt, dazwischen hat man bedeutungslose oder bedeutungsvolle Beziehungen und wird von verschiedenen Personen im Leben begleitet, die das Dasein verändern und mitgestalten. Das ist das Gesetz des Karmas.

Warum viele Männer fremdgehen? Wahrscheinlich, weil ein Mann oft auf äußere Reize reagiert – wobei natürlich zu jedem fremdgehenden Mann eine Frau gehört, und die ist bekanntermaßen auch nicht immer Single.

Zu einem Seitensprung gehören immer mindestens zwei Personen. Erwarten Sie von Ihrem Partner etwas, das er Ihnen nicht geben kann oder will, suchen Sie woanders danach. Sie versuchen das auszugleichen, was Ihnen fehlt, und wollen sich belohnen. Fremdgehen kommt also nicht nur in kaputten Beziehungen vor. Auch in glücklichen Beziehungen kann es passieren, dass ein Partner einmal fremdgeht. Jedes Paar hat seine eigene Vorstellung von Treue. Mein Rat: Bevor Sie eine tiefere Beziehung eingehen, klären Sie mit Ihrem zukünftigen Partner die Grenzen ab. Wie viel Treue brauchen Sie, und wie viel braucht Ihr Partner?

Ein Kundenpaar von mir, Helmut und Gerda, haben lange vor einem möglichen Ausrutscher geklärt, wie sie damit umgehen würden. Diese Frage bewegte sie, weil beide schon einmal von früheren Partnern betrogen worden waren. Sie beschlossen deshalb, dass sie, falls ihnen so etwas widerfahren würde, sich zusammensetzen und darüber reden wollten. Ich fand die Idee gut, denn ein Geheimnis würde beide voneinander entfremden. Dann kam eines Tages Helmut tatsächlich zu Gerda und beichtete ihr: »Es gab einen Zwischenfall, ich habe mit Monika geschlafen.« Wortlos verließ Gerda die Wohnung und ging zu ihrer Freundin. Tage später erklärte Helmut ihr, wie es dazu gekommen war, und die Frage »Was wollen wir voneinander?« rückte in den Mittelpunkt. Durch diesen Zwischenfall, den beide mittlerweile überwunden haben, sind sie noch enger zusammengewachsen. Sie haben gelernt, dass ihr Partner kein Eigentum ist, und sie lieben sich, ohne in sexueller Hinsicht eifersüchtig zu sein.

Etwas Neues ausprobieren zu wollen gehört zur menschlichen Natur. Die meisten Menschen möchten sich nämlich nicht begrenzen lassen oder lebenslang nur mit einer einzigen Person Sex haben. Entscheiden Sie selbst, was Ihr Gewissen Ihnen rät, wenn Sie kurz vor einem möglichen Seitensprung stehen. Reden Sie mit Ihrem Partner offen darüber, so umgehen Sie unzählige Probleme. Für viele Menschen ist die körperliche Treue nicht so wichtig, für andere schon. Denken Sie immer daran, dass der Partner Ihnen nicht gehört. Meistens ist die seelische Verbundenheit viel mehr wert als die körperliche Nähe. Gut wäre natürlich, wenn beides übereinstimmt, man kann jedoch nicht immer alles haben. Wenn man offen mit dem Thema Fremdgehen umgeht, wird schnell klar, dass es um sexuelles Ausleben geht und nicht darum, einen besseren Partner zu suchen. Merken Sie sich deshalb: Wer betrügt, muss offen sein.

Affären sind nicht immer so schlecht wie ihr Ruf. Sie zeigen möglicherweise nur an, dass in der Beziehung etwas nicht mehr stimmt. Dann kann man sich mit den Problemen in der Beziehung auseinandersetzen.

Für manche Paare birgt ein Seitensprung die Chance, einander wieder näherzukommen. Manche Affären geschehen aber auch aus Übermut oder weil man selbst wieder begehrt werden wollte. Und wenn es dann passiert ist? Ist es dann besser, darüber zu sprechen oder zu schweigen? Das hängt vom individuellen Fall ab. Wenn die Beziehung eine Chance haben soll, sollte man miteinander sprechen. Andererseits kann ein offenes Gespräch den Betrogenen auch belasten und demütigen. Der Fremdgeher erleichtert dann eher sein eigenes Gewissen. Daher kann es auch verantwortungsvoller sein, nicht darüber zu reden.

Kapitel 6

Die heilenden Kräfte der Sexualität

Der gesundheitliche Nutzen der Sexualität

Manche Ehen oder Beziehungen verlaufen nach dem »Hochspannungsleitungsprinzip«. So kann es im Sexualleben zu Spannungen kommen, weil beide Partner den gesundheitsfördernden Aspekt der Sexualität unterschätzen.

Warum können Vögel auf Hochspannungsleitungen sitzen? Damit Strom fließen kann, muss ein Stromkreis geschlossen werden. Solange ein Vogel auf nur einem Draht sitzt und keinen zweiten berührt, bleibt er am Leben. In einer Beziehung schließen wir den Stromkreis sehr oft selbst, indem wir beispielsweise dem Partner den Sex verderben oder ihn gar nicht erst zulassen. Dabei hat Sex heilende Kräfte und ist also tatsächlich gesund. Dies belegt eine Vielzahl von Studien, die weltweit durchgeführt wurden. Es ist auch bekannt, dass regelmäßiger Sex lebensverlängernd wirken kann. Die Theorie, dass ein Mann oder eine Frau beim Sex Lebensenergie verliert, ist folglich eher ein Mythos als die Wahrheit.

Französische Mediziner untersuchten 15 000 Männer und Frauen und haben festgestellt, dass 65 Prozent der Herzkranken unzufrieden mit ihrem Sexleben waren. Es kann einem also buchstäblich das Herz brechen, wenn man mit seinem Sexualleben nicht zufrieden ist. Tatsächlich werden sämtliche Lebensfunktionen durch die sexuelle Betätigung angeregt: die Atmung, das Herz-

Kreislauf-System sowie unsere Verdauung. Auch der Schlaf verbessert sich schnell, man wird entspannter. Die Muskeln werden geschmeidiger, und der Geist wird lebendiger. Voraussetzung ist jedoch, dass wir eine erfüllende Sexualität leben und dabei offen und kreativ bleiben.

Heute klagen viele von uns über Stress im Alltag und drücken sich regelrecht vor dem Sex. Der Tag war lang und intensiv, man hat vieles erledigt und hart gearbeitet. Danach wird noch etwas Sport getrieben, ein Bierchen getrunken – und dann noch Sex? Um Gottes willen! »Ich habe keine Kraft mehr« oder »Ich habe Kopfschmerzen«, hören viele tagtäglich von ihrem Partner oder ihrer Partnerin. Aber auch Gestresste sollten den Sex nicht vernachlässigen, denn Sex ist für jede Beziehung äußerst wichtig, und es ist auch nach einem stressigen Tag falsch, auf Liebesspiele zu verzichten. Gerade wenn man sich ausgelaugt fühlt, versorgt das langsame Liebesspiel mit neuen Energien. Sex belebt also. Bewegen Sie sich langsam im Bett, ertasten Sie den Körper des Partners bzw. der Partnerin, streicheln oder umarmen Sie ihn oder sie. Männern sei geraten, immer wieder eine Pause einzulegen, dann erregen Sie sich schnell und gezielt. Auch »fauler« Sex bringt Spaß im Bett oder an einem anderen Ort. Sex wirkt immer entspannend. Manche Experten schlagen auch ein Fensterbrett, den mit Kissen bedeckten Boden, die Waschmaschine oder sogar den Schleudergang der Waschmaschine vor, deren Vibrationen beide schneller zum Orgasmus bringen.

Um nicht dauerhaft im Stressmodus zu bleiben, sollte jeder Mensch seine eigene »goldene Mitte« finden. Dazu müssen wir uns jedoch fragen, wie wir unser Leben eigentlich gestalten wollen – und dann danach handeln.

Erotische Fantasien und Träume

Leben ist Energie und Energie ist Leben, deshalb ist es sehr wichtig, den Energieaustausch zu steigern. Die beste Methode hierfür ist natürlich Sex, da er unsere Energie im Fluss hält.

Sexuelle Energie galt schon immer als Lebensenergie und wurde verehrt. Über die sexuelle Energie wurden Lieder, Gedichte und Sagen geschrieben. Das ist natürlich kein Zufall, denn ohne Sex ist kein Energieaustausch und ohne Energieaustausch kein Leben möglich.

Auch Fantasien gehören zu den Lustgefühlen dieses Lebens. Erotische Träume – was verraten sie uns? Erotische Fantasien wurden früher oft tabuisiert. Heute wird vielfach sehr offen darüber diskutiert, wer sich was vorstellt und wer was ausleben möchte. Alle Menschen träumen von Zuneigung, Liebe und Sexualität. Träume stellen einen Teil unserer spirituellen Entwicklung dar und gehören zu unserem Leben, wie auch die Seele zu unserem Körper gehört. Fantasien nähren den Geist und verraten uns vieles über uns selbst. Wenn wir fantasieren, sollten wir auch unseren Partner oder unsere Partnerin daran teilhaben lassen. Wer das versucht, wird es nicht bereuen. Erotische Fantasien kommen aus dem Unterbewussten. Sie können verborgene Informationen widerspiegeln, Anweisungen geben oder geheime Wünsche verraten. Sie geben uns damit einen Leitfaden an die Hand, wie wir das Leben besser genießen können. Doch was bedeuten die erotischen Träume im Einzelnen?

Ihre Seele schickt Ihnen verborgene Botschaften, um Ihnen dabei zu helfen, Ihre sexuelle Lust auszuleben. Ich möchte Ihnen dabei helfen, diese Botschaften zu entschlüsseln und deshalb ein paar Trauminhalte erklären. Haben Sie vielleicht schon einmal geträumt, dass Sie sich in einer fremden Stadt befinden, ganz allein? Dann sollten Sie Ihre Sexualität aktivieren. Solche Träume deuten darauf hin, dass Sie Ihre Gefühle stark kontrollieren. Auch wenn

Sie sich im Traum nackt sehen, sehnt sich die Seele nach mehr Kontakt. Sperren Sie Ihre Seele ein, wird Ihr Körper ermatten, denn solche Träume signalisieren Gefahr. Sollten Sie träumen, dass Ihnen die Kleidung vom Körper fällt, so geht es um einen Neuanfang, womöglich in der Liebe. Treiben Sie Sex im Meer oder sehen Sie sich baden, brauchen Sie mehr Geborgenheit und Liebe. Derartige Träume sagen Ihnen: »Lass deine Gefühle fließen!«

Von Sex zu träumen ist nichts Schlimmes. Viele Frauen träumen, Sex mit einem Filmstar zu haben. Männer träumen dagegen mehr von Rundungen, Brüsten und einem Quickie mit fremden Frauen, die sie mit den Händen überall berühren. Man kann auch von »verbotenen« Liebesspielen träumen, die sich in einer Gruppe abspielen – von Dingen, die nicht konventionell sind. Auch ausgefallene Orte, wie Sex in einer Hängematte, oder Praktiken wie SM-Spiele kommen im Traum häufiger vor, als Sie vermuten. Es gibt Männer, die träumen von Sex zu dritt oder von Sexualverkehr mit einem Mann, obwohl sie heterosexuell sind. Es kann auch vorkommen, dass eine Frau von lesbischem Sex träumt und dabei mit einer anderen Frau einen Zungenkuss austauscht.

Ob Mann oder Frau: Wir fantasieren alle gerne. Männer haben aber im Allgemeinen weniger Hemmungen, über ihre sexuellen Fantasien zu reden. Andere reden nicht darüber, weil sie durch ihre Erziehung so geprägt sind. Unsere Fantasien verraten jedoch viel mehr über unsere Seelenzustände, als wir denken. Im Traum sind unsere Gedanken unkontrolliert, und die Fantasie wird nicht vom Wachbewusstsein zensiert. Deshalb gefällt uns im Traum etwas, was wir im wahren Leben nie tun würden. Faktoren wie Erziehung, Moral, Hemmungen und Grenzen werden aufgehoben. Natürlich müssen wir unserem Partner nicht all unsere Fantasien verraten, insbesondere, wenn wir davon träumen, Sex mit jemand anderem oder mit einem Fremden zu haben. Einige nicht gelebte oder als »verboten« empfundene Stellungen oder Praktiken könnten jedoch mit dem Partner besprochen und womöglich ausprobiert werden. Reden Sie also über Ihre Fantasien! Denn wer nicht redet, kann nichts erleben. Erklären Sie Ihrem Partner, was Sie möchten, sprechen Sie offen über Ihre Fantasien und lassen Sie ihn an Ihren Träumen teilhaben. Sie beide werden profitieren und dadurch womöglich Wolke sieben erreichen und auf ihr schweben können. Wenn Sie über Ihre sexuellen Fantasien sprechen, stärken Sie damit auch das Vertrauen zu sich selbst und Ihrem Partner. Das wird Ihr Sexualleben neu beleben, es anregen und Ihnen beiden neue Impulse im Alltag vermitteln. Kreative Fantasien können Ihr Leben bereichern und spannender machen, denken Sie daran!

In diesem Zusammenhang ein Wort zu Pornografie: Warum sehen sich Menschen Pornos an? Manche haben Fantasien im Kopf, andere sehen sich Pornos an. Man kann sich diese allein oder mit dem Partner anschauen. Sie versetzen viele Paare schneller in eine sexuell anregende Stimmung und verhelfen anschließend zu sehr gutem Sex. Männer stehen dem Thema Porno meist offener gegenüber als Frauen. Die Meinungen bezüglich Pornos gehen jedoch im Allgemeinen sehr weit auseinander. Die einen sehen Pornografie als Teil der Sexualität, während andere sie verachten oder unmoralisch finden.

Ernährungstipps für guten Sex

»Je bunter, desto besser« sollten Sie als Motto für Ihre Ernährung wählen, dann bleiben Sie gesund und sexy. Besser leben und besseren Sex erleben soll so leicht möglich sein? Ja! Essen Sie möglichst bunt, am besten alle Farben, die die Natur an Essbarem bietet. Dem einfachsten Gesundheitsrezept zufolge soll man nach dem »Ampelprinzip« essen und täglich Gemüse und Obst zu sich nehmen. Hier einige Informationen zur gesunden Pflanzenpower, damit Sie sexy bleiben:

Tabelle Lebensmittel für besseren Sex

Farbe	Lebensmittel	Wirkung
Blau	Blaukraut Feigen Heidelbeeren Lavendel Trauben	Blaue Nahrung entspannt. Wenn man aggressiv reagiert und sich leicht ablenken lässt, bringt sie Ausgleich.
Gelb	Ananas Bananen Curry Fenchel gelber Paprika Johanniskraut Löwenzahn Mais Vanille	Gelbe Nahrung stärkt die Nerven, regt den Intellekt an und fördert die Konzentration. Vor einer Verabredung empfiehlt sich gelbe Nahrung hervorragend für leidenschaftlichen Sex.
Rot	Chili Erdbeeren Hagebutten Rote Bete roter Paprika Tomaten	Rote Lebensmittel wirken leistungssteigernd. Rot regt die Verdauung an und erhöht den Blutdruck. Dies ermöglicht heißblütigsten Sex.
Orange	Aprikosen Karotten Kürbis Orangen Ringelblume	Orange Nahrung vertreibt Depressionen und hilft Emotionen zu kanalisieren. So können Sie auch beim Sex über Ihre Gefühle sprechen.
Grün	Äpfel Birnen Brokkoli grüne Bohnen Kräuter Spinat	Grüne Nahrung wirkt gegen Reize und lindert Liebeskummer.

Violett	Auberginen Heidelbeeren Holunder Johannisbeeren Lavendel Pflaumen	Violette Nahrung gleicht aus und erleichtert den Zugang zu höheren Bewusstseinszuständen.
Braun	Kaffee Kakao Kartoffeln Muskat Nelken Nüsse Schokolade Zimt	Braune Lebensmittel vermitteln Glück und Geborgenheit. Braune Gewürze haben eine aphrodisierende Wirkung.
Weiß	Blumenkohl Knoblauch Meerrettich Milch Mistel Reis Salz Spargel Zwiebel	Weiße Nahrung wirkt geistig klärend und reinigend.

Lebensmittel lassen sich auch nach ihrer thermischen Wirkung auf den Körper unterscheiden. Zu den kalten Nahrungsmitteln gehören beispielsweise Tomaten, Gurken, Bananen, Ananas, Kiwi, Joghurt, Salz, grüner und schwarzer Tee, Mineralwasser. Sie kühlen den Körper ab und schützen so vor übermäßiger Hitze (Yang-Fülle). Zu den erfrischenden Lebensmitteln zählen die meisten Salatsorten, Putenfleisch, Sauerkraut, Champignons, Spinat, Spargel, heimische Früchte, Pfefferminztee, Dinkel, Weizen, Reis, Quark. Sie wirken wie eine Quelle für die Körpersäfte und das Blut und verhindern Yin-Mangel.

Neutrale Lebensmittel sind Karotten, Hülsenfrüchte, alle Kohlsorten, Kartoffeln, Nüsse, Kalb- und Rindfleisch, Eier, Butter, Milch, Trauben. Sie bauen das Qi (die Lebensenergie) auf und wirken ausgleichend auf alle Organe.

Zu den warmen Nahrungsmitteln werden fast alle getrockneten Kräuter gezählt, ebenso die meisten Fischsorten, milde Gewürze, Hühnerfleisch, Zwiebeln, Marillen, Pfirsiche und Kirschen, Kaffee, Kakao, Buchweizen, Hafer, Senf und Mohn. Sie führen dem Körper Wärme zu, verhindern Yang-Mangel und steigern so die Aktivität.

Zu den heißen Nahrungsmitteln gehören scharfe Gewürze, Fencheltee, Lammfleisch sowie gegrilltes Fleisch und hochprozentiger Alkohol. Sie schützen den Körper vor Kälte (Yin-Fülle). Mithilfe unterschiedlicher Kochtechniken und Zutaten kann die thermische Wirkung von Speisen verändert bzw. den individuellen Bedürfnissen angepasst werden. Durch Grillen, scharfes Anbraten, Rösten, Backen, Kochen mit Zugabe von Alkohol sowie Verwendung erfrischender Zutaten wie Obst, Fruchtsäften, Champignons, Algen und Sprossen wird eine Speise »kühler«.

In der chinesischen Ernährungslehre, die ich weiter oben bereits erwähnt habe, werden die Lebensmittel den fünf Elementen zugeordnet: Holz, Feuer, Erde, Metall und Wasser. Dabei wird jedem Element ein bestimmter Geschmack sowie eine spezielle Wirkung zugeschrieben.

Erde

Die Erde steht im Mittelpunkt alles Lebendigen und aller Dinge. Zwar wird sie im Zyklus dem Spätsommer zugeordnet, im Grunde genommen bildet sie aber die Grundlage aller Zyklen, da sie die Abfolge der Jahreszeiten symbolisiert. Für den Menschen in seinen Entwicklungsstadien bedeutet die Erde die Lebensmitte, das Ernten von Erreichtem. Das Erdelement steht für die Geschmacksrichtung süß, für das Sättigende, und macht somit den größten Teil der Nahrung aus. Erd-Nahrungsmittel sind fast alle Getreide-, Fleisch- und Gemüsesorten, Eier, Fette und Nüsse. Diese Produkte ermöglichen längeren Sexualverkehr.

Feuer

Das Feuerelement bedeutet Wärme und Licht. Es ist verbunden mit der Zeit des Sommers, des üppigen Wachstums, des Eintritts in die Pubertät und des Erwachens der Sexualität. Die dazugehörigen Nahrungsmittel sind bitter im Geschmack, sie trocknen und leiten das Qi (die Lebensenergie) im Körper nach unten. Sie unterstützen den Verdauungsprozess und wirken gegen Übergewicht. Zu den Feuer-Nahrungsmitteln zählen Chicorée, Rucola, Grapefruit, Getreide (Roggen, Hirse) und Bitterliköre. Diese Produkte steigern die Lust.

Holz

Das Holzelement ist verbunden mit dem Frühling, der Geburt und der Kindheit. Schnelles Wachstum und Entwicklung sind seine Hauptmerkmale. Es steht für die Geschmacksrichtung sauer und bringt erfrischende Energie. Nahrungsmittel dieses Elements sind Getreide (Dinkel, Weizen), sprossenfrische Kräuter, Salat, grünes Gemüse und säuerliches Obst. Diese Produkte steigern die Potenz.

Metall

Dieses Element steht für die Zeit des Herbstes, der Ernte, aber auch des beginnenden Abschieds, der Trauer. Das Metallelement steht für den scharfen Geschmack, der sowohl bei äußerer Kälte als auch bei innerer Kälte hilfreich ist. Die maßvolle Verwendung von scharfen Gewürzen oder Alkohol beim Kochen bringt die körpereigene Energie in Bewegung und baut Wärme im Körper auf. Zu den Metall-Nahrungsmitteln gehören u.a. Getränke wie Ingwertee und Glühwein, Gewürze sowie Kohlrabi, Rettich, Lauch und Zwiebeln. Diese Produkte stimulieren die Sexualorgane.

Wasser
Das Wasserelement symbolisiert den Winter. Im Leben eines Menschen ist es das Alter und damit Ruhe und Zurückgezogenheit, aber auch Weisheit sowie innerer Reichtum. Dem zugeordnet sind der salzige Geschmack und alle Lebensmittel, die nach Meer riechen (Meeresalgen, Fisch, Meeresfrüchte), sowie die Organe Niere und Blase. Diese sind besonders empfindlich gegen Kälte und müssen daher in der kalten Jahreszeit durch wärmende Nahrung geschützt werden. Entsprechende Lebensmittel sind neben Meeresfrüchten auch Mineralwasser, Süßwasserfisch und Hülsenfrüchte. Diese Produkte helfen zu entspannen.

Der Energiefluss im Körper wird außerdem günstig beeinflusst, wenn die Zutaten beim Kochen in der richtigen Reihenfolge beigemischt werden, das heißt in der Reihenfolge der Elemente. Auf diese Weise steigern sie die sexuelle Energie.

Das erste Mal – wenn eine neue Liebe beginnt

Einer alten Weisheit zufolge schätzen wir Dinge erst dann, wenn wir sie verloren haben. Dieses Buch wurde jedoch geschrieben, um Beziehungen tiefer und dauerhafter zu machen.

Frauen wie Männer wollen große Gefühle leben – die meisten Männer wollen jedoch Sex und die meisten Frauen Liebe und Romantik. Männer können das Thema Sex häufig sehr erfolgreich vom Thema Liebe trennen, Frauen dagegen eher nicht. Manche haben recht früh ihr »erstes Mal«, andere brauchen Zeit. Männer sind eher Spätzünder und haben ihre erste sexuelle Erfahrung meist später als Frauen. Viele Frauen suchen nicht nur Befriedigung, sondern zusätzlich Romantik gemischt mit Lust und Zärtlichkeit. Sie wollen mehr Nähe, und zwar nicht nur körperlich, sondern auch seelisch. Manchen Männern erscheint das jedoch überflüssig, und sie verzichten im Bett sogar auf das Vorspiel und kommen in einer Minute zur Sache.

Liebe Männer, fragen Sie Ihre Frauen, wie Sie beim Liebesspiel vorgehen sollen, dann werden Sie zum Helden. Und die Frauen sollten die Männer befragen, was sie für Fantasien im Kopf haben, denn auch das bereichert jede Beziehung. Wer wie viel Vorspiel braucht, entscheidet im Grunde weniger das Geschlecht als vielmehr die Persönlichkeit des Partners. Also, reden Sie miteinander. Außerdem ändert sich im Laufe einer Beziehung die Erwartung an Sex bei beiden Partnern oft enorm. Wir schlüpfen oft in verschiedene Rollen, ohne das selbst zu bemerken. So wollen wir einmal Romantik, ein anderes Mal jedoch nur das Eine und zwar schnell. Frauen sind in dieser Hinsicht genau wie Männer: Mal sind sie wild, mal wollen sie spielen. Das ist jedoch ausgezeichnet, denn nur so entwickelt sich aus der Lust der beste Sex.

Bei jeder ersten sexuellen Begegnung ist es wichtig zu wissen, dass der Körper auf die Energie der Frau bzw. des Mannes reagiert, auf den speziellen Duft, auf das Charisma dieses Menschen. Wenn wir frisch verliebt sind, fühlen wir uns vielleicht unsicher, weil wir nicht wissen, was passieren wird. Wir sollten uns dennoch bei jedem ersten Mal so geben, wie wir sind, und unser wahres Wesen zeigen. Seien Sie einfach so, wie Sie sind, denn es gibt unzählige Märchen über Sex, auf die Sie nicht hereinfallen sollten. Hier eine kleine Auswahl:

- Ein gesunder Mensch will angeblich dauernd Sex. In Wirklichkeit haben Männer und Frauen nicht immer Lust auf Sex. Durchschnittlich wird ein Mann zwei bis drei Mal am Tag und mit zunehmendem Alter drei Mal in der Woche Sex wollen. Frauen wollen oft mehr Sex, ihnen geht es dabei aber häufig eher um Zärtlichkeit und Kuscheln.
- Erektionen sollen sofort auftreten und oft von selbst kommen. In einer langjährigen Beziehung ist es jedoch ganz normal, dass man etwas Stimulation benötigt, um eine Erektion zu bekommen.

- Eine Frau will vermeintlich einen Mann mit einem großen Penis, ein Mann eine Frau mit großem Busen. Männer denken oft, dass heftige Stoßbewegungen Frauen antörnen. Falsch, Frauen werden nicht durch den Geschlechtsakt stimuliert. Sie bevorzugen Zärtlichkeit und das Vorspiel und wollen gestreichelt werden. Männer stehen auch nicht immer auf große Brüste, sondern das ist Geschmackssache.

Jugend und Sex ist ein wichtiges Thema. Jugendliche lernen die Sexualität meist in einem »Selbstlehrgang«, da viele Eltern eher ungern mit ihnen über Sex reden wollen. Schade. Denn dadurch sind Jugendliche oft auf sich allein gestellt. Viele glauben aus Pornofilmen zu lernen, wie Sex tatsächlich ist. Doch wird in diesen Filmen nicht die Realität gezeigt, weshalb viele Jugendliche falsche Vorstellungen und überhöhte Selbstansprüche entwickeln, die sie dann nicht erfüllen können. Reden Sie also mit Ihren Söhnen und Töchtern! Reden Sie über die Realität, denn Sex gehört zum Leben. Und wenn sie sich Filme anschauen wollen, sollten Jugendliche sich lieber erotische Filme aus dem Internet ansehen, die der Wirklichkeit besser entsprechen. Amateurvideos bringen da meist mehr als ein Pornostar-Film. Kein Pornofilm der Welt zeigt, wie Frauen mit Männern oder Männer mit Frauen umgehen sollten. Auch Zärtlichkeit und Liebe spielen da keine Rolle, sie gehören jedoch zum Sexualakt. Denn Sex ohne Liebe ist nie so leidenschaftlich wie Sex mit Gefühlen.

Das erste Mal ist immer eine bedeutsame Erfahrung. Den ersten Geschlechtsverkehr zu haben, kann sehr befriedigend, aber auch enttäuschend sein. Es ist daher falsch, von dieser ersten Erfahrung zu viel zu erwarten. Und es sollte mit jemandem passieren, dem man vertraut und mit dem man der Fantasie freien Lauf lassen kann. Wichtig ist nur, sich mit einem Kondom zu schützen.

Was erregt aber nun Männer und Frauen? Nicht dasselbe! Wie schon betont, erwarten die meisten Frauen Zärtlichkeit. Männern geht es oft um schnellen Sex, und sie glauben, dass Frauen das auch wollen. Falsch! Frauen wollen den Sex genießen und lieben deshalb meist ein längeres Vorspiel mit viel Fantasie. Frauen brauchen oft länger, was aber nicht heißt, dass Männer den Akt übermäßig in die Länge ziehen sollen – und dabei außer Atem geraten. Man sollte beim Geschlechtsverkehr nicht auf die Uhr schauen, das raubt Energie und setzt unter Druck. Sehen Sie lieber Ihren Partner bzw. Ihre Partnerin an.

Ein Klient sagte mir einmal: »Je länger ich kann, desto wuscheliger wird sie und desto besser gefällt ihr der Sex mit mir.« Es ist aber nicht so, dass Männer, um Frauen zu gefallen, lange auf ihr liegen müssen. Es ist erwiesen, dass manche Frauen die sogenannte »Paarminuten-Kurzstrecke« eher bevorzugen. Marathonläufer sind bei diesen Frauen dann fehl am Platz. Die Regel »je länger, desto befriedigender« gilt meistens nur in Männerhirnen. Nicht die Dauer entscheidet, sondern die Technik! Es ist also wichtig, wo und wie und nicht, wie lange. Deshalb können wenige Minuten, in denen der Scheideneingang mit der Hand oder mit dem Penis geschickt stimuliert wird, oft befriedigender sein als irgendwelche Langzeitspiele. Außerdem – wer immer wieder langen Sex hat, will irgendwann etwas Einfaches, denn wir sind alle Gewohnheitstiere, und es wird uns langweilig. Abwechslung ist also gefragt! Man sollte deshalb ruhig etwas spontaner sein und dem Partner oder der Partnerin ab und zu auch einen Quickie gönnen. Er oder sie wird es zu schätzen wissen, und es bringt neuen Schwung in das Sexualleben.

Die Phasen der Liebe

Der Trieb vergeht – und was ist mit der Liebe? Wenn wir uns verlieben, glauben wir oft, den Partner fürs Leben gefunden zu haben. Bloß ist das leider nicht immer der Fall. Versuchen wir zu verstehen, was sich hinter dem Gefühl Liebe verbirgt. Die Verliebtheit hält gewöhnlich 302 bis 360 Tagen lang an, was an unserem Hormonhaushalt liegt. Wenn wir verliebt sind, schüttet unser Körper bestimmte Hormone aus, doch diese werden mit der Zeit abgebaut. Danach geht es darum, wie wir die Beziehung weiter leben. Es gibt unzählige Meinungen darüber, wie eine Beziehung verlaufen kann und welche Stadien sie durchläuft. Doch jede Beziehung könnte dauerhaft schön sein, wenn man aufeinander hören würde und darauf achten, was der Partner will. Wenn Partnerschaften in Turbulenzen geraten, wissen wir meistens nicht, wie wir uns verhalten sollen. Wir fragen uns dann, was wir falsch gemacht haben. Dabei wäre es wichtiger, uns zu fragen, was wir nicht gemacht oder gar übersehen haben. Statt den Partner zu beschuldigen, sollten wir nicht vergessen, dass zu jedem Problem immer zwei Parteien gehören. Schließlich ist der Partner nur der Spiegel unseres Selbst.

Man sollte in jeder Beziehung auch an spirituelle Prinzipien denken, dann funktioniert jede Partnerschaft. Es gibt mehrere karmische Gesetze, die immer funktionieren, ob wir an sie glauben oder nicht. Diese Gesetzmäßigkeiten kann man aber nur verstehen, wenn man bereit ist, spirituell zu denken. Denn es gibt keine Zufälle: Alles, was geschieht, dient der Entwicklung unserer eigenen Seele. Wir kommen auf die Welt und lernen. Und wir treffen Menschen, die uns zu unseren Zielen bringen oder davon abhalten. Um das zu verstehen, braucht man kein Studium zu absolvieren. Unser Studium ist das Leben selbst mit seinen vielen Aufgaben und Rätseln. Jede Partnerschaft, die wir leben oder gelebt haben, hat ihre Aufgabe.

Meiner Meinung nach gibt es keine Beziehungen ohne Probleme. Wir sind alle verschieden und haben eigene Bedürfnisse und Ziele mitgebracht. Gäbe es keine Probleme, wäre das Leben auch sehr langweilig, nicht wahr? Sogar mit sich selbst kann man Probleme haben. Versuchen wir aber, unsere Beziehungen als Lernaufgaben anzunehmen, und bemühen wir uns, den Partner und uns selbst zu verstehen, laufen sie auf einmal besser. Und genau das macht uns glücklich.

Jedes Leben beginnt in einer großen oder kleinen Familie. Meines begann bei Eltern, deren Ehe karmisch bedingt war. Sie konnten nicht zusammen, aber auch nicht getrennt sein, und das über 35 Jahre lang, bis mein Vater verstarb. Schon als Kind habe ich daraus gelernt, wie verschieden die Menschen sind, und dass man nicht immer aufeinander zugeht oder miteinander redet. Eine Beziehung kann glücklich oder unglücklich sein, sie kann jedoch auch eine Mischung aus beidem sein, wie es bei meinen Eltern der Fall war.

Jede Liebe stellt auch eine Prüfung für uns dar. Wenn wir nichts unternehmen, damit sie uns bereichert und glücklich macht, entwickelt sich aus Liebe oft Hass. Dieses Buch soll Ihnen jedoch dabei helfen, Ihre Liebe zu erhalten. Fragen Sie sich einmal selbst: Was will ich wirklich? Will ich glücklich in meiner Beziehung sein? Wenn Sie das wirklich wollen, wird es Ihnen gelingen, auch eine gescheiterte Ehe in eine funktionierende Partnerschaft zu verwandeln. Es wird bestimmt viel Arbeit sein, aber Sie schaffen es, wenn Sie es wirklich wollen! Nehmen Sie Ihr Leben in die eigene Hand, bewegen Sie die unsichtbaren Hebel und drücken Sie die richtigen Beziehungsknöpfe! Sie werden schnell erkennen, was Ihnen Erfolg bringt und was nicht. Überwinden Sie Krisen und genießen Sie das Leben! Leben Sie Ihre Liebe spirituell aus und verstehen Sie den Zusammenhang von Sex und Karma.

Nun aber zu den verschiedenen Stadien, die jede Beziehung durchläuft. Denn wenn Sie wissen, in welchem Stadium Ihre Beziehung sich gerade befindet, können Sie eingreifen und die Situation bereinigen. Die Dauer der einzelnen Phasen kann bei jedem Paar unterschiedlich lang sein, doch es gibt Durchschnittswerte.

Die kürzeste Phase ist die der Verliebtheit, die meist 302 bis 360 Tage lang dauert. Bei einigen Menschen währt sie nur ein paar Monate! Genauso lange hält die Hormonausschüttung an. Diese

Phase mag die schönste sein. Sie besteht aus mehreren Unterstadien. Wir verlieben uns und gehen eine Beziehung ein, ohne darüber nachzudenken, was daraus werden kann. Im Prinzip kennen wir den Menschen noch gar nicht und spüren nur, dass diese Person auf uns eine unglaubliche Anziehungskraft ausübt und springen ins kalte Wasser. Wir glauben, wir werden immer so glücklich bleiben. Aber, wie gesagt, jede Phase der Beziehung ist eine Lernphase und dauert nur eine begrenzte Zeit. Man glaubt, den anderen zu verstehen – auch ohne Worte –, man denkt, man hätte die gleiche Wellenlänge.

Nach dieser Phase kommt das Stadium der Liebe, das einige Jahre andauert. Dies ist eine wunderbare Zeit, in der es aber auch zu Machtkämpfen kommen kann. Man tastet sich sozusagen aneinander heran. Je größer die Unterschiede zwischen beiden Partnern sind, desto heftiger sind die Diskussionen und auch die Leidenschaft. Beide versuchen in diesem Stadium zu verstehen, was der andere will. Man lebt inzwischen zusammen und zeigt immer öfter sein wahres Gesicht. Manche Paare fangen an, ihre wahren Vorlieben auf den anderen zu projizieren. So wird der Traummann oder die Traumfrau schnell zu einem Albtraum. Bei uns gibt es ein Sprichwort: »Die Liebe kann böse sein, wenn man sich in einen Esel verliebt.« Wir verlieben uns aber recht oft in einen Esel. Wir denken vielleicht, einen Löwen geheiratet zu haben und sind im Moment der Verliebtheit einfach blind vor Liebe. Je weiter man in seiner Partnerschaft kommt, desto größer wird die Enttäuschung, wenn man feststellt, dass der Löwe ein Esel ist. Andererseits werden genau in dieser Phase persönliche Unterschiede nicht nur erkannt, sondern auch integriert. Die Verbundenheit wird dadurch größer. Diese Zeit hilft beiden Partnern, ihre Rollen zu finden, alte Muster abzulegen und Familienprobleme zu lösen.

Ab dem fünften Jahr einer Beziehung sprechen wir von Freundesliebe. Diese Phase wird auch als die der wahren Partnerschaft bezeichnet. Man hat sich aufeinander eingestellt und versteht sich besser. Diese Zeit ist schön, auch wenn es immer wieder Knackpunkte gibt, die diskutiert werden müssen. Bis zu diesem Zeitpunkt hat man viele Ängste ablegen können, man hat gemeinsame Beziehungsziele. Die Sehnsucht nach Harmonie wird noch größer. Die Liebe hilft dabei, alle Hindernisse zu überwinden und sich selbst sowie den Partner besser zu verstehen.

Nach etwa zehn Jahren spricht man dann von einer Freundschaft-Partnerschaft. In dieser Phase hat man sich sehr stark miteinander verbinden können. Das Dilemma ist jedoch, dass genau in diesem Stadium der Beziehung viele Trennungen stattfinden. Bei jeder Partnerschaft kaufen wir sozusagen die Katze im Sack, und genau jetzt erkennen wir, wie die Katze wirklich aussieht. Daher kommt es in dieser Zeit wieder öfter zu Streit. Kennen Sie das: »Du hast mir die besten Jahre meines Leben genommen!!!«? Denken Sie aber immer daran: Zum Ausnutzen gehört immer jemand, der sich ausnutzen lässt.

Von einer Bruder-Schwester-Beziehung spricht man ab 18 Jahren Partnerschaft. Zu dieser Zeit ist man ruhiger geworden. Man akzeptiert oder ignoriert die Meinung des Partners. So kann man zusammenwachsen.

Ab 30 Jahren kann die Beziehung entweder am Ende sein, oder aber die Bemühungen um die Partnerschaft waren erfolgreich. Man befindet sich dann in einer Partnerschaft, in der beide Partner glücklich miteinander sind.

Fazit: Verliebtheit – Liebe – Freundschaft – Zusammenwachsen – Erfolg!

Hilfe bei sexueller Schwäche

Lärm, Hektik, Überbelastung in der Arbeit und Umweltverschmutzung sowie falsche Ernährung, Alkohol oder Rauchen – das ist für viele Menschen oft Alltag. All diese Belastungen und Spannungen beeinflussen aber auch Ihren Körper. Es fällt Ihnen vielleicht schwer, zu entspannen und Ihren Geist zur Ruhe kommen zu lassen. Überreiztheit hat Auswirkungen auf Ihre Sexualität, sowohl in körperlicher als auch in seelischer Hinsicht. Wenn Frauen keine Lust mehr auf Sex haben und Männer um ihre Potenz fürchten, kommt Panik auf. Besonders trifft es das starke Geschlecht. Männer leiden darunter und suchen nach den Ursachen. Sie fühlen sich nicht mehr männlich genug und wollen das Gegenteil beweisen. Oft liegen die Ursachen dafür im Alter, aber noch häufiger in der Seele. Denn der männliche Penis ist ein Naturwunder, das ohne Probleme bis ins hohe Alter funktionieren kann. Männer vergessen aber oft, dass sie außer ihrem Phallus auch noch Hände haben und übrigens auch einen wunderbaren Körper. Deshalb ist mein Rat: Setzen Sie den Rest ein! Dann wird Ihr bestes Stück auch nachkommen. Manche Männer, die sich für impotent halten, leiden nämlich eher an einer sogenannten Pseudoimpotenz, die vom Kopf ausgeht. Die beste Medizin dagegen ist: Legen Sie eine kleine Pause vom Alltag ein und fahren Sie einfach für ein paar Tage weg. Um diesen Teufelskreis zu durchbrechen, ist Entspannung die beste Medizin!

Ein Klient von mir klagte einmal: »Ich bekomme meinen Johann nicht mehr in Takt. Wie soll ich weiterleben, mein Leben ist zu Ende.« Sicher ist es nicht angenehm, solche Probleme zu haben. Der Mann war so beschämt, dass er kaum sprechen konnte. Er gab zu, dass es sein Ego trifft, wenn seine Männlichkeit nicht mehr die ist, die sie einmal war. Er litt jedoch nicht an Impotenz, sondern hatte Stress in der Arbeit. Nach einer Woche Urlaub waren seine Erektionsstörungen weg, und er war der glücklichste Mensch der Welt. Ich hatte ihm nur geraten, sich lieber ein paar Tage Auszeit zu gönnen, anstatt sich beweisen zu wollen, dass er ein toller Hecht ist. Das hat gewirkt. Durch Gelassenheit konnte er wieder der Mann sein, der er sein wollte.

Also, liebe Männer, bleiben Sie bei einem solchen Problem cool und gelassen, dann wird alles wieder gut. Außerdem gibt es viele

Techniken, auch ohne Erektion den erregendsten und tollsten Sex zu haben. Manchmal klappt nicht immer alles so, wie wir wollen, wir sind schließlich Menschen und keine Roboter. Wir brauchen Pausen, um uns wieder zu sammeln. Es kommt darauf an, wie wir damit umgehen, wenn unser Penis einmal nicht so will wie wir. Wir können uns mit unserer Partnerin zusammen unseren Fantasien hingeben. Wozu hat der liebe Gott uns Hände und Lippen gegeben? Man kann schließlich auch diese Körperteile für Sex einsetzen.

In diesem Zusammenhang noch ein Wort zur Verwendung von Aphrodisiaka. Das Wort »Aphrodisiakum« wird von Aphrodite, dem Namen der griechischen Göttin der Liebe, abgeleitet. Bei einem Aphrodisiakum handelt es sich um einen Stoff, welcher angeblich das sexuelle Verlangen steigert. Es kann ein natürliches oder ein künstlich hergestelltes Produkt sein – Gewürz, Droge, Arznei oder Duft –, das energetisch auf den Geist und den Körper wirkt. Der Geist ist der Empfänger der Sexualenergie. Daher wird diese Energie von verschiedenen Menschen auch verschieden aufgenommen. Die meisten sogenannten Aphrodisiaka wirken allerdings nicht und können sogar schaden. Also, Finger weg davon! Das bekannte Mittelchen namens »Spanische Fliege« kann nicht nur gefährlich, sondern sogar lebensbedrohlich sein. Es wird aus kleinen Käfern hergestellt und enthält eine Substanz (Cantharidin), die – auch in geringen Mengen – tödlich sein kann. Ich rate wirklich jedem von einem solchen Mittelchen ab, da es zum Priapismus (lange anhaltende schmerzhafte Erektion des Penis) führen kann. Auch Viagra, ein Medikament, durch das der Penis beim Sex innerhalb kürzester Zeit steif wird, empfehle ich nicht.

Kapitel 7

Sexuelle Praktiken und Stellungen

Energieaustausch durch Sex

Bei jedem sexuellen Akt kommt es zu einem Energieaustausch der Chakren, welcher unser Allgemeinbefinden stärkt. Erst sieben Jahre nach der letzten sexuellen Begegnung mit einem Menschen lösen wir uns energetisch wieder von ihm. Das liegt daran, dass sich unser Körper alle sieben Jahre erneuert. Für den optimalen Austausch der Energien ist es wichtig, sich näher mit den Liebespositionen, auch Sexualstellungen genannt, zu beschäftigen.

Der Liebesakt kann in verschiedenen Positionen ausgeführt werden: auf dem Rücken oder auf dem Bauch liegend, auf der Seite liegend aneinandergeschmiegt, im Sitzen oder im Stehen, die Gesichter einander zu- oder abgewandt. Jede Position, die beim Geschlechtsakt eingenommen wird, beeinflusst das sexuelle Empfinden und die Qualität des Energieaustauschs. Es gibt unzählige Variationen der Liebespositionen. Sie bestimmen Lust und Ausdauer. Sexuell zu harmonieren bedeutet aber immer auch, Experimente einzugehen. Man sollte also experimentieren und sich weiterentwickeln. Während des Liebesspiels sollte es keine Tabus geben, auch keine Stellungen oder Praktiken im Bett oder wo auch immer, die »verboten« sind! »Suche nach neuen Quellen der Lust und du wirst sie finden«, sagt ein Sprichwort aus Russland. Eine Welt ohne Fantasie ist langweilig. Daran sollte man denken und improvisieren, so oft es geht.

Zur Liebe gehört auch das Kuscheln, bei dem man die Wärme des Partners in einer hohen Dosierung bekommt. Es ist bewiesen, dass eine Beziehung zufriedenstellender ist, wenn in ihr sowohl Sex als auch Kuscheln vorkommen. Beim Austausch von Zärtlichkeiten wie Streicheln, Küssen oder Umarmungen werden zahlreiche Neurotransmitter wie das berühmte »Kuschelhormon« Oxytocin ausgeschüttet. Wir erleben uns unserem Partner zugehörig, fühlen uns geborgen und können eine intime Nähe erleben. Vielen Menschen ist es wichtig, vor dem eigentlichen sexuellen Akt zu kuscheln, engen Körperkontakt zu haben und sich gegenseitig durch die Berührungen ihre Liebe zu zeigen. Sie bauen das Kuscheln in das Vorspiel ein. Ebenso viele genießen es aber auch, nach dem Sex zu kuscheln, in den Armen des anderen zu liegen und sich von der Wärme und angenehmen Erschöpfung durchfluten zu lassen. Dem Klischee zufolge genießen Frauen Umarmungen mehr als Männer. Kuscheln ist aber für jeden wichtig, ob beim Vorspiel oder danach. Kuscheln bezeugt Zuneigung. Wer seinem Partner bzw. seiner Partnerin also zumindest ein kurzes Kuscheln gönnt, wird sehen, wie glücklich er oder sie reagiert. Ein Tipp von mir: Auch wenn Sie kein großer Kuschelfan sind, sollten Sie Ihren Liebsten oder Ihre Liebste einmal von hinten in die Arme nehmen. Das freut ihn oder sie ganz bestimmt.

Kommen wir nun zum Akt selbst und damit zum Vorspiel, einem aus meiner Sicht sehr wichtigen Teil des Liebesspiels. Man versteht darunter alle sexuellen Handlungen, die vor dem eigentlichen Geschlechtsverkehr stattfinden, also beispielsweise Streicheln, Küsse, Stimulation mit der Zunge oder mit den Händen. All dies baut sexuelle Spannung auf und erregt die Partner. Anschauen und angeschaut werden ist für viele ebenfalls ein wichtiger Teil der Sexualität. Auch das kann man ins Vorspiel einbauen.

Bei jeder einzelnen Stellung fließen die Energien zwischen den Sexualpartnern anders. Zudem hat jeder Mensch eine Vorliebe für eine bestimmte Art des Sexualverkehrs. Möglicherweise wurden manche auch noch gar nicht ausprobiert. Aus diesem Grund

gehe ich in den folgenden Abschnitten auf verschiedene Sexualpraktiken und die gebräuchlichsten Stellungen näher ein, bevor ich im letzten Kapitel dann erläutere, welche Stellungen die Energien zwischen den einzelnen Sternzeichen am besten fließen lassen.
Womöglich werden Sie bei der Lektüre feststellen, dass meine Erläuterungen Ihnen dabei helfen, Ihre eigene Sexualität besser zu verstehen und warum bestimmte Stellungen für Sie und Ihren Partner so erfüllend sind.

Vaginalsex

Die vermutlich verbreitetste Form des Geschlechtsverkehrs ist der Vaginalsex, bei dem der Mann seinen erigierten Penis in die Vagina der Frau einführt. Das ist auf verschiedene Weise möglich. Jedes Paar sollte jedoch für sich herausfinden, welche Variante ihm am besten gefällt und wie es in den Himmel der sexuellen Erfüllung kommt. Im Folgenden finden Sie eine alphabetisch sortierte Übersicht der beliebtesten Stellungen, die sowohl von hetero- als auch von homosexuellen Paaren verwendet werden können.

Herzstellung

Diese Stellung kennen fast alle Paare. Dabei sitzt die Frau auf dem Schoß des Mannes, und beide können sich ins Gesicht sehen. Die Partner sind sehr dicht aneinandergeschmiegt, umarmen sich fest und genießen viel Körperkontakt. Das Liebesspiel kann lange andauern, weil es in dieser Position nicht möglich ist, Stoßbewegungen durchzuführen. Dafür erlaubt eine Schaukelbewegung lange dauernden Sex. Dies ist eine der entspanntesten Stellungen überhaupt!

Hündchenstellung

Diese Stellung erfordert viel Stoßkraft des Mannes. Die Frau sollte auf allen vieren knien. Ihr Partner kniet hinter ihr und führt seinen erregten Penis in ihre Vagina ein. Er stützt sich auf ihren Rücken und hält am besten mit einer Hand eine ihrer Brüste. Der Mann kann seinen Körper leicht über sie beugen, sollte jedoch nicht ganz auf ihr ruhen, da er ihr auf Dauer viel zu schwer würde. Die meisten Paare finden diese Stellung sehr anregend, weil das Glied sehr tief eindringen kann und die Eichel stark stimuliert wird. Außerdem wird der G-Punkt der Frau intensiv stimuliert. Das Paar kann sich bei dieser Stellung sowohl für die Vagina als auch für den Po entscheiden. Manche Frauen lieben es, seine Hoden an ihrem Po zu spüren. Obwohl die Penetration beide Partner sehr stark erregt, gehen die Meinungen über diese Stellung sehr weit auseinander: Manche Paare lieben diese Position, andere finden sie eher abstoßend.

Lilienstellung

Bei diesem Liebesspiel liegt die Frau auf dem Rücken. Ihre Beine hängen über den Bettrand, und ihre Füße berühren den Boden. Der Mann kniet zwischen ihren Beinen und dringt mit seinem Penis in ihre Scheide ein. Je niedriger das Bett ist, desto müheloser ist es für den Mann. Ist das Bett zu hoch, kann er ein Kissen unter seine Knie legen. Bei dieser Stellung kann der Penis nicht sehr tief eindringen. Der Mann kann auch ihren Po und damit ihr Becken mit seinen Händen nach oben ziehen, während er stößt. Für den Mann wird diese Position schnell ermüdend.

Löffelchen-Stellung

Diese Stellung ist eine der bekanntesten auf der ganzen Welt. Dabei liegen beide Partner auf der Seite, der Mann hinter der Frau. Beide haben die Hände frei und können sie zum Austausch von Zärtlichkeiten einsetzen. Eng aneinandergeschmiegt können beide das Vorspiel genießen. Wenn die Frau ihre Beine etwas Richtung Brust zieht, erleichtert sie es ihm, mit seinem Penis in sie einzudringen. Die Stoßbewegung wird auch einfacher, wenn die Frau ihren Körper etwas nach vorne neigt.

Missionarsstellung

Die Missionarsstellung ist wohl die geläufigste Position, Liebe zu praktizieren. Ihren Namen hat diese Stellung nach landläufiger, wenn auch mittlerweile widerlegter Meinung daher, dass christliche Missionare bei der Christianisierung anderer Völker diese Stellung als die einzig wahre beim Geschlechtsverkehr in der Ehe postulierten. Bei dieser Stellung befindet sich der Mann auf der Partnerin, die mit gespreizten Beinen auf dem Rücken liegt. Er kann dabei seine Kontrolle über die Partnerin genießen und diese sich voll und ganz fallen lassen. Er liegt mit seinem ganzen Körper auf ihr, sollte dabei jedoch darauf achten, sie nicht mit seinem gesamten Gewicht zu belasten, damit sie in ihren Bewegungen nicht eingeschränkt wird. Am besten stützt er sich auf seinen Händen und Knien ab. Diese Stellung ist so gebräuchlich, weil sie einfach ist und sehr intensiven Blick- und Hautkontakt ermöglicht. Das Eindringen des Penis geht am leichtesten, wenn die Frau ihn mit der Hand in ihre Vagina führt. Sie kann dabei ihre Hüften bewegen und damit die Tiefe seines Eindringens verändern. Der Mann konzentriert sich ganz darauf und kann die Penetration verlangsamen oder beschleunigen und auch die Art der Bewegung bestimmen.

Bei einer Variante dieser Stellung kann die Frau ihre Gelenkigkeit beweisen. Das Bett sollte dabei nicht zu hoch sein, weil sie dabei auf dem Rücken liegend ihren Kopf auf den Boden sinken lässt. Der Mann ist über ihr und nutzt beide Hände, um sich abzustützen oder ihren Körper zu halten und intensiv bis zum Orgasmus zu stoßen. Die Frau hat ihre Hände frei, um ihren Partner oder auch sich selbst an der Brust zu stimulieren. Sie liefert sich in dieser Stellung buchstäblich ihrem Geliebten aus und spürt seine Dominanz.

Pendelstellung

Dies ist eine umgedrehte Löffelchen-Stellung, bei der beide Partner einander zugewandt auf der Seite liegen und sich umarmen. Beide können sich in die Augen schauen und ihre freien Hände zum Streicheln benutzen. Der Mann geht dann zwischen ihre Beine. Bei dieser Stellung kann er tief in sie eindringen. Das Stoßen wird erleichtert, wenn er ihren Po hält und die Partnerin an sich heranzieht. Diese äußerst intime Stellung ist zum Genießen und zum Verschmelzen. Bei ihr kommt der Mann nicht so schnell zum Orgasmus.

Reiterstellung (oder Amazonen-Stellung)

Der Mann liegt auf dem Rücken, und die Frau ist oben und lässt sich auf seinen Penis herab. Dieser wird am leichtesten eingeführt, wenn die Frau ihren Oberkörper zum Partner nach vorne neigt. Die Frau besitzt bei dieser Stellung viel Freiheit und übernimmt die Führung. Sie bestimmt nicht nur die Stoßkraft des Mannes, sondern auch den Eindringwinkel und das Tempo des Akts. In dieser Position kann der Mann ihre Brüste nicht nur gut sehen, sondern auch streicheln, er kann ihren Körper berühren und sie erregen. Sie leitet das Liebesspiel und bestimmt die Situation. Diese Stellung ist gut für Männer, die Schwierigkeiten haben, ihren Samenerguss hinauszuschieben. Der Akt dauert in dieser Stellung viel länger als beispielsweise in der Missionarsstellung. Er eignet sich jedoch weniger für die Kinderzeugung, da es für das Sperma schwieriger ist, zu den Eierstöcken zu gelangen.

Schildkrötenstellung

Diese Stellung könnte man auch als umgedrehte Missionarsstellung bezeichnen. Die Frau liegt dabei auf dem Bauch und ihr Partner über ihr. Er liegt mit seinen Beinen auf den Schenkeln der Frau oder zwischen ihren Schenkeln. Damit der Mann ihren Scheideneingang leichter findet, sind die Beine der Frau am besten außen, außerdem sollte sie ihren Po nach oben strecken. Er fängt am besten mit langsamen Stoßbewegungen an, um den richtigen Rhythmus zu finden.

Schmetterlingsstellung

Wenn man von Schmetterlingssex spricht, ist von dieser Stellung die Rede: Die Frau liegt auf dem Rücken und spreizt die Beine. Der Mann kniet zwischen ihren Beinen und hebt ihr Becken so an, dass sich ihre Geschlechtsteile treffen. Während des Akts kann sie ihre Beine auf seine Schultern legen und so die Stellung stabiler machen. Auf diese Weise kann man sich im Bett, auf der Couch, auf dem Boden oder auch auf einem Tisch lieben. Da die Frau dabei ihre Hände frei hat, kann sie sich selbst oder ihren Partner stimulieren.

Sex im Stehen

Diese Stellung eignet sich gut für schnellen Sex. Viele kennen sie als Quickie-Stellung. Es ist dabei nicht einmal nötig, sich auszuziehen! Alles, was man braucht, ist ein kleines Zimmerchen oder ein Flur oder auch eine Dusche. In dieser Stellung nimmt der Mann die Frau am Po und zieht sie im Stehen zu sich. Die Frau legt zur Unterstützung ihre Arme um seinen Hals und ihre Beine um seine Taille, während er ihre Pobacken festhält. So ist es am leichtesten, das Gleichgewicht zu halten. Der Mann hat dabei zwar nicht viel Bewegungsfreiheit, kann aber seinen Penis ziemlich leicht in ihre Vagina einführen.
Bei der Variante für einen Quickie im Stehen ist ein Tisch erforderlich. Es handelt sich um eine der einfachsten Positionen für schnellen Sex: Die Frau neigt sich vor dem Tisch stehend nach vorne und stützt sich auf diesem ab. Der Partner steht hinter ihr und stößt seine Hüften gegen ihren Po. Bei dieser Stellung führt er seinen Penis am einfachsten ein, wenn sie ihre Beine spreizt.

Umgekehrte Reiterstellung

Der Mann liegt bei dieser Stellung auf dem Rücken, und die Frau setzt sich mit dem Rücken zu seinem Gesicht auf seinen Penis. Sobald dieser sich in ihrer Vagina befindet, sollte sie ihren Körper nach hinten beugen und sich mit beiden Händen aufstützen. Der Mann hat seine Hände frei, sodass er die Partnerin stimulieren kann. Sein Penis dringt tief ein und erreicht ihren G-Punkt.

Venusstellung

Diese Variation der Reiterstellung ist leicht und lustvoll für beide Partner, da sie ihre Hände frei zum Spielen haben. Sie setzt sich auf den auf dem Rücken liegenden Partner und führt seinen Penis ganz vorsichtig in ihre Vagina ein. Das ist am einfachsten, wenn sie kniet und ihr Becken etwas nach oben hebt und dann kreisende Bewegungen mit ihrem Körper durchführt. Sie hat bei dieser Stellung große Freiheit und kann die Führung übernehmen. Indem sie ihr Becken nach oben und unten bewegt, kann sie den Penis immer neu positionieren. Der Mann hat die Möglichkeit, sie dabei am ganzen Körper zu stimulieren, und sie kann dabei seine Innen- und Außenschenkel sowie die Hoden berühren.

Analverkehr

Nach den häufigsten Vaginalstellungen kommen wir zum Analverkehr. Der After (Anus) ist die äußere Öffnung des Analkanals, um den sich die Schließmuskeln befinden. Während der gesamten Menschheitsgeschichte wurde der After als verborgene Öffnung verehrt. Der Anus ist sehr empfindlich und wird deshalb oft sowohl von hetero- als auch homosexuellen Paaren beim Sex mit einbezogen. Doch viele Personen haben eine eher negative Einstellung zum Analverkehr, weil sie ihn unanständig finden. Beim Sex gibt es jedoch nichts Unanständiges. Jedes Paar sollte für sich ausprobieren, wie es seine Sexualität am erfüllendsten leben kann. Was die einen zu ganz neuen Höhepunkten führt, kann für die anderen eher abschreckend wirken. In jedem Fall ist es wichtig, dass beide Partner sich einig sind, wie sie Sex haben wollen, und keiner von beiden zu einer Sexualpraktik genötigt wird, die er oder sie nicht mag. Manche Frauen haben Angst davor, Analsex auszuprobieren, weil sie dabei an Schmerzen denken. Wenn man dabei jedoch liebevoll und vorsichtig vorgeht, wird es nicht wehtun. Dennoch kann es einige Zeit dauern, bevor man ihn wirklich genießen kann, weshalb ich empfehle, langsam vorzugehen.

Menschen fanden zu jeder Zeit verschiedene Hilfsmittel, um den After zu stimulieren. Manche benutzen dafür den Penis, andere die Finger, wieder andere auch Vibratoren oder die Zunge. Oft wird auch ein Dildo verwendet. Ein Dildo ist ein Sexspielzeug, dessen Form meist einem erigierten Penis gleicht und das sowohl für den Vaginal- als auch für den Analverkehr verwendet werden kann. Dildos gibt es in allen Farben und weiteren Formen. Sie können beim Liebesspiel von Frau oder Mann verwendet werden. Wenn ein Dildo zum ersten Mal verwendet wird, kann das Gewebe im After oder in der Scheide etwas einreißen und bluten. Bei richtiger Verwendung wird ein Dildo jedoch keinen Schaden anrichten. Aus hygienischen Gründen sollte man jedoch nie einen mit jemandem teilen. Auch besteht sonst das Risiko, dass man eine sexuell übertragbare Erkrankung bekommen könnte. Also, nach dem Benutzen immer gründlich reinigen!

Oralsex

Oralsex wird mit dem Mund und den Lippen durchgeführt oder durch Lecken mit der Zunge. Zeugnisse verschiedener Techniken findet man schon in den frühen Epochen der Menschheit. Die Vagina der Frau oder der Penis des Mannes wird dabei mit dem Mund oder der Zunge erregt. Da die Zunge ein wunderbares Instrument ist, mit dem man sich gegenseitig sexuelles Vergnügen bereiten kann, ist Oralsex bei vielen Paaren beliebt. Er hat etwas zu bieten, was andere Techniken nicht haben. Und doch ist er bei manchen Menschen ein Tabuthema. Im Sexualleben ist aber alles erlaubt, was uns selbst und den Partner befriedigt. Oralsex ist so alt wie der Mensch selbst. Es gab ihn, es gibt ihn, und es wird ihn geben. Zu

Recht, weil er vielen Menschen enormen Spaß macht. Gerade beim Oralsex kann man sich komplett hingeben. Dazu gehört jedoch Vertrauen zum Partner. Fragen Sie Ihren Partner bzw. Ihre Partnerin, wie es ihm bzw. ihr am besten gefällt. Und achten Sie auf Ihre Geschwindigkeit. Manche Menschen mögen schnelle Bewegungen der Zunge, während andere lieber langsam vorgehen. Seien Sie geduldig und machen Sie Pausen zwischendurch. Zu schneller Oralsex kann mit einer schnellen Ejakulation enden, und die Lust kann schneller vergehen, als Sie denken.

»Mein Freund will, dass ich seinen Penis in den Mund nehme und damit rumspiele«, erzählte eine Klientin einmal. »Ich finde es jedoch widerlich.« Tja, zu einem Sexspiel gehören immer zwei, und es muss beiden Partnern Spaß machen. Beide sollten sich frühzeitig über Wünsche und Vorlieben und deren Wichtigkeit austauschen, denn sollte einer der Partner so fühlen wie meine Klientin, muss er damit rechnen, dass sein Gegenüber sich seine Wünsche woanders erfüllt. Ist das im Sinne der Beziehung? Natürlich nicht. Ein anderer Klient berichtete: »Meine Frau mag es sehr, wenn ich mit meiner Zunge ihre Klitoris umkreise und meine Zunge rein und raus geht. Das macht sie ganz wild und steigert ihre Lust.« An dieser Stelle ein Appell an alle Männer dieser Welt: Nicht jeder Frau gefällt solch ein Vorspiel. Besprechen Sie deshalb Ihre Vorlieben, bevor Sie mit jemandem ins Bett gehen. Und sollte Sie oraler Sex stimulieren, geben Sie einen Hinweis darauf. Es reicht ein einfaches »Ooohhhh…«.

Oralsex ist sehr intim, und viele Paare beginnen damit erst, nachdem sie schon Geschlechtsverkehr miteinander hatten. Das Waschen der Geschlechtsteile vor oralem Sex schützt nicht vor Geschlechtskrankheiten, weshalb man bei nicht festen Partnern immer ein Kondom bzw. ein Lecktuch benutzen sollte.

Cunnilingus

Beim Cunnilingus (von lat. cunnus = weibliche Scham und lingua = Zunge) wird die Vagina der Frau stimuliert. Dabei werden ihre äußeren Geschlechtsorgane mit der Zunge oder den Lippen stimuliert.

Fellatio

Die Fellatio (von lat. fellare = saugen) gab es schon vor Tausenden von Jahren. Bei ihr wird der männliche Penis durch Lutschen, Saugen oder Blasen stimuliert. Jemandem einen zu »blasen« bedeutet umgangssprachlich also, den männlichen Penis mit dem Mund, der Zunge, den Lippen oder gegebenenfalls mit allen genannten Organen zu erregen. Die Fellatio kann sowohl im Stehen, Liegen, Knien als auch im Sitzen praktiziert werden. Es wird zwischen passiver und aktiver Blastechnik unterschieden. Bei der passiven Technik liegt die oder der Blasende auf dem Rücken, während der Partner ihr oder ihm den Penis in den Mund gibt. Bei der aktiven Technik liegt der Partner, und der Blasende spielt mit Mund, Zunge oder Lippen am Penis. Dabei wird auch an der Eichel, an den Hoden und deren Umgebung geleckt. Um das Empfinden zu verstärken, kann man auch die Hände benutzen und die Hoden massieren.

Neunundsechzig (69)

Als 69 bezeichnet man eine sexuelle Stellung, bei der sich beide Partner gleichzeitig oral befriedigen können. Man kann dabei über- oder nebeneinander auf der Seite liegen, sodass das Gesicht des einen Partners jeweils auf oder neben den Sexualorganen des anderen liegt.

Weitere Sexualpraktiken

Fesselspiele

Nicht unerwähnt lassen möchte ich eine sexuelle Vorliebe aus dem SM-Bereich: Fesselspiele gehören zu den sogenannten SM-Spielen, die mit Dominanz und Unterwerfung zu tun haben. Dabei ist es sehr wichtig, dass beide Partner sich voll und ganz vertrauen und achtsam miteinander umgehen. So können sie sich fallen lassen und das sexuelle Spiel genießen. Fesselspiele gibt es in allen Teilen der Welt. Dabei wird einer der Partner festgebunden, was die sexuelle Erregung erhöht. Manche Menschen mögen es, hilflos dazuliegen und sich zu unterwerfen, während der andere die Kontrolle ausübt.

»Fingern«

Als »Fingern« bezeichnet man das sexuelle Vergnügen, das man empfindet, wenn die Vulva, der Penis, die Hoden oder der After mit den Fingern stimuliert werden. Wenn man mehrere Finger benutzt, ist die Chance größer, den Höhepunkt zu erreichen. Durch die Stimulation des Afters eines Mannes kann der Samenerguss aufgehalten werden.

»Schenkelverkehr«

Der sogenannte Coitus inter femora (von lat. »Verkehr zwischen den Schenkeln«) ist eine Sexualpraktik, bei der der Mann die Frau nicht penetriert, sondern seinen Penis zwischen die Oberschenkel seiner Partnerin stößt. Weil der Penis dabei nicht in die Scheide eindringt, sondern zwischen den Schenkeln der Partnerin oder des

Partners bleibt, spricht man auch von »Schenkelsex«. Vergleichbar ist der Coitus a mammilla, bei dem der Mann seinen Penis zwischen den Brüsten der Partnerin hin- und herbewegt.

Kapitel 8

Sex zwischen den Sternzeichen

Welche Stellung ist richtig für wen?

Nun kommen wir zu einem besonderen Thema – zum Orgasmus. Orgasmus ist das großartige Gefühl, das man bekommt, wenn sich bei maximaler Erregung die angesammelte Spannung löst. Dieses Gefühl kann einige Sekunden lang anhalten. Bei Frauen ziehen sich dabei die Vaginalmuskeln (Liebesmuskeln) rhythmisch zusammen, bei Männern kommt es zum Samenerguss. In diesem Moment kann es passieren, dass der Körper zu zittern anfängt oder dass einem sehr warm wird.

Im Fernen Osten nimmt man an, dass unsere Seele sich durch Sex entwickeln und erweitern kann. Ob Tantra oder Kamasutra – Sex wird als Energieaustausch betrachtet. So kann man bei sexuellem Kontakt die eigene Körperenergie ausrichten und auch gewisse Dinge anziehen. Dabei geht es nicht etwa um sexuell übertragbare Krankheiten, sondern um Wünsche, die man an das Universum senden kann, und zwar während des Orgasmus. Wenn man das richtig tut, werden diese Wünsche auch erfüllt. Probieren Sie es aus und Sie werden feststellen, dass es stimmt. Warum das so ist? Aus energetischer Sicht passiert dies, weil

- wir bei abendlichem Sex energetisch offen sind und einen erhöhten Energieaustausch mit dem Universum haben;

- ab 20 Uhr unsere Chakren geöffnet und in der Lage sind, Informationen nach außen zu senden und Informationen aus der Umgebung zu empfangen;
- beim Orgasmus der Geist auf Hochtouren arbeitet und eine Art Antenne darstellt.

Die Tatsache, dass Wünsche ins Universum gelangen können und dadurch in Erfüllung gehen, war schon den Urvölkern bekannt. Es gibt viele Bücher darüber, wie man richtig wünschen sollte. Doch gelingt es uns nicht immer, die Erfüllung der Wünsche zu erleben, weil wir alle verschieden sind und nicht jeder zum gleichen Muster der Wunscherfüllung passt. Beachtet man jedoch unsere persönlichen, aus dem Vorleben mitgebrachten Qualitäten, wird die Erfüllung unserer Wünsche zum Kinderspiel. Besonders wichtig ist dabei die spezielle Stellung, die wir beim Sex einnehmen. Die »richtigen« Stellungen unterscheiden sich dabei von Sternzeichen zu Sternzeichen.

Widder, 21.03. – 20.04.
Menschen mit Sternzeichen Widder sind sehr lustbetont. Ihre Wünsche sind mit tiefen Gefühlen verbunden, weshalb sie auch keine Quickies mögen. Am liebsten haben sie es lang und gesprächig. Ihre Wunschbestellung kommt mit der Missionarsstellung schneller ins Universum.

Stier, 21.04 – 20.05.
Menschen mit Sternzeichen Stier sind sehr emotional. Ihre Wünsche sind nicht außergewöhnlich. Sie mögen Sex ohne große Worte. Ihre Wunschbestellung kommt mit der Lilienstellung schneller ins Universum.

Zwillinge, 21.05. – 21.06.
Zwillingegeborene lieben die Abwechslung. Ihre Wünsche sind wohlüberlegt. Diese Menschen mögen das erotische Knistern. Ihre Wunschbestellung kommt mit der Reiterstellung schneller ins Universum.

Krebs, 22.06. – 22.07.
Menschen mit Sternzeichen Krebs sind sehr gefühlsbetont. Ihre Wünsche faszinieren andere. Sie sind wahre Sexbomben im Bett. Ihre Wunschbestellung kommt mit der Herzstellung schneller ins Universum.

Löwe, 23.07. – 23.08.
Löwegeborene sind liebesbedürftig. Ihre Wünsche sind leidenschaftlich. Sie mögen gern etwas Besonderes im Bett. Ihre Wunschbestellung kommt mit der Pendelstellung schneller ins Universum.

Jungfrau, 24.08. – 23.09.
Menschen mit Sternzeichen Jungfrau sind zuverlässig. Ihre Wünsche basieren auf Sicherheit. Sie lieben ausgefallenen Sex, und ihre Wunschbestellung kommt durch Sex im Stehen schneller ins Universum.

Waage, 24.09. – 23.10.
Waagegeborene sind sehr erotisch. Ihre Wünsche sind sehr vielfältig. Sie mögen leidenschaftlichen, ausdauernden Sex. Ihre Wunschbestellung kommt mit der Hündchenstellung schneller ins Universum.

Skorpion, 24.10. – 22.11.
Menschen mit Sternzeichen Skorpion sind bemerkenswert und sehr sexy. Ihre Wünsche basieren auf Werten. Sie mögen es gerne oft und lang dauernd. Ihre Wunschbestellung kommt durch die Herzstellung schneller ins Universum.

Schütze, 23.11. – 21.12.

Schützegeborene wissen, was sie wert sind. Sie sind hilfsbereit und unterstützen andere gern. Im Bett sind sie lebendig und hingebungsvoll. Ihre Wunschbestellung kommt mit der Löffelchen-Stellung schneller ins Universum.

Steinbock, 22.12. – 20.01.

Menschen mit Sternzeichen Steinbock sind amüsant. Ihre Wünsche sind sicherheitsbezogen. Im Bett wird jede Nacht mit ihnen zu einer neuen Erfahrung. Ihre Wunschbestellung kommt mit der beschriebenen Variante der Missionarsstellung schneller ins Universum.

Wassermann, 21.01. – 19.02.

Menschen mit Sternzeichen Wassermann sind freundlich und geschäftstüchtig. Ihre Wünsche sind oft materieller Natur. Im Bett sind sie feurig und sinnlich. Ihre Wunschbestellung kommt mit einer Variante der Hündchenstellung schneller ins Universum.

Fische, 20.02. – 20.03.

Fischegeborene sind sich ihrer selbst sicher und können sich gut anpassen. Ihre Wünsche basieren auf individuellen Werten. Sexuell können sie sich gut ausleben. Sie machen ihre Partner glücklich. Ihre Wunschbestellung kommt mit der Missionarsstellung schneller ins Universum.

Das Barometer der Anziehungskräfte und die sexuelle Kompatibilität der Sternzeichen untereinander

Das Sympathiebarometer verrät Ihnen, welche Tierkreiszeichen einander anziehen und mit welchen der Sex gut gelingen kann. Denken Sie dabei auch an Ihren Aszendenten! Wenn zum Beispiel Ihr Sternzeichen Löwe ist und Ihr Aszendent Fische, leben Sie, wenn Sie älter als 30 Jahre sind, auch einige Vorlieben von Fischegeborenen aus. Sie brauchen sich also darüber nicht zu wundern!
Im Folgenden habe ich mehr Informationen dazu für jedes Sternzeichen zusammengestellt sowie Grafiken, die weitere Informationen vermitteln. Schauen Sie sich bitte diese Grafiken genau an. Sie bestehen aus den aufeinandergelegten Sternzeichen-Symbolen und zeigen Stellungen. Assoziieren Sie dazu die im Text angeführten Sexualstellungen, und Sie werden erkennen, wie die beiden Zeichen zueinanderpassen oder eben auch nicht. Diese Methode offenbart Ihnen intuitiv mehr, als Sie vielleicht zunächst vermuten. Lassen Sie Ihrer Fantasie freien Lauf!

Widder

Der Widder kann mit jedem und überall, sagt man. Doch die energetisch befriedigendsten Partner des Widders sind Schütze und Wassermann. Mit diesen Zeichen kann sich der Widder auf der körperlichen Ebene gut austauschen.

Der Widder-Mann

Er will immer vorne sein und boxt sich immer durch. Er geht schnell durchs Leben und verschenkt seine kostbare Energie oft an alle, die ihn begehren. Wenn einem Widder eine Frau gefällt, versucht er, sie zu erobern, koste es, was es wolle. Danach verliert er jedoch oft das Interesse, und Sex spielt dann kaum mehr eine Rolle. Widder-Männer haben einen klaren Kopf, sie sagen, was sie denken und können taktlos wirken. Das zeigt sich auch beim Sex mit einem Widder-Mann. Die Partnerin oder auch der Partner wird von ihm dominiert. Er ist feurig, schnell, energisch und sexy. Nach dem Sexualakt ist er schwierig: Er beansprucht die Decke für sich und verhält sich oft wie ein Kind. Auch wenn er ein Kondom in der Schublade hat, lässt er es meistens dort liegen. Wer also mit einem Widder-Mann ins Bett gehen will, sollte ein eigenes dabeihaben! Für Neues im Bett ist er offen, er bleibt jedoch der Regisseur. Man sollte sich also nicht wundern, wenn seine Hände schnell vom Hals bis zur Klitoris wandern, nachdem er gebeten wurde, den Hals zu massieren. Er ist schließlich experimentierfreudig und will alle Teile des Körpers erkunden. Wenn man ihn dabei stört, reagiert er genervt. Da er dominieren will, ist seine Lieblingsstellung die Hündchenstellung. Er liebt es, mit seinem Penis tief in die Vagina oder den Anus vorzudringen. Vielen Widdern gefallen SM-Spiele. Sie lieben auch oralen Sex, bei dem sie ihre Partnerin bzw. den Partner eng an ihren Körper drücken und dabei oft an den Haaren oder auch Brustwarzen ziehen. Widder-Männer sind meist offen für Gruppensex oder einen Partnertausch. Die Idee dazu muss jedoch von ihnen selbst kommen.

Die Widder-Frau

Sie weiß, was sie will und tut alles, um es zu bekommen. Sie verfügt über eine reiche sexuelle Fantasie, die sie ausleben will. Sie kann überall Sex haben, braucht jedoch einen Partner, der sie zufriedenstellen kann und in der Lage ist, ihr alle Wünsche von den Augen abzulesen. Sie hat sehr oft kurze Beziehungen, denn nicht jeder Mann lässt sich von ihr führen oder kontrollieren. Sie muss bestimmen, deshalb bevorzugt sie dominante Stellungen wie die Reiterstellung. Sie ist auch begeistert von Stellungen, bei denen sie ihre

Hände frei hat. Während des Liebesspiels stöhnen Widder-Frauen gerne. Sie sind leicht erregbar und klammern ihre »Opfer« mit ihren Armen an sich. Sie brauchen viel Körperkontakt, wollen Haut fühlen. Sie mögen auch zärtliches Beißen, können manchmal etwas grob sein und sind sehr eifersüchtig. Man sollte einer Widder-Frau nie von früheren Beziehungen erzählen! Wie dem Widder-Mann gefallen auch ihr oft SM-Spiele, es empfiehlt sich deshalb, vor dem Sex auf die Länge ihrer Fingernägel zu achten!

Erogene Zonen der Widdergeborenen sind der Kopf und das Gesicht. Sie lieben Küsse auf den Hals, sanfte Bisse in die Ohren und sind schnell erregt, wenn man mit ihren Haaren spielt. Auch ihre Lippen sind äußerst empfindsam. Daher kann man einen Widder-Mann oder eine Widder-Frau allein durch ein Spiel mit der Zunge faszinieren.

Widder und Widder
Beide ziehen sich stark an und kommen schnell zur Sache. Miteinander sind sie feurig wie zwei Vulkane. Da sie sich sehr ähnlich sind, langweilen sich beide aber schon nach kurzer Zeit und verhalten sich dann einander kühl gegenüber. Sie können sich lieben, streiten jedoch immer wieder über Kleinigkeiten. Nach einem Streit vertragen sie sich, und dann diskutieren sie weiter. Diskussionen törnen beide an, Streit erregt sie. Dazu passt dieses russische Sprichwort: »Liebende streiten, um sich zu amüsieren.«

♈

Die Kraft der männlichen bzw. weiblichen Sexualität wird neu erlebt durch die umgekehrte Reiterstellung, die Pendelstellung und auch Fesselspiele.

Körperlich-energetischer Aspekt: Stärke bringt dieses Paar voran. Beim Betrachten der Grafik sieht man eine aufgehende Blume. Genau so gehen beide Widder-Partner im Bett auf und entfalten sich. Hin und wieder ist ein Kompromiss empfehlenswert.

Widder und Stier

In dieser Konstellation ist keine Rede von Harmonie, beide Sternzeichen sind einfach zu dickköpfig, um miteinander zu kommunizieren. Der Widder erscheint in den Augen des Stiers zu naiv, und der Stier erscheint in Widderaugen zu konservativ. Kompromisse machen es jedoch möglich, aus diesen Gegensätzen ein gutes Paar zu formen.

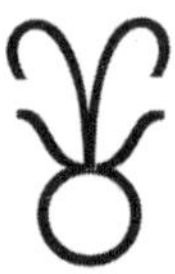

Die Kraft der männlichen bzw. weiblichen Sexualität wird neu erlebt durch Sex im Stehen sowie die Pendelstellung.
Körperlich-energetischer Aspekt: verschmelzen und einander ergänzen, sich lieben und öffnen. Beim Betrachten der Grafik sieht man eine offene Blume und die Kontaktfreudigkeit beider Partner. Sie leben ihre Lust aus und lassen sich dabei von anderen nicht stören.

Widder und Zwillinge

Diese Verbindung kann lebendig und feurig sein. Beide kommen miteinander gut klar und können sehr romantisch sein. Die Beziehung funktioniert gut, wenn beide sich sexuell nähren: Luft facht das Feuer an. Der Widder kommt schnell zur Sache, der Zwilling sollte lernen, spielerisch damit umzugehen. Beide sind gute Sexpartner, können aber auch geschäftliche Erfolge miteinander feiern. Bei Diskussionen versucht der Zwilling, die feurige Rede des Widders durch seine liebenswürdige Art zum Erlöschen zu bringen.

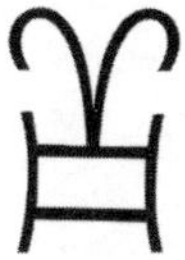

Die Kraft der männlichen bzw. weiblichen Sexualität wird durch ein Quickie im Stehen oder Schenkelsex neu erlebt.
Körperlich-energetischer Aspekt: Beim Betrachten der Grafik sieht man den energetischen Austausch dieses Paares. Beide fühlen sich miteinander verbunden, erleben einen tollen Energieaustausch und nähren die Gefühle, die sie füreinander empfinden. Sie können sich anpassen und zentrieren. Sie konkurrieren und treiben Machtspielchen, bleiben sich aber trotzdem stark verbunden.

Widder und Krebs
Dieses Paar zieht sich sofort körperlich an und kann guten Sex miteinander haben. Doch bald folgen tiefgründige Gespräche über Gefühle, die diese Verbindung sehr oft zerstören. Harmonie währt sehr selten lange. Meistens leiden Krebs-Menschen in dieser Beziehung, weil sie mit der Art des Widders, der einen kühlen Kopf bewahrt und seine Gefühle zu kontrollieren versucht, nicht zurechtkommen.

Die Kraft der männlichen bzw. weiblichen Sexualität wird neu erlebt durch Sex im Stehen und die Herz- oder Schmetterlingsstellung.
Körperlich-energetischer Aspekt: Eine Balance zu finden ist für beide schwer. Beim Betrachten der Grafik sieht man die pure Dominanz im Bett.

Widder und Löwe
Diese Verbindung ist pure Leidenschaft. Heiße Nächte an weißem Strand! Beide haben sehr viele Gemeinsamkeiten. Ihre Charaktere ähneln sich, ihre Vorlieben auch. Doch muss der Widder aufpassen, den Löwen nicht zu stark zu ärgern und durch seine Art auf die Palme zu bringen. Der Löwe will begehrt werden. Tut das der Widder nicht, beißt ihn der Löwe. Sexuelle Harmonie kann jedoch alle Auseinandersetzungen wieder bereinigen. Begehren beide Partner einander, ist das eine Lebensbeziehung mit Liebe, Sex und Verlangen.

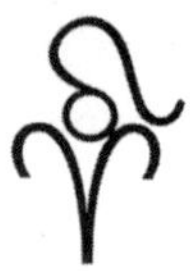

Die Kraft der männlichen bzw. weiblichen Sexualität wird neu erlebt durch die Missionars-, Hündchen- und Löffelchen-Stellung.
Körperlich-energetischer Aspekt: Beide sind dominante Wesen und nähren sich gegenseitig durch ihre Gefühle. Beim Betrachten der Grafik sieht man, dass der Widder sich auf den Kopf des Löwen setzt und ihn somit auch im Bett zu unterdrücken versucht. Beide sollten nicht so viel träumen, sondern stets den Blick für die Realität bewahren.

Widder und Jungfrau

Beide ziehen sich magisch an. Wenn sie jedoch miteinander geschlafen haben, fängt die Jungfrau an zu analysieren, was den Widder reizt und wütend macht. Die pedantische Art der Jungfrau bringt den Widder oft aus dem Gleichgewicht, was auch den Sex beeinträchtigt.

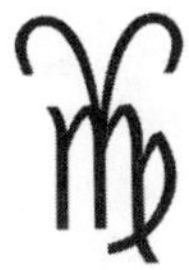

Die Kraft der männlichen bzw. weiblichen Sexualität wird neu erlebt durch Oralsex oder die Pendel- oder Herzstellung.

Körperlich-energetischer Aspekt: Die Blume wächst aus dem Boden, das Feuer lodert von der Erde zum Himmel. Genau das sieht man beim Betrachten der Grafik. Der Widder versucht, sich der Jungfrau zu entziehen, und die Jungfrau fordert von ihm immer etwas Neues. Beide können ihren Horizont erweitern, denn sie fühlen, dass Sympathie im Spiel ist. Sie entdecken neue und liebenswerte Seiten am Partner und damit faszinierende, tiefe sexuelle Dimensionen der Liebe.

Widder und Waage

Sie sind verschieden, ziehen sich jedoch mehr als magisch an. Sie finden sich selbst sehr sexy und können einander verführen. Der Widder übernimmt meistens die Initiative und überrumpelt die Waage mit seiner sexuellen Lust. Die Waage findet das erregend und zieht mit. Doch sie sollte aufpassen: Ihr logisches Denken zerstört die Erotik des feurigen Widders. Deshalb lässt der Widder die Waage oft im Stich.

Die Kraft der männlichen bzw. weiblichen Sexualität wird neu erlebt durch die Venusstellung und Oralsex.
Körperlich-energetischer Aspekt: Beim Betrachten der Grafik sieht man, dass beide Partner sich fallen lassen. Sie zeigen ihre Ecken und Kanten, erleben aber tollen Sex miteinander. Wie eine Biene versucht die Waage die richtige Stellung zu finden, um dem Widder zu gefallen.

Widder und Skorpion
Beide können gute Liebhaber sein. Es kommt jedoch oft vor, dass sich daraus eine Art Hassliebe entwickelt. Sie ziehen sich sexuell stark an, versuchen sich aber gegenseitig ihrer Freiheit zu berauben. Das zerstört alles. Zudem ist der Skorpion eifersüchtig, was die Gefühle des Widders abkühlt.

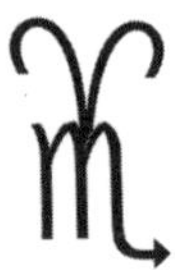

Die Kraft der männlichen bzw. weiblichen Sexualität wird neu erlebt durch die Herzstellung und intensives Kuscheln.
Körperlich-energetischer Aspekt: Beim Betrachten der Grafik sieht man einen Kampf auf Wolke sieben. Die aufeinandergelegten Zeichen bilden eine Einheit, bei der jedoch beide Partner stark dominieren möchten. Wenn beide sich allerdings zurückhalten, kann nicht viel schiefgehen. Das Spiel im Bett endet im 7. Himmel, und beide können leidenschaftliche Stunden erleben.

Widder und Schütze

Dieses Paar kann gut miteinander umgehen und ist für eine harmonische Beziehung offen. Beide verstehen sich oft ohne Worte, verlieben sich schnell ineinander und können ihre Liebe bis ins Alter erhalten. Sie jagen einander und können dadurch ein feuriges Sexualleben entwickeln. Jeder glaubt von sich, der stärkste und beste Jäger zu sein.

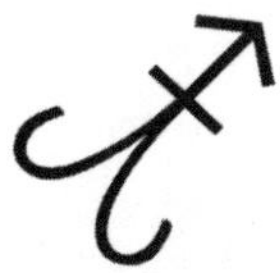

Die Kraft der männlichen bzw. weiblichen Sexualität wird neu erlebt durch die Missionarsstellung und langes Kuscheln.

Körperlich-energetischer Aspekt: Beim Betrachten der Grafik sieht man eine Rakete. Der Widder bringt den Schützen zu leidenschaftlichen Höhepunkten und zeigt seine Dominanz im Bett. Wenn der Schütze diese Dominanz zulässt, kann er wunderbaren Sex erleben. Er sollte sich nur etwas diplomatischer zeigen, dann kann er seine Vorstellungen und Interessen leichter durchsetzen.

Widder und Steinbock

Diese beiden sind sehr verschieden. Der Widder ist schnell Feuer und Flamme, der Steinbock eher ruhig. Beide sind dominant und temperamentvoll, aber jeder auf seine Weise. Es könnte gut gehen, wenn beide sich bemühen würden. Das passiert jedoch sehr selten.

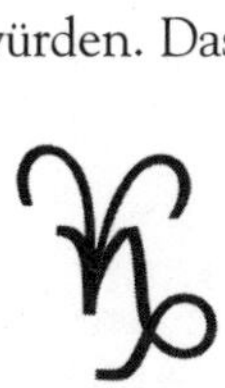

Die Kraft der männlichen bzw. weiblichen Sexualität wird neu erlebt durch die Hündchen-, Herz- und Lilienstellung.
Körperlich-energetischer Aspekt: Beide Zeichen ergänzen sich gut. Sie können sich gegenseitig im Bett herausfordern. Beim Betrachten der Grafik sieht man, wie die sanften Hände des Widders die Blume des Lebens des Steinbocks berühren: zärtlich und leidenschaftlich.

Widder und Wassermann

Beide sind originell und individuell. Es kann funktionieren, wenn der Widder das Freiheitsbedürfnis des Wassermanns akzeptiert und der Wassermann seine Sexualität zulässt. Das gemeinsame Sexualleben ist bei beiden nur in den ersten Jahren gut. Später verliert der Wassermann das Interesse am Vorspiel, was den Widder sehr verärgern kann. Dieses Paar sollte auf Romantik achten und immer neue Experimente wagen, sonst verliert es bald den Spaß am Sex.

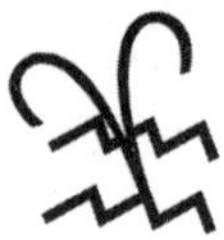

Die Kraft der männlichen bzw. weiblichen Sexualität wird neu erlebt durch die Schmuse- oder Venusstellung.
Körperlich-energetischer Aspekt: Beim Betrachten der Grafik sieht man, wie der Widder in den Fluten des Wassermanns verschwindet. Für ihn ist es recht windig im Bett. Beide nähren sich aber gegenseitig und könnten sich glücklich schätzen.

Widder und Fische

Diese beiden denken vollkommen unterschiedlich und sehen die Welt mit verschiedenen Augen. Ihre Realitäten und Lebensansichten unterscheiden sich komplett voneinander. Der geradlinig denkende und feurige Widder bekommt in die Gefühlswelt des Fischegeborenen keinen Einblick. Sex zwischen den beiden ist aber immer voller Leidenschaft. Dem Widder erscheint der Fische-Mensch immer zu lasch und langsam, als zu passiv und irgendwann uninteressant. Die Verliebtheit vergeht deshalb schnell.

Die Kraft der männlichen bzw. weiblichen Sexualität wird durch Analverkehr und eine Variante der Missionarsstellung neu erlebt. Körperlich-energetischer Aspekt: Hier gibt es sehr viel Energie und sexuelle Annäherung. Die Gefahr besteht darin, dass sich die Partner gegenseitig zu stark einzuengen versuchen. Beim Betrachten der Grafik sieht man, wie der Widder in den Fisch eindringt und seine innere Ruhe stört. Der Fisch lässt das aber zu. Der Widder sollte dem Fischegeborenen im Bett nicht zu viele Ratschläge erteilen.

Stier

Der Stier hat eine besondere Affinität zu den Sternzeichen Löwe und Steinbock. Zwischen diesen Zeichen bestehen große Anziehungskräfte und tiefe Emotionen.

Der Stier-Mann

Stier-Männer sind robust und wissen, was sie wollen. Sie erreichen ihre Ziele langsam, aber stetig. Sie schätzen gutes Aussehen und ein gepflegtes Äußeres. Alles, was sie machen, ist mit Geschmack verbunden, auch Sex. Stier-Männer möchten im Bett verwöhnt werden. Sie suchen nach einer festen Beziehung und können nicht besonders viel mit Quickies anfangen. Der Stier-Mann braucht eine Partnerin (oder einen Partner) mit sanftem Charakter. Er kann keine Dominanz ertragen, deshalb kommt jemand mit viel Elan für ihn eher nicht infrage. Er will bestimmen und führen. Der Stier-Mann ist ein zärtliches Wesen, er liebt viel Hautkontakt, kuschelt und umarmt andere gern. Für ihn ist es wichtig, dass die Partnerin sich öffnet. Im Bett dominiert er gerne, lässt aber auch sie mitwirken. Er liebt es, sein Gegenüber anzusehen und anzufassen und kann dies stundenlang tun, auch ohne den eigentlichen Geschlechtsakt zu vollziehen. Er liebt das Liebesspiel an sich, daher ist ihm auch das Vorspiel so wichtig. Er kann mehrmals am Tag und erwartet das auch von seiner Partnerin. Sex ist für ihn wie ein Ritual. Deshalb hat der Stier das Potenzial zu einem guten Liebhaber. Da Stier-Männer aber eine eher schwach ausgeprägte Fantasie haben, wird mit ihnen Sex oft langweilig. Damit dies nicht passiert, sollten ihre Partnerinnen ab und zu die Führung im Bett übernehmen. Dafür sind sie ausdauernd und stark. Stiere lieben Analverkehr und gerne auch oralen Sex. Sie sind Genießer, und so lassen sie auch Körperdüfte nicht kalt. Der Stier-Mann liebt die Düfte seiner Partnerin und steht oft auf Fußfetisch oder schnüffelt gern mal unter ihren Achseln.

Die Stier-Frau

Sie weiß, was sie will! Gleichzeitig stur und lieb kommt sie an ihr Ziel. Die Stier-Frau ist klug, berechnend und schauspielerisch sehr begabt. Sie erwartet von ihrem Partner, dass er sie begehrt und auf Händen trägt. Genau daraus entstehen meistens Differenzen. Sie ist einerseits sexy und verführerisch, kann aber andererseits meist nicht so gut mit Geld umgehen. Im Bett will sie Stärke zeigen! Deshalb steht sie auch auf richtige Kerle. Ihre Leidenschaft entwickelt sich über die Jahre. Sie ist sensibel und hat gut ausgerichtete Antennen. Und wenn sie etwas bemerkt, das ihr nicht gefällt, kann sie ziemlich böse werden. Eifersucht ist ihr nicht fremd, schließlich will sie ihren Partner mit niemandem teilen. Wer sie begehrt, wird belohnt werden. Eine Stier-Frau erwartet Verständnis und Geduld von ihrem Partner. Sie kann experimentierfreudig oder konservativ wirken, ist jedoch immer fordernd, ob im Alltag oder im Bett. Deshalb muss alles stimmen: das Bett, das Ambiente sowie die Ausdauer. Sie liebt es, in den Händen des Partners dahinzuschmelzen, oder wenn er ihre Pobacken knetet und das Vorspiel ausdehnt. Je länger, desto besser ist das Motto einer Stier-Frau!

Die erogenen Zonen des Stiers sind der Halsbereich und die Schultern! Fassen Sie einem Stier aber nicht an den Hals, sondern streicheln sie ihn lieber! Küssen Sie den Hals, massieren Sie die Schultern und Sie werden sehen, wie sehr ein Stier das liebt. Und bitte, keine Eile! Stiere lieben es langsam, sie sind Genießer.

Stier und Stier

Sie kommen recht gut miteinander zurecht: Beide sind Genießer, und beide wollen ziemlich lange miteinander Sex haben. Mit der Zeit verlieren beide jedoch die Lust am Sex, weil er zum Alltag wird. Immer dasselbe mögen sie gar nicht.

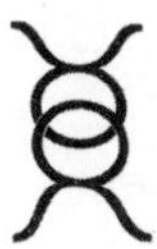

Die Kraft der männlichen bzw. weiblichen Sexualität wird neu erlebt durch Sex, bei dem der Mann seinen Penis zwischen ihren Brüsten reibt oder durch Sex im Wasser.

Körperlich-energetischer Aspekt: Beim Betrachten der Grafik sieht man, dass beide sich wachküssen. Wie zwei Magnete ziehen sie sich an und versuchen, den besten Sex ihres Lebens zu haben. Wenn beide sich fallen lassen, genießen sie insbesondere das Vorspiel.

Stier und Zwillinge

Sie sind beide neugierig und offen für Neues. Schon beim Kennenlernen empfinden sie eine enorme Anziehungskraft. Allerdings vergeht diese dann so schnell, wie sie entstanden ist. Zwischen Stier und Zwilling tauchen immer wieder neue Spannungen auf. Der Stier wird immer kälter, es provoziert ihn, dass der Zwilling so unstet ist, und der Zwilling reagiert ebenfalls immer gereizter.

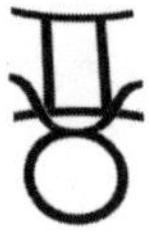

Die Kraft der männlichen bzw. weiblichen Sexualität wird neu erlebt durch die Reiter-, Herz- oder Lilienstellung.

Körperlich-energetischer Aspekt: Beim Betrachten der Grafik denkt man an energiegeladene Sexualität. Jeder will das letzte Wort im Bett haben, was dazu führt, dass der Spaß schnell vergeht und beide im Bett nur noch miteinander konkurrieren. Schließlich passt das eckige Zwillingesymbol nicht ganz in das runde Symbol des Stieres.

Stier und Krebs

Dieses Paar kann sehr viel Harmonie erleben. Sie sind beide sehr sensibel und leben ihre Emotionen und ihre Erotik voll aus. Sie verstehen sich zu lieben. Der Krebs fühlt sich geschützt, und der Stier unterstützt den Krebs in allen Lebensthemen.

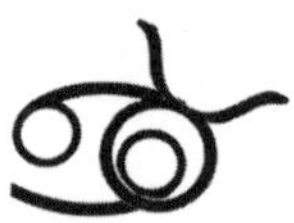

Die Kraft der männlichen bzw. weiblichen Sexualität wird neu erlebt durch oralen Sex oder Sex in voller Bekleidung.
Körperlich-energetischer Aspekt: Der Stier verwirrt den ängstlichen Krebs oft mit seiner Experimentierfreudigkeit im Bett. Wenn der Krebs es zulässt, können beide dadurch aber wundervolle Erfahrungen machen. Beim Betrachten der Grafik sieht man, wie der Stier sich an den Krebs hängt.

Stier und Löwe

Leidenschaft, Feuer und Stabilität – das sind die Bausteine dieser Beziehung. Beide empfinden viel Liebe füreinander und sind aufeinander fixiert. Diese Beziehung ist sehr lustbetont und erotisch. Beide Parteien ergänzen sich gut, können jedoch einander auch dominieren. So kann es zu einem Kampf der Geschlechter kommen.

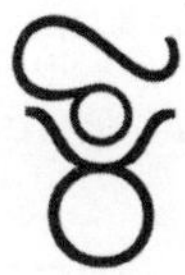

Die Kraft der männlichen bzw. weiblichen Sexualität wird neu erlebt durch die Schmetterlings-, Reiter- oder Herzstellung.
Körperlich-energetischer Aspekt: Beim Betrachten der Grafik sieht man viel Intimität. Beide Partner ergänzen sich. Sie sollten jedoch realistisch bleiben und auf klare Abmachungen achten.

Stier und Jungfrau

Der Stier versteht die Jungfrau und die Jungfrau versteht den Stier vom ersten Augenblick an. Beide sind sehr praktisch veranlagt, realistisch in ihrer Liebe und harmonieren dadurch gut miteinander. Sie lernen viel voneinander und freuen sich, einander zu haben. Nach ein paar Jahren fangen beide aber an, sich zu langweilen.

Meistens ist der Stier sexuell unzufrieden, da die Jungfrau nicht immer mitmacht. Sie braucht auch weniger Erotik und konzentriert sich mehr auf das Häusliche. So kann diese Verbindung auch nach längerer Zeit zu Ende gehen.

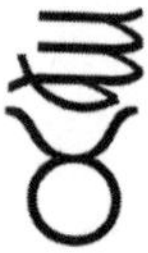

Die Kraft der männlichen bzw. weiblichen Sexualität wird durch Sex im Stehen und die Missionars- oder Schildkrötenstellung neu erlebt.
Körperlich-energetischer Aspekt: Beim Betrachten der Grafik sieht man, wie beide Fangen miteinander spielen. Wer dominiert im Bett? Die Unterordnung eines Partners ist hier mehr als nötig, sonst gerät die Liebe ins Wanken. Wenn beide herrschen wollen, wird ein harmonisches Miteinander nicht möglich sein.

Stier und Waage
Diese beiden ziehen sich gegenseitig sehr an! Doch kurz nach der Eroberung verlieren meistens beide das Interesse daran, die Beziehung weiterzuführen. Der Stier kommt mit der Art der Waage nicht klar, da sie hin- und herpendelt und nicht weiß, was sie will, und die Waage wird durch die Langsamkeit des Stieres gereizt. Die Waage ist eben anders als der Stier, und so kommt es meistens dazu, dass beide sich zerstreiten.

Die Kraft der männlichen bzw. weiblichen Sexualität wird neu erlebt durch Analsex, Schenkelsex sowie intensive Zungenküsse.
Körperlich-energetischer Aspekt: Beide bilden ein Gleichgewicht, das sie auch halten können. Gelegentliche SM-Spiele können für Abwechslung sorgen. Beim Betrachten der Grafik sieht man, wie der Stier mit dem Kopf rollt und die Waage die Balance hält. Beide müssen sich mehr in das Spiel einbringen.

Stier und Skorpion
Zwei Dickköpfe im Kampf gegeneinander – das sind die beiden in der Beziehung und im Bett. Der Skorpion versucht zu sticheln, der Stier bemüht sich, ruhig zu bleiben, bis ihm der Kragen irgendwann doch platzt. Der Stier hat zwar ein dickes Fell, kann jedoch auch an die Grenze seiner Geduld stoßen. Diese Beziehung wird meistens durch Sex aufrechterhalten. Beide haben so viel im Bett zu erleben, dass es für mehrere Inkarnationen reicht. Sie sind schnell eifersüchtig und reizen sich damit. Nach einem Streit ist alles wieder gut und schön, bis es das nächste Mal kracht. Diese Beziehung ist also eine unendliche Geschichte.

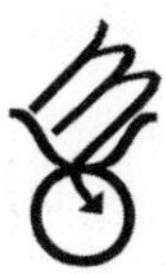

Die Kraft der männlichen bzw. weiblichen Sexualität wird neu erlebt durch Anal- und Oralsex oder die Missionarsstellung.
Körperlich-energetischer Aspekt: Beim Betrachten der Grafik sieht man, wie sich beide ergänzen können. Sie heben ab und leben ihre Sexualität voll aus. Klärende Gespräche können noch mehr Spaß im Bett verschaffen.

Stier und Schütze

Der Schütze will bestimmen und der Stier ebenfalls. So kommt es oft zum Kampf. Die Prinzipien des Schützen sind nicht kompatibel mit der Langsamkeit des Stieres. Intim kommen beide gut miteinander klar, aber nur in der ersten Zeit. Allein der Sex kann die Beziehung jedoch nicht retten, weshalb beide meistens auseinandergehen.

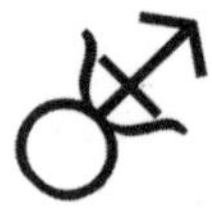

Die Kraft der männlichen bzw. weiblichen Sexualität wird neu erlebt durch Analsex und die Missionars- oder Schmetterlingsstellung.

Körperlich-energetischer Aspekt: Beim Betrachten der Grafik sieht man, wie beide sich die Hörner abstoßen. Man erkennt die Stoßstellung, mit der der Schütze den Stier erobert. Beide genießen ihre Unverbindlichkeit.

Stier und Steinbock

Das ist sozusagen ein Traumpaar. Beide haben ähnliche Lebensansichten und teilen ihre jeweiligen Interessen. Sexuell passen sie gut zusammen und sind sich beide treu. In dieser Beziehung herrscht gegenseitige Toleranz mit einer Prise Dominanz.

Die Kraft der männlichen bzw. weiblichen Sexualität wird durch Anal- oder Oralsex und die Reiterstellung neu erlebt.

Körperlich-energetischer Aspekt: Beim Betrachten der Grafik sieht man die Zeugung der Menschheit. Beide können sich gut ineinander einfühlen, so mögen sie die Rollenspiele, den Kampf der Geschlechter und fallen übereinander her.

Stier und Wassermann

Der Stier ist praktisch veranlagt, der Wassermann eher ein Theoretiker, und genau das ist meistens das Verhängnis. Dadurch haben beide keine Ruhe in der Beziehung und können sich nicht fallen lassen. Solche Beziehungen sind meistens eher unglücklich.

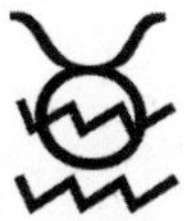

Die Kraft der männlichen bzw. weiblichen Sexualität wird neu erlebt durch Sex im Stehen und die Lilien- und Schmetterlingsstellung.
Körperlich-energetischer Aspekt: Beim Betrachten der Grafik sieht man, wie der praktisch veranlagte Stier sich anzupassen versucht, der Theoretiker Wassermann sich jedoch nicht anpassen will. Beide erleben einen Reinigungsprozess. Sie versuchen ineinander einzutauchen, was leider kaum gelingt.

Stier und Fische

Beide haben sehr viele Gemeinsamkeiten und können Kompromisse schließen. Erotisch gesehen ist der Fischegeborene jedoch meilenweit vom Stier entfernt. Fische-Menschen wollen kuscheln, Stiere wollen zur Sache kommen, und so entstehen Probleme. Sollten sie miteinander jedoch zurechtkommen, entsteht eine »Nicht-Fisch-nicht-Fleisch-Beziehung«, die irgendwann auseinandergehen kann.

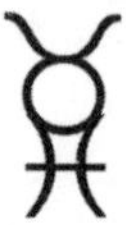

Die Kraft der männlichen bzw. weiblichen Sexualität wird neu erlebt durch die Reiter-, Herz- oder Schmetterlingsstellung.
Körperlich-energetischer Aspekt: Hier geht es um Macht. Wer ist stärker im Bett? Der Stier versucht den Fisch zu dominieren. Beim Betrachten der Grafik sieht man die Macht des Stieres und die Unterordnung des Fisches. Beide neigen dazu, sich Illusionen hinzugeben.

Stier und Widder
Bei diesem Paar herrscht keine Harmonie, denn beide Sternzeichen sind zu dickköpfig, um miteinander auszukommen. Der Widder ist dem Stier zu naiv und der Stier dem Widder zu konservativ. Wenn beide Kompromisse schließen, kann aus diesen Gegensätzen jedoch eine dauerhafte Beziehung werden.

Die Kraft der männlichen bzw. weiblichen Sexualität wird neu erlebt durch Sex im Stehen und die Pendelstellung.
Körperlich-energetischer Aspekt: Hier geht es um Lust. Gegensätze ziehen sich meistens stark an und sie verschmelzen miteinander, was auch beim Betrachten der Grafik zu sehen ist.

Zwillinge

Zwillinge ziehen Waage- und Widdergeborene magisch an. In dieser Beziehung ist viel Abwechslung garantiert.

Der Zwillinge-Mann

Zwillinge-Männer sind gesprächig, klug und intellektuell. Sie sind wie geschliffene Diamanten, die überall gesehen werden. Sie sind experimentierfreudig – sowohl im Beruf als auch zu Hause im Bett. Der Zwillinge-Mann braucht eine Partnerin (bzw. einen Partner), die (bzw. der) mit ihm kommuniziert, ihn bewundert und ihm auch ein guter Freund ist. Denn die Liebe ist in den Augen des Zwillinge-Mannes eine Kombination aus Gesprächen, seelischer Zuneigung und zuletzt auch sexueller Anziehungskraft. Zwillingegeborene sind kontaktfreudig, haben viele Ideen, die sich rasch ändern können, jedoch ein Problem damit, diese in die Tat umzusetzen. Sie sind ständig unterwegs und haben auch im fortschreitenden Alter eine jugendliche Ausstrahlung. Wie ihre Gedanken oft unbeständig sind, ist es auch ihre Laune. Dies kann ein Problem für die Partnerschaft werden, denn ihre Partner leiden oft darunter. Zwillinge-Männer sind romantisch und offen, aber zu viele romantische Ansichten können ihre Wahrnehmungsfähigkeit trüben. Dadurch geraten sie oft an falsche Partnerinnen (oder Partner). Im Bett liebt der Zwillinge-Mann nicht nur den Sex als solchen und die Partnerin, sondern er achtet in erster Linie auf sich selbst. Erotisch gesehen ist er zwar sehr begabt, sexuell aber eher weniger interessiert, weshalb ein Liebesspiel auch mal zu einem Bettgespräch werden kann. Frauen lieben Zwillinge-Männer, deshalb sind sie selten allein. Zwillinge-Männer stellen oft Spiegel um das Bett auf, um sich bewundern und alle Details des Spiels beobachten zu können. Sie brauchen immer viel Zeit, und deshalb wird das Vorspiel oft zum Ritual. Ihnen sind Zungenspiele weniger wichtig als zarte Küsse und Umarmungen. Für einen Zwillinge-Mann kann der Ort nie exotisch genug sein. So verzichtet er nie auf Sex in der Natur, im Auto oder unter der Dusche. Viele Zwillinge-Männer lieben bisexuelle Spiele, sie können sich Sex zu dritt oder viert vorstellen, was ihre Partner eifersüchtig machen kann. Sie benutzen auch gern erotische Utensilien und sind offen für alles, was die Erotikbranche anbietet. Auch SM-Spiele sind ihnen nicht fremd. Der Zwillinge-Mann übernimmt dann oft die dominante Meisterrolle.

Die Zwillinge-Frau

Zwillinge-Frauen sind meist außergewöhnlich. Sie können reden und schwärmen, sprühen vor Ideen und sind sehr interessant, geheimnisvoll und neugierig. Sie sind romantische und gute Gefährtinnen. Ihre Probleme behalten sie in der Regel für sich. Sie helfen allen immer und überall, geraten darüber aber oft selbst ins Hintertreffen. So ist es auch in ihren Partnerschaften: Bis die Zwillinge-Frau einen geeigneten Partner findet, vergehen immer Jahre. Sie ist fasziniert von allem, was neu ist und experimentierfreudig, auch im Bett. Ihre Liebesplätze verwandelt sie in eine Art Theaterszene. Darin spielt sie dann die Hauptrolle und macht aus ihrem Partner einen Helden, der sie erobern kann. Zwillinge-Frauen sind nicht pingelig, was den Ort für das Liebesspiel angeht, es muss nicht immer ein Bett sein. Aber sie wollen es lang und genussvoll erleben. Sie wollen geachtet und begehrt werden. Da die Zwillinge-Frau die Regisseurin ihres Lebens ist, sollte man nie versuchen, sie zu kontrollieren oder zu drängen. Sie hat ihr eigenes Tempo. Der Sex als solcher ist für sie im Grunde nicht wichtig. Wichtig ist ihr vielmehr das Ideal, das sie in ihrem Partner zu finden sucht. Eine Zwillinge-Frau zu verführen ist relativ leicht, sie zu behalten eine schwere Kunst. Sie kann an Fetischen interessiert sein, hat oftmals eine Schwäche für Intimrasur und nichts gegen ausgefallene Erotikspiele einzuwenden. Zwillinge-Frauen benutzen gern Erotikspielzeug, Cremes und Vibratoren und andere Dinge aus der Erotikbranche.

Sie sind leicht erregbar durch Gerüche, zum Beispiel der Hoden, der eigenen Vagina oder seiner Socken.

Erogene Zonen der Zwillingegeborenen sind Hände, Rücken und Schulter. Sie lieben alles, was mit diesen Körperteilen zu tun hat. Sogar ein Handkuss kann sie zum Orgasmus bringen. Lutschen der Finger sowie die Massage der Hand und der Fingerkuppen sind weitere Möglichkeiten, sie zu erregen.

Zwillinge und Zwillinge
Beide kommen miteinander klar. Wichtig ist nur, dass keiner von beiden die Freiheit des anderen einschränken darf. Dann wird diese Partnerschaft geprägt sein von leidenschaftlichem Sex und einer tiefen Freundschaft.

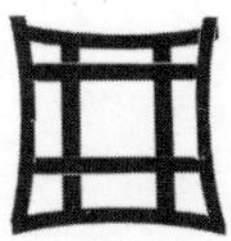

Die Kraft der männlichen bzw. weiblichen Sexualität wird neu erlebt durch die Missionarsstellung, die umgekehrte Reiterstellung oder Spiele mit den Fingern.
Körperlich-energetischer Aspekt: Beim Betrachten der Grafik sieht man ein Netz und spürt viel Kontrolle. Beide Partner sollten sich gegenseitig viel mehr Aufmerksamkeit widmen.

Zwillinge und Krebs
Beide ziehen sich gegenseitig an, können sofort auf Wolke sieben schweben, doch genauso schnell fallen sie auch wieder runter. Schon bald gibt es zwischen beiden Partnern Missverständnisse, es brechen Kämpfe aus, und der Krebs wird enttäuscht. Aber zu diesem Zeitpunkt ist der Zwilling oft schon längst verschwunden.

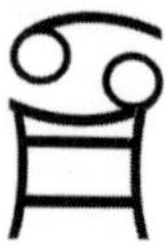

Die Kraft der männlichen bzw. weiblichen Sexualität wird neu erlebt durch die Herz-, Schildkröten- oder Schmetterlingsstellung.
Körperlich-energetischer Aspekt: Irgendwie passen beide zusammen und dann doch wieder nicht. Sie müssen lernen, Gefühle zuzulassen. Beim Betrachten der Grafik sieht man eine kurze Nacht und einen armen Krebs, der sich nicht in den Zwilling einfühlen kann.

Zwillinge und Löwe

Dieses Paar kann sich glücklich schätzen. Beide ziehen sich magisch an: der Löwe mit seinem seelenvollen Wesen und der Zwilling mit seiner geistigen Beweglichkeit. Sie können guten Sex erleben und kommen immer wieder auf neue Ideen. So kann diese Beziehung jahrelang halten.

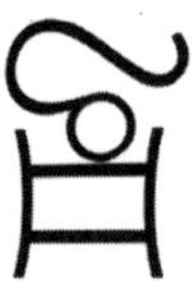

Die Kraft der männlichen bzw. weiblichen Sexualität wird durch Oralsex sowie die Venus- oder Missionarsstellung neu erlebt.
Körperlich-energetischer Aspekt: Dies ist ein Spiel mit Feuer und Luft, das auch zu Missverständnissen führen kann. Dennoch erleben beide intensive Höhepunkte. Beim Betrachten der Grafik sieht man, wie beide Partner miteinander spielen und ihre Lust ausleben können.

Zwillinge und Jungfrau

Beide sind dominant und leben ihr eigenes Leben. Sie sind zu verschieden, um eine funktionierende Beziehung leben zu können. Kurzfristig können sich diese beiden Sternzeichen anziehen, danach folgt meistens die Trennung. In dieser Beziehung kommen die Emotionen zu kurz, und es fehlt der seelische Tiefgang. Sex allein bringt beide nicht weiter und sie leiden, bis sie schließlich auseinandergehen.

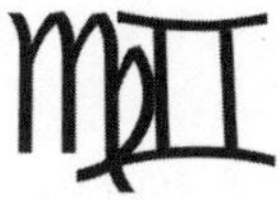

Die Kraft der männlichen bzw. weiblichen Sexualität wird neu erlebt durch die Schildkröten- und Schmetterlingsstellung.

Körperlich-energetischer Aspekt: Beim Betrachten der Grafik sieht man, wie die Jungfrau versucht, in den Zwilling einzudringen. In ihren Liebesspielen verankern sich beide schnell. Die Jungfrau versucht den luftigen Zwilling zu erden und auf den Boden der Tatsachen zurückzuholen. So kann sich der Sex zwischen beiden Partnern zu einem leidenschaftlichen Spiel entwickeln. Beide brauchen jedoch mehr Ausgleich.

Zwillinge und Waage

Das kann ein harmonisches Paar werden. Beide Sternzeichen wissen, was sie wollen und lieben es, miteinander zu sprechen. Genau das braucht der Zwilling und genau das kann ihm die Waage geben. Beide können sich gut amüsieren, gehen gerne aus und genießen das Leben. Solche Beziehungen können lange halten, da es bei beiden nie zu Langweile kommt.

Die Kraft der männlichen bzw. weiblichen Sexualität wird neu erlebt durch die Hündchen-, Reiter- oder Löffelchen-Stellung.
Körperlich-energetischer Aspekt: Beide passen zueinander wie Topf und Deckel. Sie erleben im Bett einen wunderbaren Schwebezustand. Eine interessante Mischung aus körperlicher Nähe und Gefühlen bringt beide zum Höhepunkt.

Zwillinge und Skorpion
Für den Zwilling ist der Skorpion zu rechthaberisch, und der Skorpion nimmt den Zwilling zu ernst. Diese Kombination kann leider nicht funktionieren. Der Skorpion empfindet den Zwilling als leichtsinnig, und der Zwilling hält den Skorpion für sexbesessen. In dieser Beziehung treffen sehr verschiedene Welten aufeinander. Da der Skorpion den Zwilling einengt, dauern solche Beziehungen selten lange. Nach dem Sexgenuss verlässt der Zwilling meistens das Liebesnest und sucht das Weite.

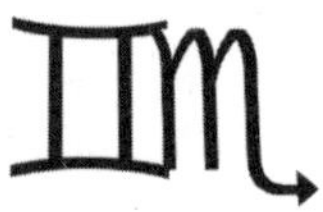

Die Kraft der männlichen bzw. weiblichen Sexualität wird neu erlebt durch die Schildkröten-, Löffelchen- oder Schmetterlingsstellung.
Körperlich-energetischer Aspekt: Beim Betrachten der Grafik sieht man, wie der Skorpion den Zwilling einzuengen versucht. Die Liebe sollte jedoch nicht zu kurz kommen. Wenn der Zwilling jedoch auf die Wünsche seines Partners eingeht, wird Amor beide glücklich machen.

Zwillinge und Schütze
Auch hier können Probleme entstehen. Beide haben verschiedene Weltsichten, verschiedene Vorlieben und Hobbys. Seelisch verste-

hen sich beide jedoch gut. Was die platonische Zuneigung angeht, ist diese Verbindung ein Volltreffer. Doch braucht sie immer einen neuen Kick, sonst endet sie schneller als vermutet. Beide sind romantisch, streben nach Idealen und lieben es, das Leben voll auszukosten – nur nicht mit diesem Partner.

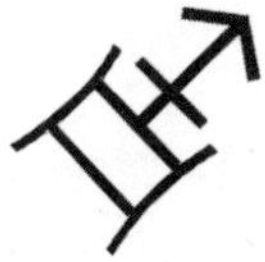

Die Kraft der männlichen bzw. weiblichen Sexualität wird neu erlebt durch Sex im Stehen, »Fingern« oder die Venusstellung.

Körperlich-energetischer Aspekt: Beim Betrachten der Grafik sieht man, wie eine Rakete zum Himmel steigt. So ist es auch im Bett: Diese beiden sind eine Rakete. Beide Sternzeichen fordern sich gegenseitig im Bett heraus. Sie können in sich gehen oder sich austauschen.

Zwillinge und Steinbock

Der Zwilling ist luftig und leicht, er verändert sein Leben von Tag zu Tag und lebt im Heute. Der Steinbock plant sein Leben von A bis Z und kann mit der Leichtigkeit und der Launenhaftigkeit des Zwillings nicht viel anfangen. Im Bett klappt es gut, im Alltag eher nicht. Der Steinbock versucht meistens seine Dominanz auszuspielen, der Zwilling ignoriert ihn und geht seinen Weg weiter, bis beide sich irgendwann trennen. Meistens bricht der Zwilling aus dieser Beziehung aus und lässt den dominanten Steinbock allein.

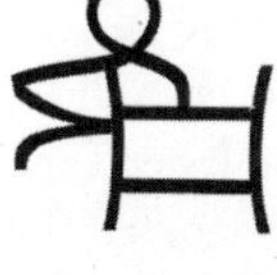

Die Kraft der männlichen bzw. weiblichen Sexualität wird durch Sex im Stehen oder Schenkelsex neu erlebt.
Körperlich-energetischer Aspekt: Beim Betrachten der Grafik sieht man, wie der Steinbock den Zwilling fordert und wie seine Energie zu knistern anfängt. Er versucht den Akt im Bett zu dominieren, so können beide auf Wolke sieben gelangen und abheben.

Zwillinge und Wassermann

Beide wollen den Erfolg, und beide lieben es, gelobt zu werden. Sie sehen ihr Leben als ein Abenteuer, lieben Partys und Gäste. Sie können sich leicht verlieben, denn sie lieben den Flirt und die Veränderung. Sex interessiert beide nicht so sehr, der geistige Austausch ist ihnen wichtiger. Deshalb kommen beide miteinander sehr gut klar und können sich seelisch und sexuell miteinander voll ausleben.

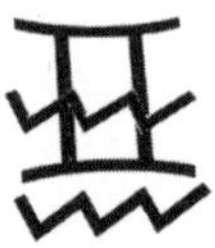

Die Kraft der männlichen bzw. weiblichen Sexualität wird neu erlebt durch Sex im Stehen und die Herz- oder Schmetterlingsstellung.
Körperlich-energetischer Aspekt: Beide sind Luftzeichen und schweben im wahrsten Sinne des Wortes im Bett. Beim Betrachten der Grafik sieht man die Dominanz beider Zeichen.

Zwillinge und Fische

Da Fische-Menschen sensibel und solide sind, reagieren sie meistens verstört auf Zwillinge. Eine solche Beziehung beginnt schnell und endet bald. Fischegeborene leiden unter der Luftigkeit des Zwillings. Zwillingegeborene leben ihr Leben weiter und beharren auf ihren Prinzipien, die einem Fische-Partner nicht zugänglich sind. Diese Verbindung ist sehr kompliziert und lässt Letzteren oft depressiv werden oder zu Alkohol oder anderen Drogen greifen. Es ist eine Beziehung voller Streit, Tränen, Nervenzusammenbrüchen und Betrug. Sexuell kommen beide sehr gut miteinander klar, was allein natürlich nie ausreicht, um diese Beziehung zu leben.

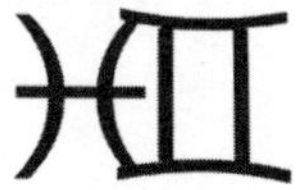

Die Kraft der männlichen bzw. weiblichen Sexualität wird neu erlebt durch die Missionars- und Herzstellung.
Körperlich-energetischer Aspekt: Dieses Paar kann viele heiße Nächte miteinander erleben. Beide sind Umarmung pur! Sie lieben sich und können sich im Bett voll entfalten. Doch wenn sie es übertreiben, können sie sich gesundheitlich überfordern, was auch die Grafik zeigt.

Zwillinge und Widder
Diese Verbindung kann lebendig und leidenschaftlich sein. Beide kommen gut miteinander aus und können sehr romantisch sein. Diese Beziehung wird gut funktionieren, wenn beide sich sexuell ergänzen. Der Widder kommt dem Zwilling manchmal zu schnell zur Sache, wenn dieser aber damit umzugehen weiß, werden sie gute Sexualpartner sein. Sie ergänzen sich auch in anderer Hinsicht und können gute Geschäftspartner werden. Bei Diskussionen versucht der Zwilling, dem Widder charmant zu kontern und ihn zu beruhigen.

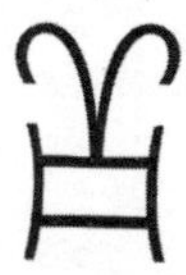

Die Kraft der männlichen bzw. weiblichen Sexualität wird durch Sex im Stehen und Schenkelsex neu erlebt.

Körperlich-energetischer Aspekt: Bei diesem Paar funktioniert der Energieaustausch im Bett perfekt. Sie nähren ihre Liebe durch zärtliche Stunden und können sich fallen lassen. Beim Betrachten der Grafik sieht man, wie sich beide Partner ineinanderfügen können und sich zentrieren. Man erkennt die Stellung Sex im Stehen vor einem Tisch, die beide so lieben.

Zwillinge und Stier

Beide sind neugierig und offen für Neues. Sie treffen sich und empfinden eine enorme Anziehungskraft. Diese verschwindet jedoch genauso schnell, wie sie gekommen ist. So entstehen zwischen Stier und Zwilling immer wieder neue Spannungen. Die Gefühle des Stiers werden kälter, und es reizt ihn, dass der Zwilling so unstet ist, worauf der Zwilling immer verärgerter reagiert.

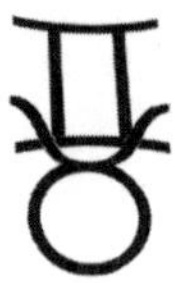

Die Kraft der männlichen bzw. weiblichen Sexualität wird neu erlebt durch die Reiter-, Herz- oder Lilienstellung.

Körperlich-energetischer Aspekt: Der Sex zwischen beiden ist sehr leidenschaftlich. Der Zwilling sollte den Stier aber nicht zu stark idealisieren. Das könnte ihm das Herz brechen. Beim Betrachten der Grafik sieht man, wie der Stier den Zwilling einzuengen versucht. Er will schließlich auch die Stellungen vorgeben und versucht, den Zwilling »aufzuspießen« und beginnt den Akt oft mit der Herzstellung.

Krebs

Der Krebs kommt oft bei Fische- und Jungfraugeborenen ins Schwärmen. Diese Zeichen faszinieren ihn.

Der Krebs-Mann

Krebs-Männer sind emotional und liebevoll. Sie leben in ihrer eigenen Realität und werden von anderen Menschen oft missverstanden. Krebs-Männer leben ihre Illusionen und halten an ihren Fantasien fest. Krebsgeborene sind oft auf die Mutter bezogen. Sie haben es in Beziehungen schwer, weil sie ihre Partnerin immer wieder mit der eigenen Mutter vergleichen. Krebs-Männer wirken nach außen oft hart, sie haben jedoch einen weichen Kern. Sie sind mitfühlend, reagieren empfindlich auf Beleidigungen und nehmen sich vieles zu Herzen. Sie tun sich schwer, etwas Neues zu beginnen, sind oft passiv und trauen sich nicht, jemanden anzusprechen. Krebs-Männer sind sehr erotisch! Sie lieben Zärtlichkeit und Intimitäten. Ein Krebs-Mann ist auch im Erwachsenenalter immer noch ein großes Kind, das spielend durchs Leben geht. Wenn er sich verliebt, bringt er gerne Opfer und öffnet sich komplett. Man sollte Krebs-Männer immer wieder loben. Sie lieben es zu lehren, also sollte man ihnen die Rolle des Meisters lassen. So entfalten sie sich im Bett zu wunderbaren Liebhabern. Krebs-Männer sind geduldig und aggressiv in einem. Diese Kombination kann ihre Partner irritieren. Sollte man einen Krebs-Mann beschimpfen oder sich ihm gegenüber grob verhalten, zieht er sich zurück und wird mürrisch. Krebs-Männer beginnen den Sex gern mit einem Ritual, am besten irgendwo in einem Café oder auf der Straße, indem sie eine kleine Anmache starten. Sie lieben das Spiel mit den Genitalien und können jede Frau allein mit der Zunge zum Orgasmus bringen. Auch die Klitoris zieht sie magisch an, ihre Hände gleiten automatisch dorthin. Ein Krebs-Mann muss seine Partnerin nicht unbedingt penetrieren, für ihn hat auch der sogenannte Coitus a mammilla seinen Reiz, bei dem er seinen Penis an den Brüsten der Partnerin reibt. Er liebt alle Stellungen mit viel Hautkontakt, sei es die Löffelchen- oder die Herzstellung.

Die Krebs-Frau

Sie ist sehr warmherzig und emotional. Krebs-Frauen können ihre ganze Umgebung ins Herz schließen und spielen oft Mutter Teresa. Sie sind sehr vertrauensselig und tragen oft den Schaden davon. Eine Krebs-Frau öffnet sich der ganzen Welt und denkt wenig an sich selbst. Sie ist verführerisch, weiblich und geheimnisvoll. Männer halten sie jedoch oft für unnahbar. Sie ist leicht erregbar, versucht das aber zu verbergen und kann deshalb kalt wirken. Sie will sich nicht als Opfer zeigen und verlangt oft von ihrem Partner, alles für sie zu riskieren und nur allein für sie da zu sein. Das zu bekommen, dauert Jahre, und manche Krebs-Frau verbringt ihr ganzes Leben damit, einen Mann zu finden, der ihr die Wünsche von den Augen abliest. Krebs-Frauen machen selten den ersten Schritt. Im Bett können sie sich jedoch komplett öffnen. Wenn ihre Partner das auch tun, endet die Annäherung in heißem Sex. Sollte der Partner aber nur das Eine wollen, ohne seine Gefühle zu offenbaren, macht eine Krebs-Frau sofort zu. Sie braucht Zuneigung und Gefühle, sie will schließlich geliebt werden. Sex ergänzt für sie nur die Liebe und nicht umgekehrt. Sie liebt es, wenn man sie begehrt, wenn man ihr Komplimente macht und sie auf Händen trägt. Im Bett braucht sie viel Hautkontakt, daher mag sie es, wenn der Partner sie berührt. Sie liebt zarte Küsse und leichtes Anbeißen und fühlt den Penis ihres Partners gern in ihren Händen. Ihre Lieblingsstellung ist die Hündchenstellung, sie ist aber auch der Missionarsstellung und oralem Sex nicht abgeneigt. Eine Krebs-Frau ist nicht nur launisch, sondern auch vielseitig im Bett. Wer ihr genug Zärtlichkeit gibt, wird belohnt. Viele Krebs-Frauen halten Männer für zu grob und flirten deshalb auch mit dem eigenen Geschlecht.

Der Mund ist die wichtigste erogene Zone der Krebsgeborenen. Sie lassen sich durch Zungenküsse und Lecken erregen und können alleine durchs Küssen einen Orgasmus bekommen. Die Brüste sind bei beiden Geschlechtern sehr sensibel, wobei das Stimulieren ihrer Brustwarzen besonders wichtig ist. Um Krebs-Partner sexuell zu erregen, reicht es oft, an ihren Brustwarzen zu spielen, sie zu drehen oder an ihnen zu ziehen. Wenn sie zusätzlich Küsse bekommen, betreten beide den 7. Himmel.

Krebs und Krebs

Sie lieben sich, weil sie sich so ähnlich sind und die Wünsche des anderen akzeptieren können. Sie sind wie Zwillinge, die gleich denken. Sie verstehen die Vorhaben des Partners und versuchen, ein Teil davon zu sein. Sie bekämpfen sich nicht, werden einander jedoch irgendwann langweilen. Dann fangen sie an zu streiten, werden unzufrieden und meinen, etwas verpasst zu haben.

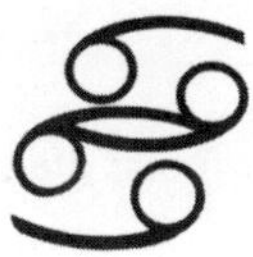

Die Kraft der männlichen bzw. weiblichen Sexualität wird neu erlebt durch die Löffelchen-Stellung oder auch Fesselspiele.
Körperlich-energetischer Aspekt: Beim Betrachten der Grafik sieht man die Löffelchen-Stellung. Beide Partner haben viel Ausdauer im Bett, sie können sich hier ausleben. Jedoch sollte der Partner nicht zu sehr vernachlässigt werden.

Krebs und Löwe

Die beiden ziehen sich magisch an und kommen miteinander gut klar. Der Löwe zeigt sich in seiner ganzen Pracht, und der Krebs macht ihm Komplimente. Der Löwe lernt vom Krebs, wie schön es ist, die Gefühle zu leben, der Krebs lernt vom Löwen, sich zu präsentieren. Der Löwe lehrt den Krebs, seine Gefühle zu zeigen und in die Offensive zu gehen. Beide können einander vieles verzeihen, sie haben einen tollen Energieaustausch!

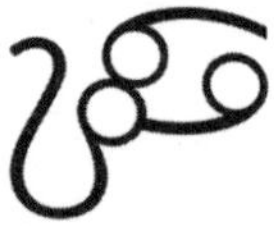

Die Kraft der männlichen bzw. weiblichen Sexualität wird neu erlebt durch Sex im Stehen und die Herzstellung.
Körperlich-energetischer Aspekt: Beim Betrachten der Grafik sieht man, wie sich beide im Bett ergänzen. Sie erreichen den 7. Himmel, befinden sich jedoch auch in einem Teufelskreis – sie sind wie Feuer und Wasser.

Krebs und Jungfrau
Der geheimnisvolle Krebs fasziniert die geerdete Jungfrau. Sie spielt die Mutterrolle für ihn und kann ihm viel Geborgenheit bieten. Beide sind sehr zärtlich zueinander und leben ihre Sexualität aus. Die Jungfrau kann den Krebs immer wieder ausgleichen und ihn auf die richtige Spur bringen.

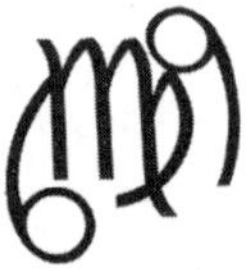

Die Kraft der männlichen bzw. weiblichen Sexualität wird neu erlebt durch die Missionars- und Hündchenstellung oder Analverkehr.

Körperlich-energetischer Aspekt: Dieses Paar ist sehr sexy und kann viel Spaß im Bett haben. Es veranstaltet wilde Spiele und ist für vieles offen. Beim Betrachten der Grafik sieht man, wie sich der Krebs für die Jungfrau öffnet und die Jungfrau sich um diesen bemüht.

Krebs und Waage

Der vorsichtige Krebs liebt die Waage. Die Waage lehrt den Krebs, aus seiner Deckung hervorzukommen und sich zu zeigen. Die Waage profitiert dabei von der Gefühlswelt des Krebses und lernt von ihm, »Nein« zu sagen. Es gibt jedoch immer wieder Probleme: Der Krebs lebt nach seinen eigenen Gesetzen, die nur er verstehen kann. Die Waage dagegen orientiert sich eher an der Meinung der Gesellschaft, was der Krebs komplett ablehnt. So kann es immer wieder zu Konfrontationen kommen.

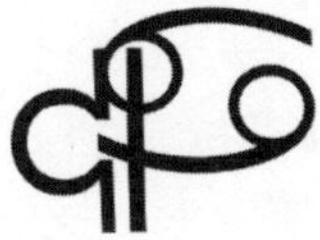

Die Kraft der männlichen bzw. weiblichen Sexualität wird neu erlebt durch die Schmetterlings- und Herzstellung sowie intensives Kuscheln.
Körperlich-energetischer Aspekt: Beim Betrachten der Grafik sieht man mehr Irritation als Ausdauer. Daher sollte man in dieser Beziehung für mehr Abwechslung sorgen.

Krebs und Skorpion

Der Skorpion ist sehr sexy. Er erwartet vom Krebs volle Hingabe. Der Krebs kann sich aber nicht komplett opfern, was den Skorpion auf die Palme bringt. Der Krebs verspricht vieles, das er nicht halten kann, auch im Bett, und der Skorpion stichelt dann so lange, bis er es doch erhält. Sie haben es nicht leicht miteinander. Im Sexuellen sind sie miteinander zufrieden, seelisch jedoch weit voneinander entfernt. Es gibt aber Paare, die durch das Schließen von Kompromissen gut miteinander auskommen. Der Skorpion verzaubert den Krebs mit seiner sexuellen Kraft und so kommen sie miteinander meistens klar.

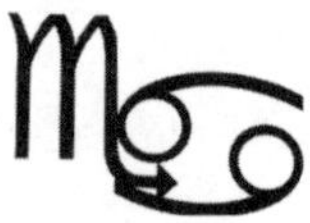

Die Kraft der männlichen bzw. weiblichen Sexualität wird neu erlebt durch die Missionarsstellung oder Sex im Stehen vor einem Tisch.
Körperlich-energetischer Aspekt: Beide brennen und nehmen die Herausforderung an. Beim Betrachten der Grafik sieht man die Dominanz des Skorpions und die Verlässlichkeit des Krebses auch im Bett.

Krebs und Schütze
Der Schütze ist der Jäger, der Krebs der Gejagte. Darunter leidet der Krebs sehr. Seine Gefühle werden verletzt, und er versucht, alles durch die Sexualität auszugleichen. Dabei gerät er sehr schnell in die Opferrolle, was ihm oft auch Spaß bereitet. Im Bett sind sie wie Feuer und Wasser, dadurch werden die sexuellen Nächte lang und romantisch. Sie kommen miteinander zurecht, bis der Schütze irgendwann erneut auf die Jagd geht.

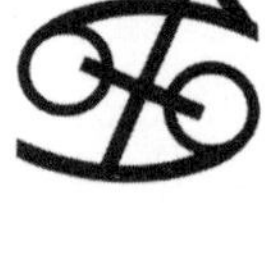

Die Kraft der männlichen bzw. weiblichen Sexualität wird neu erlebt durch die Löffelchen- und Pendelstellung oder auch oralen Sex.

Körperlich-energetischer Aspekt: Der Schütze erlebt mit dem Krebs die pure Leidenschaft im Bett. Leider sind diesem die Spielchen zu hektisch und so werden sich die beiden bald auf die Nerven gehen. Beim Betrachten der Grafik sieht man, wie sich das Karmakarussell dreht. Keiner kann vom anderen lassen, auch wenn sie nicht das bekommen, was sie voneinander erhoffen.

Krebs und Steinbock

Beide sind zu passiv und so wird es ihnen bald langweilig. Sie verstehen sich kaum, auch im Sexualleben gibt es oft Probleme. Der geerdete Steinbock verlangt vom Krebs nicht nur seinen Körper, sondern auch die Seele. Der Krebs gerät dadurch meistens in eine Falle: Er muss den Steinbock in allen seinen Vorhaben unterstützen, und zwar nicht nur seelisch, sondern auch finanziell, was er auch tut.

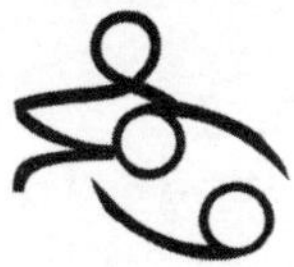

Die Kraft der männlichen bzw. weiblichen Sexualität wird neu erlebt durch die Pendel- oder die umgekehrte Reiterstellung.

Körperlich-energetischer Aspekt: Beim Betrachten der Grafik sieht man die Verschmelzung beider Sternzeichen. Beide wollen sich im Bett beweisen und drehen das Karmakarussell weiter. In der Partnerschaft sollte deshalb für mehr Abwechslung gesorgt werden.

Krebs und Wassermann

In dieser Beziehung ist alles vertreten: Streit, Liebe, wilder Sex und Enttäuschungen. Beide kommen nicht miteinander aus, aber auch nicht ohneeinander. Dieses Dilemma kann beide kaputtmachen. Irgendwann löst sich dann der Wassermann und geht seinen eigenen Weg weiter. Der verletzte Krebs bleibt allein zurück und trauert dem Wassermann nach.

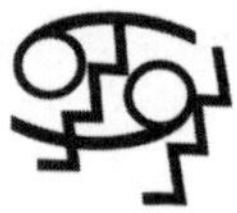

Die Kraft der männlichen bzw. weiblichen Sexualität wird neu erlebt durch die Hündchen- oder die Missionarsstellung.

Körperlich-energetischer Aspekt: Hier treffen zwei Welten aufeinander, die große Differenzen aufweisen. Beim Betrachten der Grafik sieht man wenig Harmonie.

Krebs und Fisch

Der Fisch ist vom Krebs wie verzaubert. Beide leben ihre Illusionen und lieben sich nicht nur im Bett, sondern auch überall sonst. Immer wieder aufs Neue diskutieren und streiten sie miteinander. Aber es vergehen nur ein paar Stunden, bis sie sich wieder vertragen.

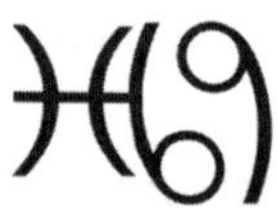

Die Kraft der männlichen bzw. weiblichen Sexualität wird neu erlebt durch die Löffelchen- und Schildkrötenstellung oder auch Analverkehr.

Körperlich-energetischer Aspekt: Dies ist die pure Verschmelzung. Beide lieben das Vorspiel und gönnen sich dadurch schöne Stunden. Mit der Zeit wird aber auch das langweilig und beide suchen nach neuen Wegen. Beim Betrachten der Grafik kann man sehr gut die Löffelchen-Stellung erkennen.

Krebs und Widder

Beide ziehen sich körperlich schnell an und können leidenschaftlichen Sex miteinander haben. Doch bald stören tiefgründige Gespräche über Gefühle die Harmonie dieses Paares. Sehr oft leiden Krebse in dieser Beziehung, weil sie mit der emotionsloseren Art des Widders nicht gut zurechtkommen.

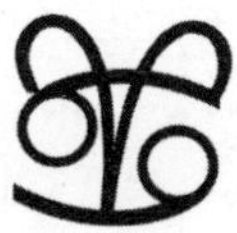

Die Kraft der männlichen bzw. weiblichen Sexualität wird neu erlebt durch Sex im Stehen, gern auch vor einem Tisch, und die Herzstellung.

Körperlich-energetischer Aspekt: Beim Betrachten der Grafik sieht man, wie sich Gegensätze anziehen können. Beide zeigen ihre Hörner und leben ihre Dominanz aus.

Krebs und Stier

Dieses Paar kann sehr viel Harmonie erleben. Sie sind beide sehr sensibel und leben ihre Emotionen und ihre Erotik voll aus. Sie verstehen, sich zu lieben. Der Krebs fühlt sich geschützt, und der Stier unterstützt den Krebs in allen Lebensbereichen.

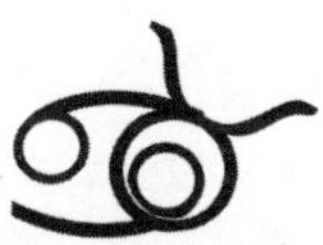

Die Kraft der männlichen bzw. weiblichen Sexualität wird neu erlebt durch analen oder auch oralen sowie »trockenen« Sex, bei dem man sich nicht auszieht.
Körperlich-energetischer Aspekt: Diese Beziehung ist äußerst interessant. Im Bett versuchen sich beide Partner zu verwirklichen und suchen nach der Fülle des Lebens. Leider können sie ihre Träume nicht miteinander ausleben, da sie nie das beim Partner finden, was sie suchen.

Krebs und Zwillinge
Sie ziehen sich an, können bald im 7. Himmel sein, und genauso schnell wieder auf dem Boden der Tatsachen. Schnell kommt es zwischen beiden zu Missverständnissen und Kämpfen. Der Krebs reagiert enttäuscht, aber zu diesem Zeitpunkt hat sich der Zwilling oft schon längst aus dem Staub gemacht.

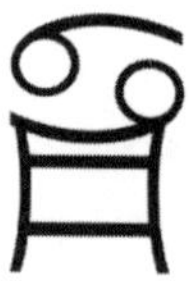

Die Kraft der männlichen bzw. weiblichen Sexualität wird neu erlebt durch die Herz-, die Schildkröten- oder die Schmetterlingsstellung.
Körperlich-energetischer Aspekt: Beim Betrachten der Grafik sieht man, wie der Zwilling den Krebs auf Händen trägt. Das hält jedoch nur kurze Zeit an. Beide versuchen sich gefühlsmäßig zu öffnen, werden aber schnell voneinander enttäuscht.

Löwe

Der Löwe wird prinzipiell von Waage, Wassermann und Stier angezogen. Zwischen diesen Sternzeichen stimmt die Chemie!

Der Löwe-Mann

Löwe-Männer beherrschen ihr Leben und wissen, was sie wollen. Sie sind stolz und robust, glauben an die eigenen Kräfte und wollen im Zentrum des Geschehens stehen. Das ist auch gut so, da sie dadurch alle Ziele erreichen und die Massen führen können. Sie sind beliebt, auch wenn sie manchmal autoritär und stur sein können. Ihr Naturell fasziniert einfach alle Menschen. Liebe und Sex sind für einen Löwe-Mann sehr wichtig. Lieben zu dürfen und geliebt zu werden sind zwei Dinge, die der Löwe braucht. Er ist sexy und erotisch und kommt schnell zur Sache. Seine Partnerin (bzw. sein Partner) kann sich glücklich schätzen – der Löwe-Mann wird sie (oder ihn) beschenken, anhimmeln und auf Händen tragen. Er ist als Partner ein Schmuckstück, der das Leben schöner macht! Wer einen Löwe-Mann zum Partner hat, sollte darauf achten, seine Versprechen zu halten, denn ein Löwe-Mann steht auch zu seinem Wort. Er braucht selten ein Vorspiel vor dem Sex, er überfällt seine Partnerin (oder seinen Partner) und bringt sie (oder ihn) zur Ekstase. Er will auch nicht sehr oft Sex, es kann aber sein, dass man mit einem Löwe-Mann regelrechte Sexorgien erlebt, denn er ist sehr ausdauernd. Der Löwe-Mann ist begeistert, wenn seine Partnerin im Bett die Kontrolle verliert, dann kann er jagen. Er will herrschen und liebt deshalb Sexpositionen, bei denen er seine Bewegungen und die der Partnerin kontrollieren kann. Missionarsstellung oder Hündchenstellung – alle Variationen sind ihm lieb. Er mag auch Oralsex und lässt sich gerne einen blasen. Sollte der Löwe-Mann längere Zeit keinen Sex haben, ist er irritiert und kann seinen Alltagspflichten nicht mehr richtig nachkommen.

Die Löwe-Frau

Die Löwe-Frau ist sexy, stolz und beherrscht. Sie will im Mittelpunkt des Geschehens stehen und hat einen sehr guten Geschmack. Sie ist modebewusst und sucht nach einem Prinzen, der nicht schwächer als sie selbst sein darf. Sie bevorzugt kräftige Prachtkerle, die sie vergöttern und ihr Sicherheit geben. Eine Löwe-Frau verliert nie den Kopf, auch im Bett denkt sie oft nach. Sie verzaubert Männer und macht sie zu Helden im Bett. Beim Sex lässt sie sich Zeit und bevorzugt meist Sexstellungen, die ihr Freiheit gewähren. So liebt sie die Reiter-, Herz- oder Lilienstellung. Man sollte nie versuchen, eine Löwe-Frau zu etwas zu zwingen, sie wird es nicht zulassen. Sie dominiert gern und übernimmt die führende Rolle beim Sex. Es ist nicht außergewöhnlich, dass eine Löwe-Frau ihren Partner auffordert, ihre Hand zu küssen. Sie liebt es, Sex bei Tageslicht zu machen, denn so kann sie sich selbst und den Partner besser sehen.

Die erogenen Zonen der Löwegeborenen sind Brustwarzen, Bauch und Rücken. Sie treiben gerne Oralsex und bekommen meistens, was sie sich wünschen. Wenn man einen Löwen am Rücken und an den Schultern streichelt, merkt man, wie aus diesem Raubtier ein Stubentiger wird.

Löwe und Löwe

Löwegeborene untereinander haben gleiche Lebensansichten, Interessen und ähnliche Gefühle. Sie sind stolz und wollen glänzen. Dadurch kann diese Beziehung jedoch zu einem Konkurrenzkampf werden. Beide verlieben sich schnell ineinander, doch schon kurze Zeit später erleben sie möglicherweise ein totales Fiasko.

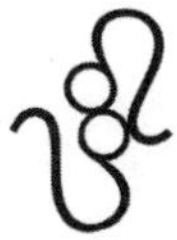

Die Kraft der männlichen bzw. weiblichen Sexualität wird neu erlebt durch die Herz-, Reiter- oder Pendelstellung.

Körperlich-energetischer Aspekt: Beim Betrachten der Grafik sieht man, wie lang die Nächte der beiden werden können. Ein Gefühl von Unendlichkeit und eine fast beunruhigende Nähe zeichnet diese Beziehung aus.

Löwe und Jungfrau

Der Löwe gehört zu den Feuerzeichen. So brennt seine Liebe wie eine Kerze in der Nacht. Man sieht ihn und spürt seine Nähe. Natürlich erwartet der Löwe diese Leidenschaft auch von der Jungfrau. Nur bekommt er sie nicht, da die Jungfrau ihre Gefühle selten offen zeigen kann. Jeden Löwen kann die Kälte der Jungfrau aus der Fassung bringen. Der Löwe hat ein großes Herz, er sieht sein Leben von oben, wie ein Falke. Die Jungfrau dagegen ist sehr geerdet und pedantisch. Sie sieht nur das, was vor ihrer Nase liegt und nervt damit den König des Sternenhimmels. Im Bett kommen beide nur in den ersten Monaten der Beziehung zurecht, danach gibt es oft Enttäuschungen.

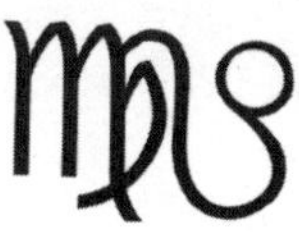

Die Kraft der männlichen bzw. weiblichen Sexualität wird neu erlebt durch die Herz- oder Venusstellung oder durch Sex im Stehen.

Körperlich-energetischer Aspekt: Das sind zwei Gegensätze, die sich jedoch im Bett magisch anziehen können. Beim Betrachten der Grafik sieht man ein Sex-Experiment der beiden, bei dem sie sich anzunähern versuchen.

Löwe und Waage

Diese beiden können sehr gut miteinander umgehen. Der königliche Löwe und die harmoniebedürftige Waage verlieben sich oft ineinander. Dieses Paar kann zu einem Traumpaar werden. Beide verstehen einander sehr gut und unterstützen das Vorhaben ihres Partners, ohne darüber lange zu diskutieren. Sie sind sehr sexy und erleben guten Sex miteinander. Sie entfalten sich, leben ihre Wünsche und sind dabei immer wieder voneinander fasziniert. Ihnen ist es nie langweilig, sie lieben sich und können einander nicht nur zufriedenstellen, sondern auch verschlingen. Beide sind ein ideales Paar!

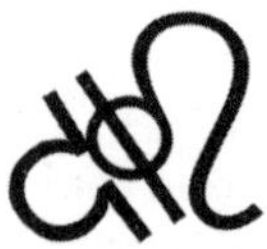

Die Kraft der männlichen bzw. weiblichen Sexualität wird neu erlebt durch die Missionars-, Herz- und Lilienstellung.

Körperlich-energetischer Aspekt: Beim Betrachten der Grafik sieht man, wie die Waage die Balance zu halten versucht und der Löwe die Basis aufbaut. Im Bett können sie ausdauernd miteinander spielen und viel Sinnlichkeit in ihrer Beziehung erleben.

Löwe und Skorpion

Vom ersten Moment an gibt es hier zwar eine enorme Anziehungskraft, aber auch Probleme und Auseinandersetzungen. Beide sind stolz und risikobereit, freiheitsliebend und offen dafür, etwas Neues zu erleben. Beide sind Lebenskünstler. In dieser Beziehung spielen sie jedoch mit dem Feuer, denn sie kann nicht funktionieren, weil die Partner sich nicht verstehen. Der Löwe verbrennt nicht selten den Skorpion mit seinem Feuer, und der Skorpion sticht den Löwen und versucht, sich zu bestätigen. So ist das Ganze schon nach relativ kurzer Zeit vorbei. Das Sexualleben zwischen beiden Sternzeichen ist jedoch sehr vielfältig und großartig! Gegenteile ziehen sich eben an, und die Erotik beider ist grenzenlos.

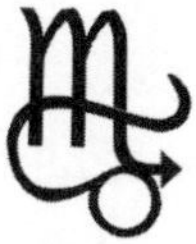

Die Kraft der männlichen bzw. weiblichen Sexualität wird neu erlebt durch intensives Kuscheln und gern auch einmal Oralsex. Körperlich-energetischer Aspekt: Löwe und Skorpion nähern sich schnell an. Im Bett können sich beide sehr gut verstehen, im realen Leben jedoch nicht. Sie erleben ihre Höhepunkte durch Tausende von Küssen.

Löwe und Schütze

Beide sind dominant und gehören zu den Feuerzeichen. Sie wollen Autoritäten sein und gehen stolz durchs Leben. Der Löwe ist jedoch ein sehr organisierter Mensch, der Schütze dagegen oft chaotisch und widersprüchlich. Den Löwen ärgert die Angewohnheit des Schützen, seine Nase überall hineinzustecken, und der Schütze versteht nicht, warum der Löwe über vielen Dingen stehen kann. Im Bett ist diese Beziehung jedoch akzeptabel, beide können sich ausleben. Die Frage ist nur, wie lange es gut geht.

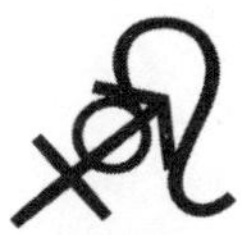

Die Kraft der männlichen bzw. weiblichen Sexualität wird neu erlebt durch die Hündchen- oder die Herzstellung.
Körperlich-energetischer Aspekt: Beim Betrachten der Grafik sieht man, wie beide versuchen, sich nah zu sein und auch wieder loszulassen. Sie leben in verschiedenen Dimensionen, was sich auch im Bett negativ äußern kann. Der Schütze hat eine lose Zunge und bringt den Löwen nicht nur beim Sex zum Wahnsinn.

Löwe und Steinbock
Dieses Paar ist sehr ungewöhnlich: der Löwe, dem alles gelingen kann, und der geerdete, stabile Steinbock, der sich alles durch seine Kraft erarbeiten muss. Der Löwe wird durch die sexuelle Energie des Steinbocks oft irritiert. Nach kurzer Zeit wird es dem Löwen einfach zu viel, und er geht wieder seiner Wege.

Die Kraft der männlichen bzw. weiblichen Sexualität wird neu erlebt durch die Herz- und die Missionarsstellung sowie Sex im Stehen von hinten.
Körperlich-energetischer Aspekt: Beim Betrachten der Grafik sieht man die Dominanz beider Sternzeichen. Sie passen im Bett jedoch gut zusammen und gehen aufeinander zu.

Löwe und Wassermann
Beide ziehen sich magisch an. Solche Beziehungen sind oft karmisch. Beide kennen sich aus dem Vorleben und empfinden eine starke Anziehungskraft. Sie verlieben sich, und nach kurzer Zeit geht diese Liebe oft in Freundschaft über. Sie haben verschiedene Ansichten, können jedoch miteinander sehr viel im Leben aufbau-

en. Sie werden dann oft zu Geschäftspartnern und leben eine Beziehung, die nicht auf sexueller, sondern eher auf finanzieller Basis funktioniert. Sie haben viel Fantasie im Bett und leben ihre Erotik perfekt aus. Nur der Löwe würde sie gerne öfter erleben. Der Wassermann kann sich dadurch überfordert fühlen.

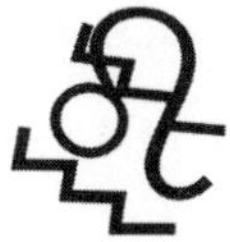

Die Kraft der männlichen bzw. weiblichen Sexualität wird neu erlebt durch die Herzstellung und Fesselspiele.
Körperlich-energetischer Aspekt: Beide sind sehr sexy. Leider kommen sie durch Stress im Alltag nicht sehr oft zum Sex. Beim Betrachten der Grafik sieht man viel Aktivität und Harmonie. Die beiden liegen miteinander im Bett und umarmen sich.

Löwe und Fische
Diese Beziehung ist schwierig. Die sexuelle Begegnung entspricht dem Aufeinandertreffen von Feuer und Wasser. Beide sind so verschieden, dass es irgendwann einfach keine Themen mehr zu bereden gibt. Dem Löwen erscheint der Fisch als langweilig und dem Fisch der Löwe als chaotisch. Der Löwe kann nicht immer verstehen, wieso der Fisch so ruhig und gelassen sein kann. Der Fisch wiederum versteht nicht, warum der Löwe ihn so leicht manipuliert.

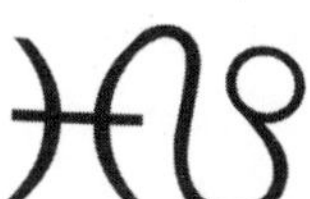

Die Kraft der männlichen bzw. weiblichen Sexualität wird neu erlebt durch die Reiter-, Lilien- und Herzstellung.
Körperlich-energetischer Aspekt: Löwe und Fisch sind wie Feuer und Eis. Es zischt zwischen ihnen, wenn sie im Bett sind und sie versuchen, sich gegenseitig zu erobern. Beim Betrachten der Grafik sieht man, wie beide Partner zu einem Gesamten verschmelzen können. Im Bett können sie sich gut ausleben, im realen Leben leider meist nicht.

Löwe und Widder

Diese Verbindung verspricht viel Leidenschaft im Bett. Beide Partner haben sehr viele Gemeinsamkeiten. Ihre Charaktere ähneln sich ebenso wie ihre Vorlieben. Der Widder muss allerdings aufpassen, dass er den Löwen nicht verärgert. Wenn der Widder den Löwen nicht begehrt, beißt ihn der Löwe. Harmonie im Sexualleben kann jedoch alle Auseinandersetzungen wieder bereinigen. Dies kann eine Lebensbeziehung mit Liebe, Sex und Begierde werden.

Die Kraft der männlichen bzw. weiblichen Sexualität wird neu erlebt durch die Missionars-, Hündchen- und Löffelchen-Stellung.
Körperlich-energetischer Aspekt: Beim Betrachten der Grafik sieht man, wie sich beide gegenseitig nähren. Die Dominanz des Löwen bringt den Widder dazu, sich zu öffnen.

Löwe und Stier

Leidenschaft, Feuer und Stabilität – das sind die Bausteine dieser Beziehung. Beide empfinden viel Liebe füreinander und sind aufeinander fixiert. Diese Beziehung ist sehr lustbetont und erotisch. Beide Parteien ergänzen sich gut, können jedoch einander auch dominieren. So kann es zu einem Kampf der Geschlechter kommen.

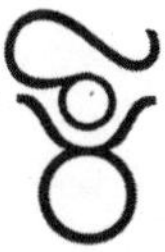

Die Kraft der männlichen bzw. weiblichen Sexualität wird neu erlebt durch die Herz-, Schmetterlings- und Reiterstellung.
Körperlich-energetischer Aspekt: Beim Betrachten der Grafik sieht man viel Ergänzung und Intimität.

Löwe und Zwillinge
Dieses Paar kann sich glücklich schätzen. Beide ziehen einander magisch an: der seelenvolle Löwe und der geistig bewegliche Zwilling. Sie können guten Sex erleben und kommen immer wieder auf neue Ideen. So kann diese Beziehung jahrelang halten.

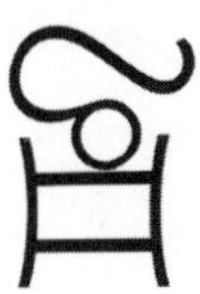

Die Kraft der männlichen bzw. weiblichen Sexualität wird neu erlebt durch die Venus- oder Missionarsstellung sowie oralen Sex.
Körperlich-energetischer Aspekt: Beim Betrachten der Grafik sieht man viel Leidenschaft und den Kontakt der beiden Partner.

Löwe und Krebs
Die beiden ziehen sich magisch an und kommen miteinander gut aus. Der Löwe zeigt sich in seiner ganzen Pracht und der Krebs be-

wundert ihn. Der Löwe lernt vom Krebs, wie man seine Gefühle leben kann und zeigt diesem, wie man sich anderen präsentiert. Der Löwe lehrt den Krebs, seine Gefühle zu zeigen und in die Offensive zu gehen. Beide können einander vieles verzeihen, ihr Energieaustausch funktioniert perfekt!

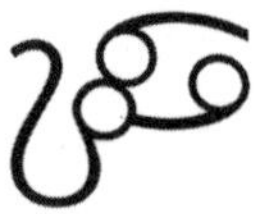

Die Kraft der männlichen bzw. weiblichen Sexualität wird neu erlebt durch Sex im Stehen sowie die Herzstellung.
Körperlich-energetischer Aspekt: Diese Verbindung ist ein Beispiel für Sex ohne Grenzen. Beim Betrachten der Grafik sieht man viel Leidenschaft und Intimität.

Jungfrau

Die Jungfrau findet in Skorpion und Steinbock ihre Lustpartner. Bei beiden kann sie in tiefe Emotionen abtauchen.

Der Jungfrau-Mann

Jungfrau-Männer sind immer im Stress und beschäftigt. Sie versuchen die Welt zu verbessern und erscheinen oft pedantisch und materiell eingestellt. Sie wollen sich absichern und haben viel Disziplin. Sie sind oft kleinlich, kritisch und kontrollieren gerne andere. Sie sind aber auch liebevoll und hilfsbereit. Der Jungfrau-Mann ist gutmütig, mutig und verantwortungsvoll. In der Liebe will er die Qualität der Gefühle kennenlernen, deshalb geht er in seinem Leben verschiedene Beziehungen ein. Er ist praktisch veranlagt und öffnet sich nur schwer. Im Bett liebt er eher »sterilen Sex«. Man wird einem Jungfrau-Mann echte Freude bereiten, wenn man sich vor dem Geschlechtsverkehr wäscht. Beim Sex ist er sehr offen und kann sich seiner Partnerin anpassen. Jungfrau-Männer sind sehr zärtlich, aber nicht emotional genug. So lädt er selten eine Dame zum Essen ein, weil er es sich einfach nicht traut! Und wenn doch, dann muss seine Partnerin pünktlich sein. Eine Jungfrau ist nämlich selbst sehr pünktlich und erwartet dasselbe von ihrem Partner. Man sollte sich nicht wundern, wenn der Jungfrau-Mann, sollte er bei seiner Herzensdame übernachten, nicht nur eine frische Unterhose, sondern auch sein komplettes Rasierzeug, die eigene Zahnpasta, Zahnbürste, Hausschuhe sowie den Wecker mitbringt. Beim Sex fragen Jungfrau-Männer meistens nach, was der Partnerin bzw. dem Partner im Bett gefällt. In der Öffentlichkeit zeigen sie sich eher distanziert. Sie sind selbst nicht vulgär und hassen es, mit vulgären Menschen etwas zu tun zu haben.

Wenn man mit einem Jungfrau-Mann ins Bett geht, sollte man immer daran denken, dass er keine große sexuelle Fantasie hat, jedoch Vorschläge gerne annimmt. Also sollte man ihm sagen, was man ausprobieren will, denn er macht alles mit. Viele Jungfrau-Männer sind schnell erregt, wenn sie einen Pornofilm ansehen oder beim Masturbieren zuschauen. Deshalb schauen sie oft Sex im Internet an.

Die Jungfrau-Frau

Frauen dieses Sternzeichens sind meist sehr zurückhaltend, diszipliniert und gut erzogen. Oft provozieren sie andere Menschen, weil sie zu kleinlich oder pedantisch erscheinen. Sie kontrollieren gerne ihren Partner und bringen ihn damit gegen sich auf. Andererseits sind Jungfrau-Frauen rein im Herzen. Sie fühlen sich für andere verantwortlich und versuchen, die Welt zu verbessern. Sie sind neugierig, häuslich und erfinderisch. Eine Jungfrau-Frau ist meist sehr praktisch und hat ihr Leben sehr genau geplant. Sie ist klug und redegewandt, man kann sie jedoch leicht verärgern. Oft sind diese Frauen eigensinnig und launisch, sie können aber auch behutsam und gütig sein. Sie sind sehr sexy, ziehen viele Männer an und verdrehen ihren Liebhabern den Kopf. Sie sind zärtlich und legen großen Wert auf Sauberkeit. So ist es nicht verwunderlich, wenn eine Jungfrau-Partnerin vor dem Sex fragt: »Hast du schon die Zähne geputzt und deine Füße sowie deinen Penis gewaschen?« Sie liebt es, wenn der Partner ihr zuhört und das macht, was sie sagt. Wer gehorcht, wird belohnt. So kommt es oft vor, dass sie ihrem Partner vorschlägt, ein gemeinsames Bad vor dem Sex zu nehmen, und hält das für das Normalste der Welt. Sie sieht Sex als normalen physischen Ablauf für den Körper. So macht sie nur äußerst selten ihrem Partner Komplimente, wenn er gut im Bett war. Sie selbst liebt den Oralsex und das Lecken. Von den verschiedenen Liebesstellungen bevorzugt sie eher solche, bei denen sie auf dem Rücken liegen bleibt.

Menschen mit Sternzeichen Jungfrau sind sehr empfindsam. Ihre Oberschenkelinnen- wie -außenseiten, ihr Bauch und die Brustwarzen gehören zu den wichtigsten erogenen Zonen. Sie lieben leichte Bauch- und Brustmassagen sowie zärtliches Beißen in Oberschenkel und Po.

Jungfrau und Jungfrau

Diese Beziehung kann lange halten, da beide Partner sehr offen miteinander umgehen. Je nachdem, ob der Partner aktiv oder eher passiv veranlagt ist, erleben beide ihre Leidenschaft entweder sehr spontan oder nach einem Wochenplan. Jungfraugeborene planen ihr ganzes Leben komplett durch, deshalb muss auch beim Sex alles stimmen. In einer Jungfrau-WG ist es immer blitzsauber, die Teppichfransen müssen gekämmt werden, alle Töpfe glänzen und auch die Lampen werden regelmäßig entstaubt. Wenn man solch ein Paar besucht, muss man sich nicht wundern, dass es in seiner Wohnung wie in einem Museum aussieht, und man fragt lieber nach, ob man sich setzen darf.

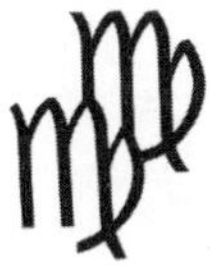

Die Kraft der männlichen bzw. weiblichen Sexualität wird neu erlebt durch die Lilien- und Pendelstellung oder die umgekehrte Reiterstellung.
Körperlich-energetischer Aspekt: Beide passen zueinander, auch im Bett. Sie können sich austoben und genießen die körperliche Nähe. Beim Betrachten der Grafik sieht man, dass beide gut aufeinander eingestimmt sind.

Jungfrau und Waage

Das ist ein interessantes Paar, das mehr oder weniger gut miteinander zurechtkommt. Die Jungfrau versucht, die Waage zu dominieren, und die Waage versucht, sich zu befreien. Zuerst erlebt die Jungfrau in dieser Beziehung den 7. Himmel, dann den schnöden Alltag. Die Waage zieht durch ihre offene Art viele Menschen an. So bekommt die Jungfrau viel Konkurrenz. Beide können gute Geschäftspartner sein, im Bett ist es irgendwann jedoch nur noch ein Desaster.

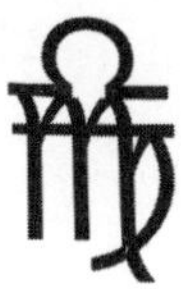

Die Kraft der männlichen bzw. weiblichen Sexualität wird neu erlebt durch Oralsex oder das Reiben des erigierten Penis zwischen den Brüsten.
Körperlich-energetischer Aspekt: Beim Betrachten der Grafik sieht man Leidenschaft und Reiz. Beide können einander erregen. Die

Waage versucht jedoch immer, oben zu bleiben und zu bestimmen. Sie spielen gern ein Unten-und-oben-Spiel.

Jungfrau und Skorpion

Zuerst bringt diese Beziehung Spannungen mit sich. Der Skorpion reizt die Jungfrau mit seiner Sexualität und reißt sie aus ihrem gewöhnlichen Leben, und die Jungfrau ärgert den Skorpion mit ihrer Pedanterie. Sie will ihn aber behalten, da die Erotik für sie wichtig ist. So wird die Jungfrau schnell zum Opfer. Mit der Zeit passen sich beide jedoch meistens sehr gut einander an, und so wird diese Beziehung stabil. Die Jungfrau ist das einzige Sternzeichen, das den Skorpion in der Beziehung halten kann. Und der Skorpion das einzige, das sie nicht gehen lässt. Beide sind wie zwei Magnete, die einander anziehen.

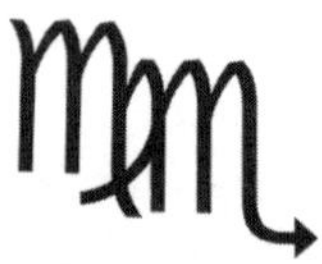

Die Kraft der männlichen bzw. weiblichen Sexualität wird neu erlebt durch die Löffelchen- oder Schildkrötenstellung sowie durch Sex im Stehen.
Körperlich-energetischer Aspekt: Beim Betrachten der Grafik sieht man, wie der Skorpion die Jungfrau besteigt. Der Kuschelkönig Skorpion schubst die erregte Jungfrau hin zum Orgasmus.

Jungfrau und Schütze

Hier geht es nur darum, wer beherrscht wen und wer hält länger aus? Spannungen in dieser Beziehung werden zum Alltag. Die sparsame Jungfrau kann meist nicht verstehen, warum der Schütze so viel Geld ausgibt. Der Schütze versteht wiederum nicht, wie man so sparsam sein und sich bestimmte Dinge im Leben nicht gönnen kann. Im Bett klappt es zwar gut, der Umgang miteinander bleibt jedoch äußerst kritisch und voller Spannungen.

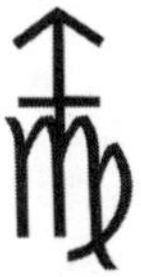

Die Kraft der männlichen bzw. weiblichen Sexualität wird neu erlebt durch Oralsex, Sex unter der Dusche und intensives Schmusen. Körperlich-energetischer Aspekt: Beim Betrachten der Grafik sieht man nicht nur viel Entfaltung, sondern auch Leidenschaft und Energie, die beide Sternzeichen im Sex erleben. Die Jungfrau fordert den Schützen und beschert ihm schöne Stunden.

Jungfrau und Steinbock
Das sind zwei Seiten einer Seele. Beide verstehen sich sehr gut und haben oft eine stabile Beziehung mit ähnlichen Interessen und Vorhaben. Der Steinbock ist jedoch oft unzufrieden: Das Geld reicht nicht, der Job nervt, die Nachbarn sind zu laut … Die Jungfrau sagt dazu »Ja, so ist es.« Dann sind beide frustriert und tauschen sich darüber aus, doch die gemeinsam empfundene Unzufriedenheit schweißt sie noch enger zusammen. Im Bett klappt es auch gut, besonders wenn man den Frust des Lebens hier abreagieren kann.

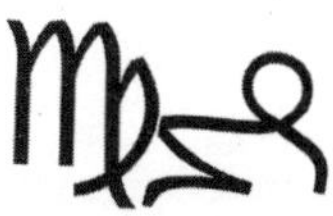

Die Kraft der männlichen bzw. weiblichen Sexualität wird neu erlebt durch analen oder oralen Sex sowie Fesselspiele.

Körperlich-energetischer Aspekt: Beim Betrachten der Grafik sieht man viel Potenzial, viel Dominanz und Neugierde. Beide können sich gut anpassen und toben sich beim Sex aus.

Jungfrau und Wassermann

Es ist selten, dass eine Jungfrau einen Wassermann anzieht und noch seltener, dass ein Wassermann eine Jungfrau anziehend findet. Beide leben in verschiedenen Welten: Die Jungfrau ist sehr geerdet und beschäftigt sich meistens eher mit dem Alltag, und der Wassermann lebt seine Ideen. Die Jungfrau will kontrollieren, und zwar alles und überall. Der Wassermann lässt sich nicht kontrollieren, da ihm seine Freiheit über alles geht. Im Bett kann es gut klappen, im realen Leben nicht, und so gehen solche Beziehungen oft sehr schnell auseinander.

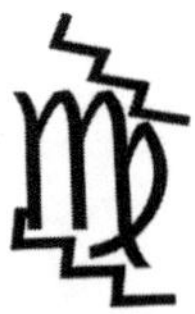

Die Kraft der männlichen bzw. weiblichen Sexualität wird neu erlebt durch die Löffelchen- und übliche oder umgekehrte Reiterstellung. Körperlich-energetischer Aspekt: Beim Betrachten der Grafik sieht man, wie beide versuchen zu verschmelzen. Sie fliehen vor dem Alltag ins Bett.

Jungfrau und Fische

Sie können sich anziehen und auch vertragen, wenn beide versuchen, Kompromisse zu schließen. Da der Fischegeborene sehr geheimnisvoll ist, die Jungfrau aber alles wissen will, ist es mit der Harmonie zwischen beiden schnell vorbei. Streitigkeiten sind deshalb keine Seltenheit.

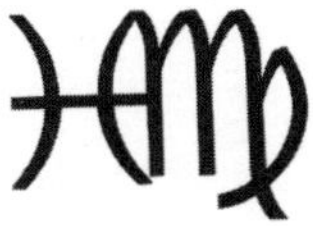

Die Kraft der männlichen bzw. weiblichen Sexualität wird neu erlebt durch die Missionars- oder Hündchenstellung und die umgekehrte Reiterstellung.
Körperlich-energetischer Aspekt: Hier herrschen Einengung und Energie. Beide besitzen jedoch genug Einfühlungsvermögen und können sich auch fallen lassen. Beim Betrachten der Grafik sieht man, wie der Fischegeborene die Jungfrau zu sich zieht.

Jungfrau und Widder
Beide ziehen sich magisch an. Wenn sie jedoch miteinander geschlafen haben, fängt die Jungfrau an zu analysieren, was dem Widder gar nicht gefällt. Die pedantische Art der Jungfrau bringt den Widder oft aus dem Gleichgewicht, was auch den Sex beeinträchtigt.

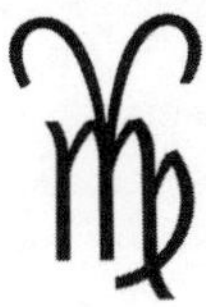

Die Kraft der männlichen bzw. weiblichen Sexualität wird neu erlebt durch die Pendel- und Herzstellung oder Oralsex.
Körperlich-energetischer Aspekt: Dieses Paar weiß, was es sich im Bett geben kann. Beide erleben sie Sexualität als erfüllend, setzen auf Sympathie und passen sich einander an. Dabei sollte der Widder eine aktive Rolle einnehmen.

Jungfrau und Stier

Der Stier versteht die Jungfrau und die Jungfrau versteht den Stier vom ersten Augenblick an. Beide sind sehr praktisch veranlagt, realistisch in ihrer Liebe und harmonieren dadurch gut miteinander. Sie lernen viel voneinander und freuen sich, einander zu haben. Nach einigen Jahren langweilen sich aber beide. Meistens ist der Stier sexuell unzufrieden, da die Jungfrau oft weniger interessiert an Erotik ist und sich mehr auf häusliche Angelegenheiten konzentriert. So kann es passieren, dass diese Verbindung langsam zu Ende geht.

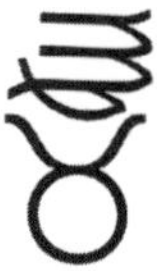

Die Kraft der männlichen bzw. weiblichen Sexualität wird neu erlebt durch Sex im Stehen, die Missionars- und die Schildkrötenstellung.

Körperlich-energetischer Aspekt: Beide Partner wissen zwar, was sie aneinander haben, können sich jedoch nicht immer fallen lassen. Sie versuchen sich gegenseitig zu fangen und zu beherrschen. Beim Betrachten der Grafik sieht man, dass der Stier eine eher passive Rolle übernehmen sollte.

Jungfrau und Zwillinge

Beide sind dominant und leben ihr eigenes Leben. Sie sind zu verschieden, um eine funktionierende Beziehung leben zu können. Kurzfristig können sich diese beiden Sternzeichen anziehen, danach folgt meistens die Trennung. In dieser Beziehung kommen die Emotionen zu kurz, und es fehlt der seelische Tiefgang. Sex allein bringt beide nicht weiter, und sie leiden, bis sie schließlich auseinandergehen.

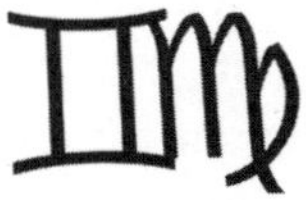

Die Kraft der männlichen bzw. weiblichen Sexualität wird neu erlebt durch die Schildkröten- und Schmetterlingsstellung.
Körperlich-energetischer Aspekt: Beim Betrachten der Grafik sieht man, dass beide Partner auch im Bett Probleme haben können. Sie sehnen sich nach Ausgleich, die Jungfrau versucht jedoch sogar im Bett das letzte Wort zu haben. So verliert der Zwilling seine Leichtigkeit und hält an den Alltagsproblemen fest.

Jungfrau und Krebs
Der geheimnisvolle Krebs fasziniert die geerdete Jungfrau. Sie spielt die Mutterrolle für ihn und kann ihm Geborgenheit bieten. Beide tauschen viel Zärtlichkeit aus und genießen die Sexualität. Die Jungfrau kann den Krebs immer wieder ausgleichen und ihm den richtigen Weg weisen.

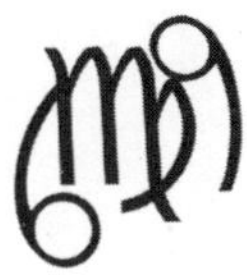

Die Kraft der männlichen bzw. weiblichen Sexualität wird neu erlebt durch die Missionarsstellung und Analverkehr.
Körperlich-energetischer Aspekt: Beim Betrachten der Grafik erkennt man, wie die Jungfrau den Krebs erobert. Im Bett können beide Partner viel Leidenschaft und wilde Spiele erleben.

Jungfrau und Löwe

Der Löwe gehört zu den Feuerzeichen. So brennt er auch in der Liebe. Man sieht ihn und spürt seine Nähe. Natürlich erwartet der Löwe dasselbe von der Jungfrau. Nur bekommt er es nicht, da die Jungfrau ihre Gefühle nicht immer offen zeigen kann. Jeden Löwen kann die Kälte der Jungfrau sehr irritieren. Der Löwe hat ein großes Herz, er betrachtet sein Leben von einer höheren Warte aus. Die Jungfrau dagegen ist sehr geerdet und penibel. Sie sieht nur das, was vor ihrer Nase passiert und nervt damit den Löwen. Im Bett kommen beide nur in der ersten Zeit der Beziehung miteinander zurecht, darauf folgt oft die Enttäuschung.

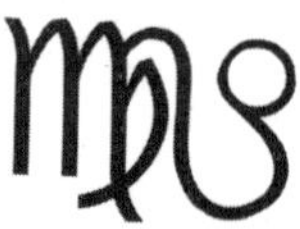

Die Kraft der männlichen bzw. weiblichen Sexualität wird neu erlebt durch die Herz- und Venusstellung sowie Sex im Stehen.
Körperlich-energetischer Aspekt: Beim Betrachten der Grafik sieht man beide Partner miteinander tanzen. Sie experimentieren im Bett und sind offen für Zärtlichkeit. Auch wenn sie zwei Gegensätze darstellen, ziehen sie sich stark an.

Waage

Eine Waage zieht Wassermann, Löwe und Widder an. Hier gehen Gefühle tief unter die Haut.

Der Waage-Mann

Waage-Männer sind echte Ästheten und haben Sinn für alles Schöne. Sie haben gute Manieren und können einen guten Eindruck bei

Frauen hinterlassen. Sie sind taktvoll, diplomatisch, können jedoch nicht »Nein« sagen. Diese Männer lieben es, sich in der Gesellschaft zu präsentieren und sind für Partnerschaften offen. Sie suchen selten nach einem One-Night-Stand, sie wollen eine echte Beziehung und sind familiär eingestellt. Sie sind kompromissbereit und finden immer eine Lösung, wenn Probleme in der Beziehung entstehen. Ein Waage-Mann ist freiheitsliebend, deshalb sollte seine Partnerin (bzw. sein Partner) wie er denken. Waagen wollen sich nicht unterordnen. Bis sie sich für eine feste Partnerschaft entscheiden, probieren sie mehrere Beziehungen aus, stets auf der Suche nach der oder dem Richtigen. Sex ist für den Waage-Mann sehr wichtig, darin kann er sich perfekt entfalten. Seine Sexspiele sind nicht immer die feurigsten, dafür aber liebevoll. Die meisten Waage-Männer können gut über die Liebe sprechen, leider reicht aber die Theorie allein nicht aus. Wer einen Waage-Mann hat, sollte die Initiative im Bett ergreifen. Wird ein Waage-Mann geführt, kann er in einen Prinzen verwandelt werden. Er ist sehr aufmerksam und will seine Partnerin (bzw. seinen Partner) in den 7. Himmel bringen. Deshalb sollte man sich nicht wundern, wenn er nach dem Sex fragt: »War ich gut? Hast du einen Orgasmus gehabt?« Seine erogenste Zone sind seine Hoden. Und er liebt Exotik. Es erregt ihn, wenn nebenbei ein Erotikfilm oder schöne Musik im Hintergrund läuft. Viele Waage-Männer lieben Gruppenspiele, weshalb ihre Wohnungen oft mehrere Spiegel haben, die ihnen das Gefühl geben, Teil einer Gruppe zu sein. Manche stehen auch auf einen flotten Dreier oder Vierer. Sie lieben alles in Bezug auf Sex, nur vulgär darf es nicht sein.

Die Waage-Frau

Waage-Frauen sind elegant und sexy. Oft wachen sie in einem fremden Bett auf und fragen sich, wo sie denn hier gelandet sind. Nach außen zeigen sie eine harte Schale, in Wahrheit sind sie aber meist sehr weich. Eine Waage-Frau kann zunächst sehr abweisend wirken, doch dann ist sie nach kurzer Zeit wie ausgewechselt und will unterhalten werden. Sie ist launisch, aber warmherzig. Die Waage-Frau kann einen Mann in einer Sekunde um den Finger wickeln. Sie kann sich gut anpassen und fühlt sich, egal, wo sie ist, wie zu Hause. Im Bett ist sie meistens offen und emotional, im Alltag hingegen erscheint die Waage-Frau eher reserviert. Beim Liebesakt kann sie sich voll entfalten, nur für eine dauerhafte Beziehung reicht es meistens nicht. Der Partner erlebt zwar mit ihr sehr viel Lust im Bett, wird aber im Alltagsleben oft übergangen und kann mit der manchmal etwas groben Art der Waage-Frau nicht umgehen. Die Waage-Frau will sich ausleben, aber ihr Kopf sagt oft: »Stopp!« Sie bevorzugt ein schönes Ambiente und will vom Partner körperlich erobert werden. Mit einer Waage-Frau als Partnerin sollte man versuchen, viel Romantik in die Beziehung zu bringen. Sie liebt Massagen, Berührungen und Zärtlichkeit. So kann man ihre Schultern massieren und dann zum Rücken übergehen. Sie mag es auch, wenn man ihre Schenkel massiert und ihre Brüste berührt, denn sie liebt ihren Körper. So bewundert sie sich auch gern während des Sexes in einem Spiegel. Waage-Frauen wollen für ihre Liebe belohnt und gelobt werden. Viele stehen auch auf Fetische und lieben es, wenn der Partner ihre Füße begehrt oder ihre Haare vergöttert. Sie sind begeistert, wenn er ihren Kopf massiert und ihr dabei Komplimente macht. Meist bevorzugen sie Stellungen, bei denen der Partner hinten ist.

Da die Waage sehr sensibel ist, sind ihre erogenen Zonen auf dem ganzen Körper zu finden: vom Po über die Schenkel bis zum Kopf. Um die Waage sexuell zu erregen, beginnt man am besten mit ihren Pobacken.

Waage und Waage

Eine Beziehung dieses Paares kann sehr stabil sein. Beide lieben sich und ergänzen sich erotisch perfekt. Dieses Paar ist elegant, sexy und modisch. Beide versuchen, sich und anderen Menschen zu gefallen. Vieles davon ist jedoch nur Fassade. Mit der Zeit entwickeln sich beide eher zu Freunden, Sex wird zur Routine und uninteressant, bis sie sich irgendwann trennen und verschiedene Wege gehen.

Die Kraft der männlichen bzw. weiblichen Sexualität wird neu erlebt durch die Schmetterlings- und Herzstellung sowie ausgedehntes Kuscheln.
Körperlich-energetischer Aspekt: Beim Betrachten der Grafik sieht man viel Romantik und Dualität im Bett. Beide können sich ausleben, es ist Leidenschaft pur.

Waage und Skorpion
Da die Waage mehr mit dem Kopf als mit dem Herzen liebt, wird diese Beziehung irgendwann zur Hölle. Der mit dem Herzen denkende Skorpion wird in dieser Beziehung oft verletzt und kapituliert irgendwann. Die Waage will mit der Zeit auch weniger Sex und dafür mehr Gesprächsstoff. Dann verschwindet der Skorpion dorthin, wo es vielleicht nicht so schön, dafür aber sexuell interessanter und erotischer ist.

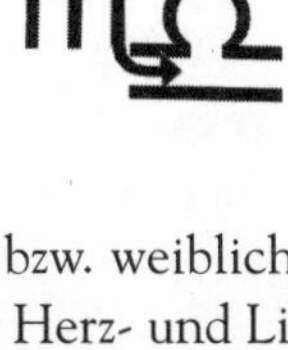

Die Kraft der männlichen bzw. weiblichen Sexualität wird neu erlebt durch die Missionars-, Herz- und Lilienstellung.

Körperlich-energetischer Aspekt: Beim Betrachten der Grafik sieht man, wie der Skorpion die Waage im Bett erobert. Diese Beziehung ist legendär. Sie ist ein ständiges Entdecken neuer Bedürfnisse.

Waage und Schütze

Beide verstehen sich sehr gut. Sie können analysieren und diskutieren. Leider wird diese Beziehung für beide mit der Zeit aber zu langweilig. Der Schütze will mehr, er ist unruhig und hilfsbereit, was eine Waage nie versteht. Für den Schützen ist die Waage zu harmoniebedürftig, er braucht mehr Aktivität. Die Waage kann ihm das aber nicht bieten. Solche Beziehungen pendeln hin und her: Der Schütze versucht immer wieder zu verschwinden, kehrt aber wieder zurück, weil er bei der Waage seinen Ausgleich finden kann.

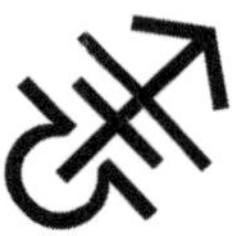

Die Kraft der männlichen bzw. weiblichen Sexualität wird neu erlebt durch Oralsex und das Stoßen des Penis zwischen die Brüste. Körperlich-energetischer Aspekt: Beim Betrachten der Grafik sieht man viel Erregung und emotionale Tiefe. Beide können sich gut ineinander einfühlen.

Waage und Steinbock

Beide kommen miteinander gut zurecht. Der Steinbock vergöttert die oft pedantische Waage. Die Waage sieht im Steinbock ihren Beschützer und vergöttert ihn dafür ebenfalls. Sie können sich lieben, erotisch gesehen passiert zwischen beiden aber nicht viel. Beide sind Denker und sehen den Sex eher als Zugabe.

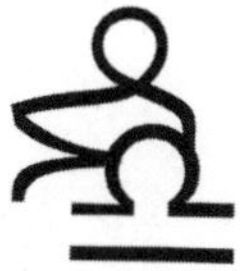

Die Kraft der männlichen bzw. weiblichen Sexualität wird neu erlebt durch die Missionarsstellung, Fingerspiele und Oralsex. Körperlich-energetischer Aspekt: Beide Partner versuchen, die goldene Mitte zu finden. Sie sind gelenkig und leidenschaftlich. Hier ersteht der Phönix aus der Asche! Beim Betrachten der Grafik sieht man, wie die Waage den Steinbock erobert.

Waage und Wassermann
Sexuell passen sie perfekt zueinander. Beide lieben ihre Freiheit und können sich ausleben. Sie geben einander auch genügend Freiraum. So kann diese Beziehung jahrelang halten. Dieses Paar ist ein Traumpaar, wenn beide einander so akzeptieren, wie sie sind.

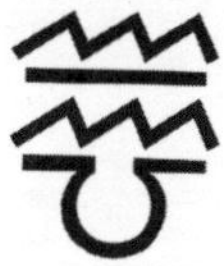

Die Kraft der männlichen bzw. weiblichen Sexualität wird neu erlebt durch Sex im Wasser und die Lilien- oder Herzstellung. Körperlich-energetischer Aspekt: Beim Betrachten der Grafik sieht man mehr Ruhe als Aktivität. In dieser Beziehung gibt es viel Selbstliebe, Bestätigung und Herzlichkeit.

Waage und Fische

Diese Beziehung ist echt karmisch. Beide haben im Vorleben das Gelübde abgegeben, sich in diesem Leben wieder zu treffen, um verschiedene Dinge zu klären. Der Fischegeborene liebt es, seine Gefühle zu zeigen, was die Waage aber schockieren und irritieren kann. So geht diese Beziehung oft schnell in die Brüche oder beide erdulden sich jahrelang, bis einer einen Nervenzusammenbruch erlebt.

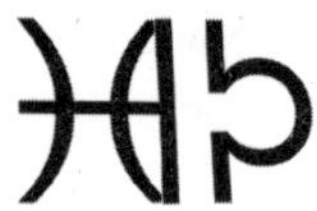

Die Kraft der männlichen bzw. weiblichen Sexualität wird neu erlebt durch Sex im Stehen, gerne auch von hinten, und die Venusstellung.

Körperlich-energetischer Aspekt: Beim Betrachten der Grafik sieht man, wie sich beide vereinigen. Sie können sich endlos miteinander vergnügen. Für beide ist die Freiheit sehr wichtig, im Bett sind sie jedoch eins.

Waage und Widder

Sie sind sehr verschieden, ziehen sich jedoch mehr als magisch an. Sie finden sich selbst sehr sexy und können einander verführen. Der Widder ergreift meistens die Initiative und überrumpelt die Waage mit seiner sexuellen Lust. Die Waage findet das erregend und zieht mit. Doch sollte die Waage aufpassen, denn ihr logisches Denken zerstört die Erotik des feurigen Widders. Deshalb macht sich der Widder bald wieder aus dem Staub und lässt die Waage allein zurück.

Die Kraft der männlichen bzw. weiblichen Sexualität wird neu erlebt durch die Venusstellung und Oralsex.
Körperlich-energetischer Aspekt: Beim Betrachten der Grafik sieht man, wie sich beide fallen lassen können und einander ihre Liebe zeigen.

Waage und Stier
Sie erregen sich gegenseitig! Kurz nach dem Erobern verlieren aber beide Partner meistens das Interesse daran, die Beziehung weiterzuführen. Der Stier hat Schwierigkeiten mit der Art der Waage, die hin- und herpendelt und nicht weiß, was sie will, und die Waage mit der Langsamkeit des Stiers. Die Waage ist feinfühliger als der Stier, weshalb sich beide letztendlich meist zerstreiten.

Die Kraft der männlichen bzw. weiblichen Sexualität wird neu erlebt durch Analverkehr, den sogenannten Schenkelsex und intensive Zungenküsse.
Körperlich-energetischer Aspekt: Beim Betrachten der Grafik sieht man, wie beide das Gleichgewicht halten. Sie lieben es, sich im Bett gegenseitig zu beglücken. Man sieht auch, wie die Waage den Stier erobert. Oft spielen sie SM-Spiele miteinander und lieben viel Körperkontakt.

Waage und Zwillinge
Das kann ein harmonisches Paar werden. Beide Sternzeichen wissen, was sie wollen, und lieben es, miteinander zu sprechen. Genau das braucht der Zwilling, und genau das kann ihm die Waage geben. Beide können sich gut amüsieren, gehen gerne aus und genießen das Leben. Solche Beziehungen können lange halten, da es beiden Partnern nie langweilig wird.

Die Kraft der männlichen bzw. weiblichen Sexualität wird neu erlebt durch die Hündchen-, Löffelchen- und Reiterstellung.
Körperlich-energetischer Aspekt: Beim Betrachten der Grafik sieht man, dass beide gut zusammenpassen. Sie erleben im Bett einen echten Schwebezustand.

Waage und Krebs
Der vorsichtige Krebs liebt die Waage, die im zeigt, wie er aus seiner Deckung herauskommen und sich zeigen kann. Die Waage profitiert dabei von der Gefühlswelt des Krebses und lernt von ihm, »Nein« zu sagen. Es gibt jedoch in dieser Beziehung immer wieder Probleme: Der Krebs lebt nach seinen eigenen Gesetzen, die Waage dagegen orientiert sich eher an der Meinung der Gesellschaft, was der Krebs komplett ablehnt. Das kann immer wieder zu Konflikten führen.

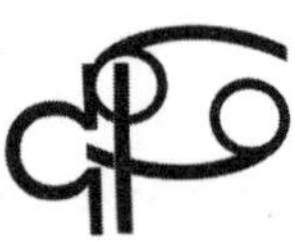

Die Kraft der männlichen bzw. weiblichen Sexualität wird neu erlebt durch die Missionars-, Lilien- und Herzstellung.
Körperlich-energetischer Aspekt: Beim Betrachten der Grafik sieht man viel Ausdauer. Routine sollte in dieser Partnerschaft vermieden werden. Es kommt oft vor, dass beide irritiert sind.

Waage und Löwe
Beide können sehr gut miteinander umgehen. Der königliche Löwe und die harmonische Waage verlieben sich oft ineinander. Dieses Paar kann zu einem Traumpaar werden, denn sie verstehen einander sehr gut und unterstützen die Vorhaben des Partners, ohne groß darüber zu diskutieren. Beide sind sehr sexy und erleben auch guten Sex. Sie entfalten sich, leben ihre Wünsche und sind immer wieder voneinander fasziniert. Ihnen wird es nie langweilig, sie lieben sich und können einander nicht nur zufriedenstellen, sondern regelrecht verschlingen.

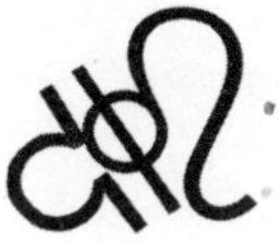

Die Kraft der männlichen bzw. weiblichen Sexualität wird neu erlebt durch Anal- und Oralverkehr sowie Sex, der die Brüste einbezieht.
Körperlich-energetischer Aspekt: Beim Betrachten der Grafik sieht man Sinnlichkeit und Hingabe. Man erkennt leicht die besondere Stellung, in der der Löwe in die Waage eindringt.

Waage und Jungfrau
Dies ist ein interessantes Paar, es kommt mehr oder weniger gut miteinander zurecht. Die Jungfrau versucht die Waage zu dominieren, die Waage versucht sich zu befreien. Jungfrauen erleben in ei-

ner solchen Beziehung zuerst den 7. Himmel, dann aber grauen Alltag. Die Waage hat durch ihre Offenheit einen großen Freundeskreis, was der Jungfrau Schwierigkeiten bereitet. Beide können zu guten Geschäftspartnern werden, aber ihr Sexualleben wird auf Dauer keine Erfüllung bringen.

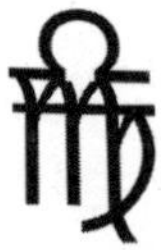

Die Kraft der männlichen bzw. weiblichen Sexualität wird neu erlebt durch die Venus- und Missionars- oder die umgekehrte Reiterstellung.
Körperlich-energetischer Aspekt: Beide genießen im Bett den Wechsel von oben und unten und können ihre Träume miteinander voll und ganz ausleben.

Skorpion

Der Skorpion zieht Fische und Stiere magisch an. Mit diesen Sternzeichen gestaltet sich der Alltag sehr erotisch.

Der Skorpion-Mann

Skorpion-Männer sind erotisch und leidenschaftlich. Sie sprühen vor Energie, sind provokativ und verführerisch. Frauen schmelzen buchstäblich dahin, wenn sie einen Skorpion vor sich haben. Der Skorpion ist ein guter Psychologe, der individualistisch handelt. Er ist gefühlsbetont und kann gut zuhören, was seine Partner zu schätzen wissen. Die negative Seite von Skorpionen ist ihre Aggressivität. Sie können lange Zeit unter Spannung stehen und dadurch zynisch oder unangenehm auf ihre Umgebung wirken. Der Skorpion-Mann ist wählerisch, wenn es um die Liebe geht. Er liebt es, sich zeigen zu können und auch, wenn seine Partnerin (bzw. sein Partner) ihn bewundert. Skorpion-Männer verwandeln ihr Leben in ein Theaterstück, in dem sie die Hauptrolle spielen. Sie lieben die Freiheit, sind aber gleichzeitig wahre Familienmenschen. Liebe ist für Skorpione etwas Magisches, die Sexualität spielt dabei die größte Rolle. So gehört der Skorpion-Mann zu den besten Liebhabern dieser Welt! Er ist temperamentvoll und will deshalb die erste Geige im Bett spielen. Sex ist für ihn die Kunst, die Energien fließen zu lassen, deshalb interessiert er sich auch für Tantra und Kamasutra. Er kennt die Frauen und weiß, was sie wollen. Seine erotische Ausstrahlung und Fantasie kennt keine Grenzen. Für ihn existieren keine Tabus, er ist für seine Umgebung zugänglich wie ein offenes Buch. Im Bett kann er seiner Partnerin (oder seinem Partner) mehrere Höhepunkte verschaffen. Er mag oft Vorspiele, die mit SM vermischt sind. Er zieht an den Brustwarzen, beißt in sie, saugt an den Fingern, klatscht auf die Pobacken und kratzt den Rücken der Partnerin (bzw. des Partners) auf. Das erregt ihn und so kann er sich sexuell voll entfalten. Der Skorpion-Mann liebt es, wenn seine Partnerin seine sexuelle Kraft und Genitalien lobt und sich über seine Künste im Bett wundert. So kann er stundenlang sein Spiel spielen und mehrere Male nacheinander kommen. Er liebt auch Wasserspiele – Sex in der Badewanne ist mit ihm ein himmlisches Erlebnis.

Die Skorpion-Frau

Skorpion-Frauen leben ihr eigenes Leben. Sie sind mutig und bekommen fast immer das, was sie wollen. Eine Skorpion-Frau plant gerne ihr Leben im Voraus. Sex ist für sie ein Teil des Alltags. Sie ist temperamentvoll und mutig, meistens mutiger als ein Mann. Sie ist ein wahres Energiebündel, herausfordernd und verführerisch. Sie ist emotional und eine gute Zuhörerin, was ihre Partner zu schätzen wissen. Negativ an der Skorpion-Frau ist ihre Aggressivität, die sie zu einer eher unangenehmen Zeitgenossin machen kann. Die Skorpion-Frau ist wählerisch, wenn es um die Liebe geht. Sie ist extrovertiert und sucht sich einen extrovertierten Partner. Skorpion-Frauen stehen gern im Mittelpunkt. Sex ist für sie eine Kunst und im Bett können sie ihre Partner zu mehreren Höhepunkten bringen. Sie lieben Vorspiele, die auch Elemente des SM beinhalten können. Sie sind sehr aktiv im Bett und können ihre Partner schnell erregen. Skorpion-Frauen sind sehr charismatisch und eifersüchtig. Sie haben meist sehr früh ihre ersten sexuellen Erfahrungen. Im Bett sind sie für fast alles offen. Ihre Energie ist unendlich, so kann eine Nacht mit einer Skorpion-Frau zu einer Ewigkeit werden. Sie verzaubert Männer und bindet sie durch ihre sexuelle Lust an sich. Ein Mann in ihren Händen ähnelt deshalb einer Maus in den Krallen einer Katze. Die Skorpion-Frau sehnt sich nach Zärtlichkeiten. So erregt sie Oralsex sowie das Streicheln ihrer Schenkel und Brüste. Im Bett aber will sie dominieren. Deshalb bevorzugt sie Sexstellungen, bei denen sie über oder hinter ihrem Partner ist. Man braucht sich nicht wundern, wenn eine Skorpion-Frau ein SM-Spielchen anfängt, in dem sie ihren Partner zu einem Sklaven macht. Viele Skorpion-Frauen mögen auch lesbische Spiele, denn dabei bleiben Sie die Herrinnen der Situation.

Skorpione haben viele erogene Zonen. Ihre Genitalien, Schenkel und der After sind dabei die wichtigsten. Sie lieben es, wenn ihr Partner sich unterordnet und spielen eine großartige dominante Rolle im Bett.

Skorpion und Skorpion

Diese Beziehung kann gut funktionieren. Im Bett ist sie voller Leidenschaft. Im Alltag kommt es jedoch häufig zu Diskussionen. Beide sind dominant und versuchen, den Partner zu beherrschen. Dieses Paar ist wie ein schwankendes Schiff auf dem Meer während eines Gewitters. Beide können nicht ohneeinander, aber auch nicht miteinander, was ein Dilemma ist.

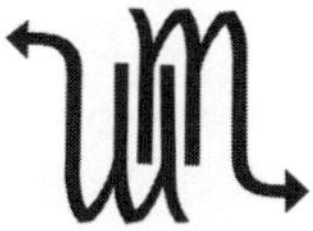

Die Kraft der männlichen bzw. weiblichen Sexualität wird neu erlebt durch die Herz- und Missionarsstellung.
Körperlich-energetischer Aspekt: Beim Betrachten der Grafik sieht man, wie sich beide in der Herzstellung vereinigen. Ihre Beziehung genießt die Langsamkeit und Dauer. Im Bett sollte man sich aber vor eigenmächtigen Egotrips hüten.

Skorpion und Schütze
Der Skorpion ist selbstbewusst und stolz auf das, was er darstellt. Der Schütze dagegen ist unstet und kann auch unausstehlich wirken. Der Skorpion fasziniert den Schützen durch seinen Sexappeal und sticht ihn immer wieder. So wird dieses Paar zu einem kämpferischen Paar. Irgendwann jedoch kapituliert der erschöpfte Schütze und verlässt das Kampffeld.

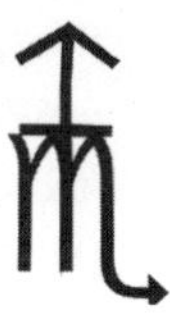

Die Kraft der männlichen bzw. weiblichen Sexualität wird neu erlebt durch die Reiter-, Lilien- und Schildkröten-Stellung.
Körperlich-energetischer Aspekt: Hier fehlt ein wenig Schwung! Beim Betrachten der Grafik sieht man, wie sich beide Partner er-

gänzen können. Sie können sich auf Dauer oder auch nur für ein Quickie annähern. Oft ist weniger bis auf Weiteres mehr!

Skorpion und Steinbock
Beide verlieben sich schnell ineinander. Sexuelle Spiele werden zum himmlischen Erlebnis. Das Problem bei diesem Paar ist jedoch, dass beide in verschiedenen Zeiten leben: Der Skorpion lebt in der Gegenwart, und der Steinbock plant die Zukunft. Wenn beide Kompromisse schließen, kann diese Beziehung gut funktionieren und beide können sich ergänzen.

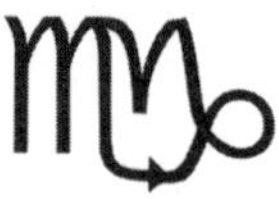

Die Kraft der männlichen bzw. weiblichen Sexualität wird neu erlebt durch Fesselspiele, intensive Zungenküsse und Oralverkehr. Körperlich-energetischer Aspekt: Beim Betrachten der Grafik sieht man beide in die Tiefe gehen. Das Thema im Bett ist, sich zu ergeben oder gar unterzuordnen. Man sieht, wie der Steinbock versucht, den Skorpion einzugrenzen und erkennt auch leicht die Fesselspiele.

Skorpion und Wassermann
Beide sind stur und dickköpfig und versuchen einander zu dominieren. Ihre Liebe ist einzigartig. Der Sex funktioniert jedoch nicht immer, da der Skorpion immer mehr verlangt, als der Wassermann geben kann. So kommt es, dass sie sich an einem Tag unendlich lieben und dann wieder miteinander streiten können. Das Hin und Her in dieser Beziehung gehört zum Alltag.

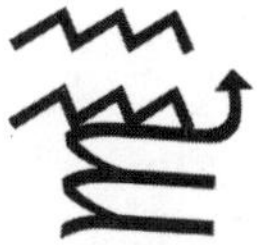

Die Kraft der männlichen bzw. weiblichen Sexualität wird neu erlebt durch ausgedehntes Kuscheln und Oralsex.
Körperlich-energetischer Aspekt: Beim Betrachten der Grafik sieht man viel Leidenschaft und Fülle. Der Wassermann versucht immer wieder, im Bett zu dominieren und oft auch abzublocken, der arme Skorpion geht deshalb sehr oft leer aus.

Skorpion und Fische
Beide lieben sich unendlich. Sie haben sich gefunden und wollen einander nie mehr loslassen. Es klappt gut im Bett und im Alltag. Sie spielen meistens ein gemeinsames Spiel, indem der Fische-Partner seine Emotionen und der Skorpion seine sexuelle Kraft nutzt.

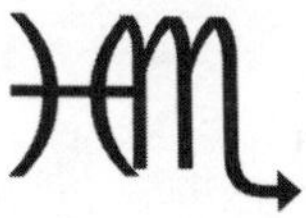

Die Kraft der männlichen bzw. weiblichen Sexualität wird neu erlebt durch die Missionars- und Pendelstellung sowie durch Schenkelsex.
Körperlich-energetischer Aspekt: Beim Betrachten der Grafik sieht man, wie beide eine Einheit bilden. Sie lieben Umarmungen und können im Bett wie eine Blume aufgehen.

Skorpion und Widder

Beide können gute Liebhaber sein. Es kommt aber oft vor, dass sich daraus eine Hassliebe entwickelt. Sie ziehen sich sexuell stark an, versuchen, sich aber gegenseitig der Freiheit zu berauben. Das zerstört alles. Zudem ist der Skorpion eifersüchtig, was den Widder abkühlt.

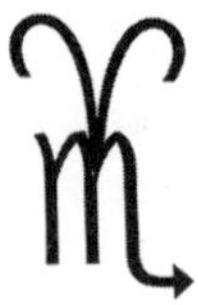

Die Kraft der männlichen bzw. weiblichen Sexualität wird neu erlebt durch Kuscheln und die Herzstellung.

Körperlich-energetischer Aspekt: Beim Betrachten der Grafik sieht man den Kampf im 7. Himmel. Beide lieben es, Geschlechtsverkehr im Liegen oder im Sitzen zu haben.

Skorpion und Stier

Zwei Dickköpfe im Kampf gegeneinander – das sind die beiden in der Beziehung und im Bett. Der Skorpion versucht zu sticheln, der Stier bemüht sich, ruhig zu bleiben, bis ihm der Kragen irgendwann doch platzt. Der Stier ist zwar dickhäutig, kann jedoch auch an die Grenzen seiner Geduld stoßen. Diese Beziehung wird meistens durch Sex aufrechterhalten. Sie haben miteinander so viel im Bett zu erleben, dass es für mehrere Inkarnationen reichen kann. Beide sind eifersüchtig und reizen sich damit. Nach einem Streit ist aber alles wieder gut, bis die nächste Auseinandersetzung kommt. Das ist eine unendliche Geschichte.

Die Kraft der männlichen bzw. weiblichen Sexualität wird neu erlebt durch Anal- und Oralverkehr sowie die Missionarsstellung. Körperlich-energetischer Aspekt: Beide können richtiggehend abheben! Sie lieben und genießen das Leben, sie ergänzen sich und sind im Bett sehr experimentierfreudig.

Skorpion und Zwillinge
Für den Zwilling ist der Skorpion zu rechthaberisch und der Skorpion nimmt den Zwilling zu ernst. Diese Kombination kann leider nicht funktionieren. Der Skorpion hält den Zwilling für leichtsinnig, und der Zwilling beschuldigt den Skorpion der Sexbesessenheit. Hier treffen völlig verschiedene Welten aufeinander. Da der Skorpion den Zwilling einengt, dauern solche Beziehungen meistens nicht sehr lang. Nach dem Sexgenuss verlässt der Zwilling oft das Liebesnest und verschwindet.

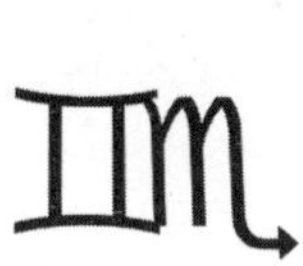

Die Kraft der männlichen bzw. weiblichen Sexualität wird neu erlebt durch die Löffelchen-, Schildkröten- und Schmetterlingsstellung.
Körperlich-energetischer Aspekt: Beim Betrachten der Grafik sieht man, wie beide ineinander einzudringen versuchen.

Skorpion und Krebs

Der Skorpion hat viel Sexappeal. Er erwartet vom Krebs, sich völlig hinzugeben, was dem Krebs aber nicht gelingt. Der Skorpion kann das nicht nachvollziehen. Der Krebs verspricht viele Dinge, die er nicht halten kann, auch im Bett – und der Skorpion stichelt so lange, bis er bekommt, was er will. Beide haben es nicht leicht miteinander. Manche Paare können aber Kompromisse schließen und dann lange gut miteinander auskommen. In seelischer Hinsicht sind sie meist weit voneinander entfernt. Der Skorpion verzaubert den armen Krebs jedoch mit seiner sexuellen Kraft, was sie meist zusammenschweißt.

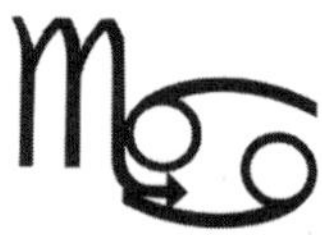

Die Kraft der männlichen bzw. weiblichen Sexualität wird neu erlebt durch die Missionarsstellung, Sex im Stehen oder von hinten. Körperlich-energetischer Aspekt: Beim Betrachten der Grafik sieht man große Herausforderungen. Beide sind leidenschaftlich im Bett und leben sich komplett aus. Der Skorpion versucht die aktive Rolle zu übernehmen, was dem Krebs sehr gut gefällt.

Skorpion und Löwe

Vom ersten Moment an gibt es zwischen diesen beiden zwar eine enorme Anziehungskraft, aber auch Probleme und Auseinandersetzungen. Was sich neckt, das liebt sich. Beide Partner sind stolz und risikobereit, frei und offen dafür, etwas Neues zu erleben. Beide sind Lebenskünstler. In dieser Beziehung spielen sie jedoch mit dem Feuer: Es kann nicht funktionieren, weil die beiden sich nicht verstehen. Der Löwe verbrennt mit seinem Feuer den Skorpion, und dieser sticht den Löwen und versucht, sich zu bestätigen. So ist die Beziehung schon bald beendet. Der Sex zwischen den beiden Sternzeichen ist sehr abwechslungsreich, im Bett sind sie großartig! Gegenteile ziehen sich eben an.

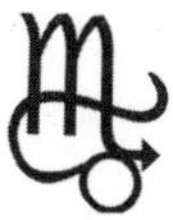

Die Kraft der männlichen bzw. weiblichen Sexualität wird neu erlebt durch Kuscheln, die Schmetterlingsstellung und Oralsex. Körperlich-energetischer Aspekt: Der Skorpion gibt dem Löwen den Kuss seines Lebens. Beim Betrachten der Grafik sieht man, wie sich beide annähern, lieben und kuscheln.

Skorpion und Jungfrau

Zuerst verläuft diese Beziehung spannungsreich: Der Skorpion erregt die Jungfrau mit seiner Sexualität und reißt sie aus dem gewöhnlichen Leben – und reagiert dann genervt auf die pedantische Jungfrau. Sie will ihn aber behalten, da die Erotik für sie wichtig ist. So wird die Jungfrau schnell zum Opfer. Beide können sich jedoch meistens einander sehr gut anpassen, was die Beziehung stabil macht. Diese beiden Sternzeichen halten mehr aneinander fest, als alle anderen. Sie sind wie zwei Magnete, die einander anziehen und nicht mehr loslassen.

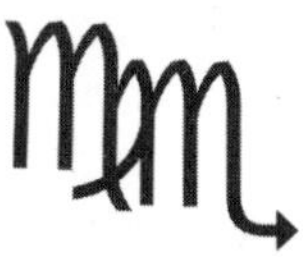

Die Kraft der männlichen bzw. weiblichen Sexualität wird neu erlebt durch die Löffelchen- oder Schildkrötenstellung und Sex im Stehen.

Körperlich-energetischer Aspekt: Beim Betrachten der Grafik sieht man, wie der Skorpion die Jungfrau schubst. Er ist der Kuschelkönig und verlangt von der eher kühlen Jungfrau oft viel zu viel im Bett.

Skorpion und Waage

Da die Waage mehr mit dem Kopf als mit dem Herzen liebt, wird diese Beziehung irgendwann zur Hölle. Der mit dem Herzen denkende Skorpion wird in dieser Beziehung oft verletzt und kapituliert irgendwann. Die Waage will mit der Zeit weniger Sex und dafür mehr Gespräche. So verzieht sich der Skorpion an Orte, wo es vielleicht nicht so schön, dafür aber sexuell ergiebiger und erotischer ist.

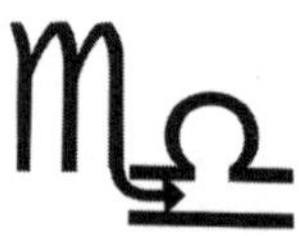

Die Kraft der männlichen bzw. weiblichen Sexualität wird neu erlebt durch Analverkehr, Oralsex und Spiele mit den Brüsten.
Körperlich-energetischer Aspekt: Beim Betrachten der Grafik sieht man eine Entdeckungsreise in unbekannte Dimensionen. Man erkennt auch, wie der Skorpion die aktive Rolle übernimmt.

Schütze

Der Schütze findet in den Sternzeichen Widder, Löwe und Schütze seine erotischen Partner. Eine dauerhafte Beziehung aufzubauen fällt dem Schützen jedoch schwer.

Der Schütze-Mann

Dieser erotische, aber eigensinnige Mann hat es nicht immer leicht, Kontakte zu Frauen zu knüpfen. Er ist ein Jäger, verbringt sein Leben mit der Jagd und lebt es wie ein Abenteuer. Er bekommt viel Liebe, ist sexy und kann sein Leben genießen. Sein Fehler ist, dass er zu geradlinig denkt und handelt. Er kennt kaum Kompromisse und versucht, immer recht zu behalten. Durch seine Art kann er verletzend sein und oft vulgär klingen. Seine Gesprächspartner verstehen ihn nicht immer. Er lebt sozusagen in einer eigenen Welt. Auch sein Humor ist nicht jedem zugänglich, wie auch nicht alle Menschen seine Ideen verstehen. Er ist immerzu beschäftigt, will die Welt verändern. So versucht er immer wieder, im Zentrum des Geschehens zu sein, was aber nicht so einfach ist. Schütze-Männer sind sehr hilfsbereit. Viele Menschen stört jedoch, dass sie auf ihren Ideen beharren und keine andere Meinung hören wollen. Ein Schütze liebt seine Freiheit und kann dadurch schwer in einer Beziehung leben. Sein Optimismus ist bewunderungswert. Er liebt das Leben und bleibt auch im Alter ein Kind. Er ist romantisch, naiv und liebt gutes Essen. Wenn man einen Schütze-Mann kennenlernt, sollte man wissen, dass der Weg zu seinem Herzen über den Magen geht. Sex ist für ihn nicht so wichtig. Er ist eher wie eine Beilage zum Essen. Wenn es aber zu einer sexuellen Begegnung kommt, dann geht es bei ihm schnell, zwar kurz, dafür aber oft. Man könnte also sagen, dass der Schütze mehr auf Quantität als auf Qualität achtet. Schützen lieben Oral- sowie Analsex, spielen gerne mit ihren Fingern und setzen sie auch beim Sex ein. Der Schütze-Mann schätzt viel Hautkontakt und liebt es, massiert zu werden.

Die Schütze-Frau

Schütze-Frauen sind humorvoll, lebensfroh und locker. Sie lieben es, zu reisen und immer in Bewegung zu sein. Eine Schütze-Frau kocht gerne und bäckt gute Kuchen. Sie knüpft leicht Kontakte, steht gerne im Mittelpunkt und möchte eine große Rolle im Leben ihres Partners spielen. Sie ist bedacht auf ihre Unabhängigkeit und gibt nur ungern ihre Meinung auf. Eine Schütze-Frau erlebt viele prägende karmische Beziehungen in ihrem Leben, wird sehr geliebt, ist sexy und kann ihr Leben genießen. Ihr Fehler ist, dass sie überaus geradlinig denkt und handelt. Sie kreiert sozusagen ihre eigene Welt. Ihre Ideen werden oft nicht verstanden, trotzdem versucht sie, die Welt zu verändern. Sie ist sehr hilfsbereit, eckt aber damit an, dass sie neben ihrer eigenen keine andere Meinung akzeptiert. Eine Schütze-Frau liebt die Freiheit und fühlt sich in einer Beziehung schnell eingeengt. Sie liebt das Leben, genießt gutes Essen, ist romantisch und manchmal naiv. Der Weg zum Herzen einer Schütze-Frau führt über den Magen. Sie schätzt aufmerksames Zuhören. Sex ist für sie nicht so wichtig. Wenn es aber zum Sex kommt, will sie schnell damit fertig werden. Sie sagt nicht »Nein« zu oralem Sex und lässt auch gerne ihre Fingern spielen. Schütze-Frauen sind moderne Amazonen – unabhängig und bestimmend. Auch im Bett versuchen sie, unabhängig zu bleiben. Die Schütze-Frau ist eine Idealistin und sucht einen Partner, der ihren Vorstellungen entspricht. Doch wenn sie einen erobert hat, verliert sie ganz schnell wieder das Interesse an ihm und versucht, sich aus der Beziehung herauszuwinden. Einer Schütze-Frau ist das Vorspiel unwichtig, sie bevorzugt erprobte Sexstellungen und dabei ist ihr der Ort egal – sie kann überall Sex haben. Sie ist naturverbunden und liebt es, Sex an den ausgefallensten Stellen im Wald oder einfach auf einem Feld zu genießen. Sollte eine Schütze-Frau homosexuell sein, so spielt sie meistens die dominante Rolle in dieser Beziehung. Sie mag Rollenspiele und ist SM–Praktiken gegenüber nicht abgeneigt.

Die erogenen Zonen von Schützegeborenen sind der Po, die Genitalien, Bauch und Füße sowie Steiß und Schenkel. Wenn man einen Schütze-Mann oder eine Schütze-Frau kennenlernt, beginnt man die Annäherung am besten, indem man mit seinen oder ihren Haaren spielt.

Schütze und Schütze

Das ist ein interessantes Paar. Beide versuchen zu dominieren, sodass diese Beziehung irgendwann zum Kampf wird. Beide wollen bestimmen, was im Alltag passiert, und sie diskutieren so lange, bis es zum Streit kommt. Kurze Zeit später vertragen sie sich wieder, bis die nächste Auseinandersetzung folgt. Im Bett sind sie eher kalt zueinander.

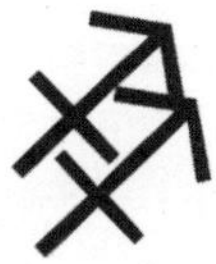

Die Kraft der männlichen bzw. weiblichen Sexualität wird neu erlebt durch die umgekehrte Reiter- oder die Missionarsstellung. Körperlich-energetischer Aspekt: Im Bett erleben beide einen Höhenflug! Sexuell kann alles möglich sein.

Schütze und Steinbock

Der Steinbock braucht Energie, die der Schütze im Überfluss hat. Dem Schützen hilft der Steinbock, wieder auf den Boden der Tatsachen zu gelangen. Beide haben ähnliche Ideen, sie teilen Interessen und Hobbys. Die Sexualität zwischen Steinbock und Schütze ist jedoch nur mittelmäßig.

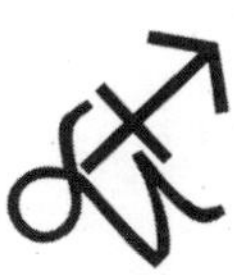

Die Kraft der männlichen bzw. weiblichen Sexualität wird neu erlebt durch die Missionarsstellung und Sex im Stehen, gerne auch von hinten.

Körperlich-energetischer Aspekt: Sie sind miteinander gut vertraut. Beim Betrachten der Grafik erkennt man leicht die Missionarsstellung wieder.

Schütze und Wassermann

Ein Schütze ist ein guter Freund, der versucht, den Wassermann in allem zu unterstützen. Sie verstehen sich gut, bis der Schütze das Leben des Wassermanns zu kontrollieren versucht. Sie schließen oft einen Pakt der Unabhängigkeit, sodass jeder sein Leben leben kann. Dadurch kann die Beziehung halten. Im Bett verstehen sich beide sehr gut und können sich komplett fallen lassen. Beide nehmen die Beziehung mit Humor.

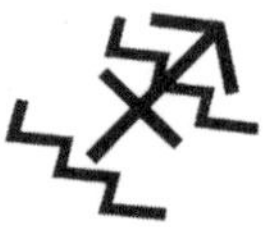

Die Kraft der männlichen bzw. weiblichen Sexualität wird neu erlebt durch Sex im Wasser oder im Stehen.

Körperlich-energetischer Aspekt: Eine Mischung aus Ekstase und Kampf macht diese Beziehung einzigartig. Der Wassermann versucht aus sich herauszugehen, der Schütze erlebt dabei seine volle sexuelle Entfaltung. So können sie dauerhaft guten Sex haben.

Schütze und Fische

Dies ist eine sehr seltene Beziehung, da beide in verschiedenen Dimensionen leben. Der Schütze ist der dominante Part in der Beziehung, und der Fischegeborene kann ihn schwer aushalten. Der Schütze sieht im Fische-Partner ein potenzielles Opfer, und dieser erkennt im Schützen einen Macho. Auch im Bett läuft es selten gut, da beide völlig verschiedene Vorstellungen von Sex haben: Der Fische-Partner braucht ein langes Vorspiel und ausdauernden Kontakt, wohingegen der Schütze möglichst schnell zum Höhepunkt kommen will.

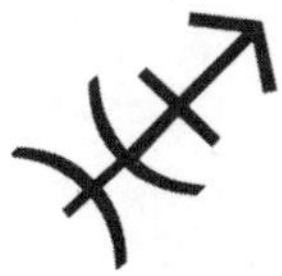

Die Kraft der männlichen bzw. weiblichen Sexualität wird neu erlebt durch die Missionarsstellung oder Oralsex.
Körperlich-energetischer Aspekt: Beim Betrachten der Grafik sieht man viel Hautkontakt und erkennt leicht den Moment des Abhebens!

Schütze und Widder
Sie können miteinander gut umgehen und sind für eine harmonische Beziehung offen. Beide verstehen sich oft ohne Worte, verlieben sich schnell ineinander und können diese Liebe bis ins Alter erhalten. Sie jagen einander und können dadurch ein feuriges Liebesspiel entwickeln. Beide sehen sich als Jäger und halten sich für den Stärksten!

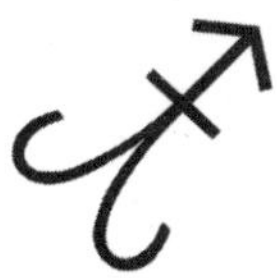

Die Kraft der männlichen bzw. weiblichen Sexualität wird neu erlebt durch intensives Kuscheln und die Missionarsstellung.
Körperlich-energetischer Aspekt: Beim Betrachten der Grafik sieht man, dass beide Partner ein Problem mit dem Zulassen haben. Sind

beide so weit, kann ihrem Glück nichts mehr im Wege stehen. Etwas Dominanz gehört in dieser Beziehung dazu. Dabei spielt oft der Schütze die aktive Rolle.

Schütze und Stier

Ein Schütze will bestimmen, der Stier ebenfalls. So kommt es oft zu einem Kampf. Die Prinzipien des Schützen sind nicht kompatibel mit der Langsamkeit des Stiers. Intim kommen beide gut miteinander aus, aber nur in der ersten Zeit. Sex allein kann die Beziehung nicht retten, weshalb beide meistens wieder auseinandergehen.

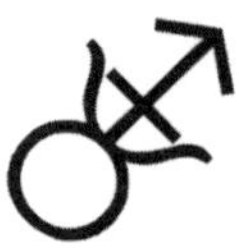

Die Kraft der männlichen bzw. weiblichen Sexualität wird neu erlebt durch Analverkehr und die Missionars- und Schmetterlingsstellung.

Körperlich-energetischer Aspekt: Beim Betrachten der Grafik sieht man etwas eher Unverbindliches. Beide können sich offen ausleben, stoßen sich ihre Hörner ab und können so ihre Vorstellungen recht gut durchsetzen.

Schütze und Zwillinge

Auch in dieser Beziehung können Probleme entstehen. Beide haben unterschiedliche Weltsichten, verschiedene Vorlieben und Hobbys. Seelisch verstehen sie sich jedoch gut. Eine solche Beziehung braucht immer wieder einen neuen Kick, sonst endet sie schneller als vermutet. Beide sind romantisch, streben Idealen nach und lieben es, das Leben voll auszukosten. Nur nicht mit diesem Partner.

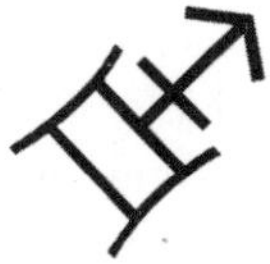

Die Kraft der männlichen bzw. weiblichen Sexualität wird neu erlebt durch Fingerspiele, die Venusstellung und Sex im Stehen. Körperlich-energetischer Aspekt: Beim Betrachten der Grafik sieht man viel sexuelle Energie. Das Paar kommt in den 7. Himmel wie mit einer Rakete!

Schütze und Krebs
Der Schütze ist der Jäger, der Krebs ist der Gejagte. Darunter leidet der Krebs sehr. Seine Gefühle werden verletzt und er versucht, alles mit der Sexualität auszugleichen. Dabei gerät der Krebs sehr oft in die Opferrolle, was ihm oft aber sogar Spaß bereitet. Im Bett sind beide wie Feuer und Wasser: So werden die Nächte lang und der Sex romantisch, allerdings ohne Worte. Auf diese Weise kommen sie miteinander zurecht, bis der Schütze irgendwann wieder auf die Jagd geht.

Die Kraft der männlichen bzw. weiblichen Sexualität wird neu erlebt durch die Löffelchen- und Pendelstellung sowie Oralsex. Körperlich-energetischer Aspekt: Beide sitzen in einem Karmakarussell. Im Bett kann es gut laufen. Es kann jedoch auch vorkommen, dass einer dem anderen das Herz bricht.

Schütze und Löwe

Beide sind dominant, gehören zu den Feuerzeichen und gehen stolz durchs Leben. Der Löwe ist dabei ein sehr organisierter Mensch, der Schütze hingegen chaotisch und widersprüchlich. Den Löwen nervt es, dass der Schütze sich überall einmischt, und der Schütze versteht nicht, warum der Löwe immer über den Dingen stehen kann. Im Bett ist diese Beziehung akzeptabel, beide können sich ausleben. Es fragt sich nur, wie lange.

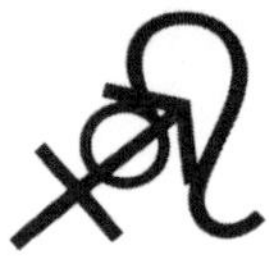

Die Kraft der männlichen bzw. weiblichen Sexualität wird neu erlebt durch die Hündchen- oder Herzstellung.

Körperlich-energetischer Aspekt: Im Alltag können sich beide schnell verletzen. Der Schütze hat oft eine lockere Zunge und überfordert den Löwen mit seiner Art. Beim Betrachten der Grafik sieht man, dass beide sich nicht wirklich nahekommen, sich aber auch nicht loslassen können. In der Grafik erkennt man auch leicht die Hündchenstellung.

Schütze und Jungfrau

Hier geht es nur darum, wer herrscht und wer den längeren Atem hat. Spannungen in der Beziehung gehören zum Alltag. Die sparsame Jungfrau kann den großzügigen Schützen selten verstehen, und der Schütze seinerseits versteht nicht, wie man nur so geizig sein kann. Im Bett harmonieren beide zwar gut, der Umgang miteinander bleibt jedoch äußerst schwierig und spannungsreich.

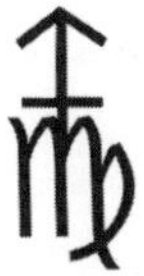

Die Kraft der männlichen bzw. weiblichen Sexualität wird neu erlebt durch Oralverkehr, Sex im Wasser oder die Schmetterlingsstellung.
Körperlich-energetischer Aspekt: Beim Betrachten der Grafik sieht man, wie der Schütze im Bett eine aktive Rolle übernimmt. Er beglückt die Jungfrau mehrmals und lässt sie aufblühen und sich entfalten.

Schütze und Waage
Sie verstehen sich sehr gut. Beide können gut analysieren und miteinander diskutieren. Leider wird es ihnen aber mit der Zeit zu langweilig in dieser Beziehung. Der Schütze will mehr, er ist unruhig und hilfsbereit, was eine Waage nicht versteht. Für den Schützen ist die Waage zu ausgewogen, er braucht mehr Bewegung. Die Waage kann ihm das aber nicht bieten. Solche Beziehungen pendeln hin und her zwischen Ausbruchsversuchen des Schützen und seiner Rückkehr, denn bei der Waage kann er seinen Ausgleich finden.

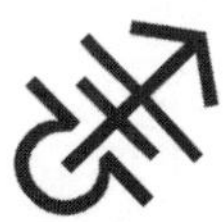

Die Kraft der männlichen bzw. weiblichen Sexualität wird neu erlebt durch die Venus- und Missionars- oder die umgekehrte Reiterstellung.

Körperlich-energetischer Aspekt: Beim Betrachten der Grafik sieht man, wie der Schütze in der Missionarsstellung in die Waage eindringt. Erregung pur ist das!

Schütze und Skorpion

Der Skorpion ist selbstbewusst und stolz auf das, was er darstellt. Der Schütze dagegen ist schwankend und oft unausstehlich. Der Skorpion fasziniert den Schützen durch seinen Sexappeal, sticht ihn aber immer wieder. So kämpft dieses Paar, bis der erschöpfte Schütze irgendwann kapituliert.

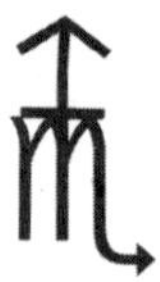

Die Kraft der männlichen bzw. weiblichen Sexualität wird neu erlebt durch die Reiter-, Lilien- und Schildkrötenstellung.
Körperlich-energetischer Aspekt: Sie ergänzen sich gut im Bett, denn beide sind spontan und umgänglich. Ein Quicke zwischendurch hebt die Stimmung, wobei beide Partner die führende Rolle übernehmen können.

Steinbock

Lustpartner des Steinbocks sind die Sternzeichen Zwillinge, Schütze und Waage. Es klappt zwar nicht immer perfekt, dennoch ziehen sie sich magisch an.

Der Steinbock-Mann

Steinbock-Männer sind geradlinig und gehen mit dem Kopf durch die Wand. Sie wollen ihre Ziele erreichen und tun alles dafür. Sie sind mutig, jedoch oft pessimistisch. So planen sie ihr Leben auf Jahre im Voraus und kommen Stück für Stück voran. Steinbock ist das einzige Sternzeichen, das mehrere Dinge gleichzeitig anpacken kann und diese auch mit links schafft.

Steinbock-Menschen sind Spätzünder, und so lernen sie ihre erste Liebe meist erst relativ spät kennen. Auch sexuelle Erfahrungen werden in der Regel später als von anderen Sternzeichen gesammelt. Dafür sind die reifen Steinbock-Männer in ihren späteren Jahren sehr attraktiv für Frauen. Die Dickköpfigkeit und Ausdauer von Steinbock-Männern kennt keine Grenzen. Sie sind gerecht, beharren aber oft auf ihrer Meinung und möchten, dass alles nach ihren Vorstellungen abläuft. Ein Steinbock-Mann kontrolliert seine Gefühle und Emotionen. Sein Herz aber ist so weich, dass allein ein kritischer Blick ihn verletzen kann. Er hat eine harte Schale, aber einen weichen Kern. Wenn es um die Liebe geht, ist der Steinbock-Mann schnell zu verunsichern. Im Bett ist er ein Stratege: Er will wissen, was seine Partnerin fühlt, und erst dann öffnet er sich voll und ganz. Steinbock-Männer sind sehr ausdauernd im Bett, wahre Sexbomben, die ihre Partner lange sexuell beglücken können. Sexuelle Annäherung ist für den Steinbock-Mann ein Ritual. Dabei lässt er sich zuerst gern von der Partnerin führen. Er ist stolz auf seine sexuelle Ausdauer und präsentiert sie gerne. Sex ist eine Leidenschaft für ihn. Deshalb bevorzugt er dabei eine komfortable Umgebung. Viele Steinbock-Männer stehen auch auf SM-Spiele.

Die Steinbock-Frau

Eine Steinbock-Frau erkennt man schon von Weitem: Sie ist geschäftlich engagiert und präsentiert sich gerne. Sie ist zielstrebig, hat einen klaren Blick für ihre Zukunft und plant wie der Steinbock-Mann alles im Voraus. Sie ist sehr sicherheitsbezogen, temperamentvoll und kennt ihre weibliche Stärke. Steinbock-Frauen sind sehr beherrscht, was viele Mitmenschen irritiert. Niemand versteht, was eine Steinbock-Frau tatsächlich will. Sie sucht nach einem Mann, der sie nicht nur glücklich machen kann, nein, er muss der Beste sein. Die Steinbock-Frau ist erotisch und verliebt sich leicht. Sie zeigt das aber nicht immer und kontrolliert oft ihre Gefühle. Im Bett ist sie sehr leidenschaftlich, bevorzugt jedoch klassischen Sex. Sie ist dominant und versucht diese Rolle auch im Bett zu übernehmen. Eine Steinbock-Frau reagiert sehr sensibel auf Zärtlichkeit und Berührungen. Sie erwartet von ihren Partnern genau das, was sie selbst gibt. Ihrer Dominanz entsprechend bevorzugt sie Sexstellungen, bei denen sie oben ist. Sie will die Situation beherrschen und liebt es, wenn der Partner auch oral aktiv ist. Ihre Vagina ist sehr empfindlich und sie ist glücklich, wenn der Partner sie stimuliert.

Die erogenen Zonen befinden sich bei den Steinbock-Frauen und -Männern in der Nabelgegend und im Genitalbereich. Auch Knie, Hüften und Steiß sind sehr empfindsam.

Steinbock und Steinbock
Dieses Paar ist sehr widersprüchlich: Mal lieben sie sich, mal streiten sie miteinander. Sie können sich über beide Ohren ineinander verlieben. Mit der Zeit merken sie jedoch, dass sie ermüden. Die Beziehung kann dann langweilig und eintönig werden.

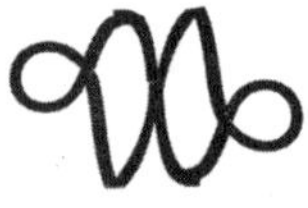

Die Kraft der männlichen bzw. weiblichen Sexualität wird neu erlebt durch die Herzstellung und Sex im Stehen.
Körperlich-energetischer Aspekt: Das ist ein Paar der Verschmelzung! Beim Betrachten der Grafik sieht man beide in der Herzstellung.

Steinbock und Wassermann

Hier treffen sich zwei Gegensätze: Der Steinbock mit seiner Sicherheitsliebe und der Wassermann, der die Freiheit genießen will. Daher führen sie meistens eher einen Kampf als eine Beziehung.

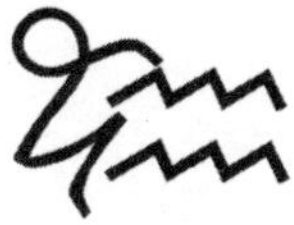

Die Kraft der männlichen bzw. weiblichen Sexualität wird neu erlebt durch die Herz-, Hündchen- und Reiterstellung.

Körperlich-energetischer Aspekt: Beim Betrachten der Grafik sieht man viel Tiefe. Der Steinbock versucht die führende Rolle zu übernehmen. Der Wassermann lässt das zu und versucht mitzufließen.

Steinbock und Fische

Beide ticken zwar verschieden, können aber immer nachvollziehen, was der andere will. Wenn der Steinbock spirituell zu denken anfängt, funktioniert diese Beziehung gut. Er kann den Fischegeborenen unterstützen, und dieser schenkt ihm seine Liebe.

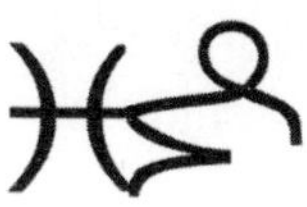

Die Kraft der männlichen bzw. weiblichen Sexualität wird neu erlebt durch Fesselspiele, die Hündchen- oder die Schildkrötenstellung.

Körperlich-energetischer Aspekt: Beim Betrachten der Grafik erkennt man leicht die Hündchenstellung. Der Steinbock übernimmt gerne eine passive Stellung und genießt.

Steinbock und Widder

Diese beiden sind sehr gegensätzlich. Der Widder ist Feuer und Flamme, der Steinbock eher der ruhigere Part. Sie sind beide dominant und temperamentvoll, aber dennoch verschieden. Es könnte gut gehen, wenn beide sich bemühen würden. Das passiert jedoch sehr selten.

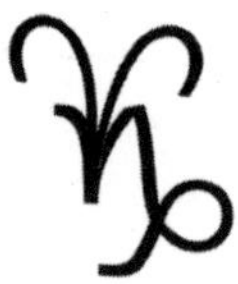

Die Kraft der männlichen bzw. weiblichen Sexualität wird neu erlebt durch die Hündchen-, Herz- und Lilienstellung.
Körperlich-energetischer Aspekt: Beim Betrachten der Grafik sieht man, wie beide Partner sich gegenseitig fordern. Die sanften Hände des Widders berühren den Körper des Steinbocks. So bilden beide eine Blume des Lebens im Bett.

Steinbock und Stier

Das ist ein Traumpaar! Beide haben ähnliche Lebensansichten und teilen ihre Interessen. Sexuell erklimmen sie den Gipfel der Lust und sind sich beide treu. In dieser Beziehung herrschen gegenseitige Toleranz und eine Prise Dominanz.

Die Kraft der männlichen bzw. weiblichen Sexualität wird neu erlebt durch die Reiterstellung sowie Anal- oder Oralsex. So können beide voll auf ihre Kosten kommen.

Körperlich-energetischer Aspekt: Sie passen einfach wunderbar zusammen, lieben gemeinsame Rollenspiele, fallen im Bett übereinander her und zeigen sich ganz offen ihre Zuneigung. Der Steinbock versucht die aktive Rolle zu übernehmen, wobei der Stier diese Rolle auch gerne hätte. So entsteht eine wahre Orgie, die einem Kampf der Geschlechter ähnelt.

Steinbock und Zwillinge

Der Zwilling ist luftig und leicht, er verändert sein Leben von Tag zu Tag und lebt ganz im Heute. Der Steinbock plant sein Leben komplett durch und kann mit der Leichtigkeit und den Launen des Zwillings nicht viel anfangen. Im Bett klappt es gut, im Alltag eher nicht. Der Steinbock versucht meistens seine Dominanz auszuspielen, der Zwilling ignoriert ihn und schreitet voran, bis beide sich irgendwann trennen. Meistens bricht der Zwilling aus dieser Beziehung aus und verlässt den dominanten Steinbock.

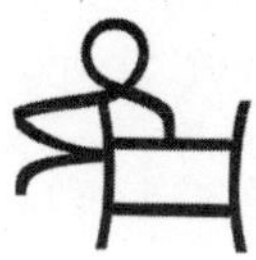

Die Kraft der männlichen bzw. weiblichen Sexualität wird neu erlebt durch Sex im Stehen oder auch Schenkelsex.
Körperlich-energetischer Aspekt: Beim Betrachten der Grafik sieht man, wie beide im Bett abheben. Beim Sex knistert es gewaltig, die Partner fühlen jeden Zentimeter ihrer Haut.

Steinbock und Krebs

Beide sind zu passiv und dadurch wird es langweilig. Sie verstehen sich kaum, auch im Sexualleben gibt es hier meistens diverse Probleme. Der geerdete Steinbock verlangt vom Krebs nicht nur den Körper, sondern auch die Seele. Der Krebs gerät dadurch meistens in eine

Falle: Er muss den Steinbock in allen seinen Vorhaben unterstützen, und zwar nicht nur seelisch, sondern auch finanziell. Das tut er auch.

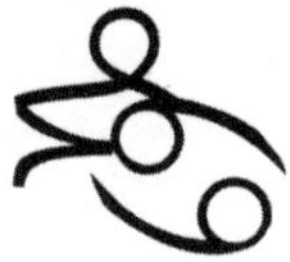

Die Kraft der männlichen bzw. weiblichen Sexualität wird neu erlebt durch die Pendelstellung oder die umgekehrte Reiterstellung.
Körperlich-energetischer Aspekt: Beim Betrachten der Grafik sieht man, wie sich beide im Bett beweisen. Dabei entdecken sie Stellungen, die niemand sonst entdecken kann. Sie experimentieren eben beide gern.

Steinbock und Löwe
Dieses Paar ist sehr ungewöhnlich: der Löwe, dem alles gelingen kann, und der geerdete, stabile Steinbock, der sich alles hart erarbeiten muss. Der Löwe wird durch die sexuelle Energie des Steinbocks oft irritiert. Bald wird es dem Löwen einfach zu viel, und er geht seinen Weg alleine weiter.

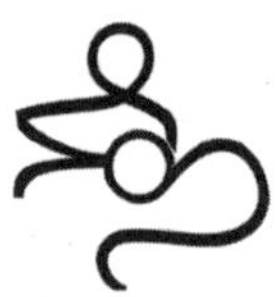

Die Kraft der männlichen bzw. weiblichen Sexualität wird neu erlebt durch die Herz- und die Missionarsstellung.
Körperlich-energetischer Aspekt: Sex on the Beach oder im Bett, es macht beides Spaß! Dieses Paar rundet das Vorspiel mit viel Toleranz ab. Die doppelte Dominanz ermöglicht es ihnen, sich so auszuleben, wie mit keinem anderen Partner.

Steinbock und Jungfrau

Das sind zwei Seiten einer Seele. Sie verstehen sich sehr gut und bauen oft eine stabile Beziehung mit ähnlichen Interessen und Vorhaben auf. Der Steinbock ist aber oft unzufrieden mit allem Möglichen und die Jungfrau gibt ihm meistens recht. Beide sind gleich frustriert und tauschen sich darüber aus, doch die gemeinsam empfundene Unzufriedenheit schweißt sie noch enger zusammen. Im Bett klappt es auch gut, besonders wenn sie ihren Frust hier ablassen können.

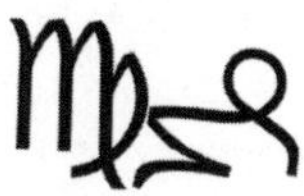

Die Kraft der männlichen bzw. weiblichen Sexualität wird neu erlebt durch Anal- und Oralsex sowie durch Fesselspiele.

Körperlich-energetischer Aspekt: Beim Betrachten sieht man, wie beide sich anpassen. Der Steinbock schlüpft in eine passive Rolle und lässt die Jungfrau einfach machen. Seine Dominanz erlaubt es ihm, die Jungfrau zu führen. Auf der Grafik erkennt man leicht den Analverkehr.

Steinbock und Waage

Sie kommen miteinander gut zurecht. Der Steinbock verehrt die oft pedantische Waage. Diese sieht im Steinbock ihren Beschützer und vergöttert ihn dafür ebenso. Sie können sich lieben, erotisch gesehen passiert zwischen beiden aber nicht viel. Beide analysieren gern und sehen den Sex eher als Zugabe.

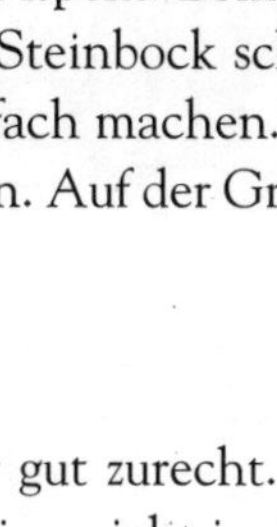

Die Kraft der männlichen bzw. weiblichen Sexualität wird neu erlebt durch Oralsex und die Missionarsstellung.
Körperlich-energetischer Aspekt: Beide wollen die »goldene Mitte« finden. Miteinander sind sie stark. Bei ihren Vorspielen lassen sie Phönix aus der Asche erstehen. Beim Betrachten der Grafik sieht man, wie gelenkig beide sein können und wie die Waage die aktive Rolle übernimmt.

Steinbock und Skorpion
Beide verlieben sich schnell ineinander. Ihre Sexualität wird zu einem himmlischen Erlebnis. Das Problem bei diesem Paar ist jedoch, dass beide in verschiedenen Zeiten leben: Der Skorpion in der Gegenwart und der Steinbock in der Zukunft. Wenn beide Kompromisse schließen, kann diese Beziehung gut funktionieren, und beide können sich ergänzen.

Die Kraft der männlichen bzw. weiblichen Sexualität wird neu erlebt durch Fesselspiele, Zungenküsse und Oralsex.
Körperlich-energetischer Aspekt: Beim Betrachten der Grafik sieht man, wie der Steinbock versucht, sich unterzuordnen. Der Skorpion versucht ihn abzugrenzen und geht in die Tiefe.

Steinbock und Schütze
Der Steinbock braucht Energie, die der Schütze in Überfluss hat. Der Schütze braucht den Steinbock, um sich wieder mit der Realität zu konfrontieren. Beide haben ähnliche Ideen, Interessen und Hobbys. In sexueller Hinsicht verstehen sich Steinbock und Schütze jedoch nicht besonders gut.

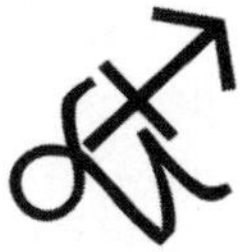

Die Kraft der männlichen bzw. weiblichen Sexualität wird neu erlebt durch die Missionarsstellung und Sex im Stehen oder von hinten.
Körperlich-energetischer Aspekt: Beim Betrachten der Grafik sieht man, wie der Steinbock die aktive Rolle spielt. Er dominiert und übernimmt die Führung.

Wassermann

Wassermanngeborene fühlen sich von Widder, Löwe und Waage angezogen. Sie verstehen sich gut und ergänzen sich in idealer Weise.

Der Wassermann-Mann

Diese Männer sind voller Ideen, die sie jedoch nicht alle in die Tat umsetzen können. Sie sind geborene Geschäftsführer, arbeiten viel und sind freiheitsliebend, originell und freundlich. Wassermann-Männer haben viele Freunde. Sie verstehen es, zu helfen und zu lieben. Ihr Intellekt ist sehr ausgeprägt, und sie haben in vielen Bereichen des Lebens eine fundierte Meinung. Dabei sind sie undurchschaubar, und niemand weiß, was sie vorhaben. Sie laufen Gefahr, sich zu überarbeiten, da sie den goldenen Mittelweg oft nicht kennen. Geduld ist ebenfalls nicht ihre Stärke, sie wollen alles sofort erreichen. Für einen Wassermann ist nicht das Ziel wichtig, sondern der Weg. Auch in der Liebe ist der Prozess ihrer Entwicklung für ihn der wichtigste Teil des Geschehens. Ihn ziehen Menschen an, die geheimnisvoll sind. Er verliebt sich schnell und erlebt seine Gefühle sehr stark. Sex ist für den Wassermann nicht so wichtig, er sucht aber immer wieder die Abwechslung. Deshalb sollte seine Partnerin sich öfters etwas Neues, Romantisches einfallen lassen. Er braucht neue Emotionen, Bewegung und den besonderen Kick. Sex ist für ihn ein Rätsel, und wenn er es gelöst hat, sollte ein neues Geheimnis auf ihn warten. Dafür ist seine Partnerin zuständig, denn seine Sexualität und Sexfantasien sind leider nicht sehr vielseitig. Seine Liebhaberinnen (oder Liebhaber) interessieren ihn nicht körperlich, sondern eher mental. Er liebt den Menschen und nicht seinen Körper. Folglich sollte man darauf achten, dass der Wassermann-Mann immer gut unterhalten wird und die Ideen und Verhaltensmuster der Partnerin versteht. Er ist sehr anregend, kann sich jedoch selten von jetzt auf gleich fallen lassen. Er ist für alles offen, auch für Bisexualität.

Die Wassermann-Frau

Wassermann-Frauen sind sehr interessant und klug, charmant und warmherzig. Wie auch die Wassermann-Männer sind sie sehr liebenswürdig und kontaktfreudig. Sie wollen und können nicht alleine sein. Eine Wassermann-Frau hat immer ein offenes Ohr für fremde Probleme, will aber frei sein und beharrt auf ihrer Meinung. Sie kann immer einen guten Rat geben, den viele ihrer Freunde auch beherzigen. Sie ist neugierig und kann gut flirten. Erotik interessiert sie nicht so sehr. Sie sucht in einem Partner nicht den Liebhaber, sondern eher einen Freund, der zu ihr gehört. Im Bett braucht sie ein ausgedehntes Vorspiel, denn sie liebt es, wenn der Partner sie erobert. Für sie ist es wichtig, den Partner zu befriedigen. So kann es vorkommen, dass sie sich nach dem Sex erkundigt, ob er zufrieden ist. Wassermann-Frauen sind für alles offen, auch für ausgefallene Sexspiele und nicht selten auch dafür, sowohl zu Männern als auch zu Frauen sexuelle Kontakte zu pflegen. Sie lieben Experimente und nehmen Vorschläge des Partners im Bett gern an. Sex steht für Wassermann-Frauen aber nicht im Vordergrund. Sie brauchen immer etwas Neues, vor allem aber gute Gespräche mit Gleichgesinnten. So müssen ihre

Partner sich immer wieder anstrengen, um sich etwas Sinnliches einfallen zu lassen. Ihre Liebhaber interessieren sie vor allem mental.

Die erogenen Zonen der Wassermänner sind die Füße und die Waden. Man kann sie durch das Massieren der Zehen oder Beißen in die Waden zum Sex anregen. Ihre Lieblingssexstellungen sind solche, die es dem Partner oder der Partnerin ermöglichen, mit ihrem Po oder ihren Füßen und Waden zu spielen.

Wassermann und Wassermann
Trotz ihrer Ähnlichkeit erregen sie sich gegenseitig äußerst selten. Sie sind beide freiheitsliebend und eher für eine ungebundene, freie Liebe zu haben. Eine offene Beziehung kann deshalb gut funktionieren.

Die Kraft der männlichen bzw. weiblichen Sexualität wird neu erlebt durch Oralsex und die Schildkröten- oder Herzstellung.
Körperlich-energetischer Aspekt: Sie langweilen sich oft miteinander im Bett, machen dann aber das Beste daraus.

Wassermann und Fische
Sie sind voneinander fasziniert und ziehen sich gegenseitig stark an. Beide sind sehr emotional und können sich gut ergänzen, sofern sie Kompromisse schließen. Leider ist das in der Praxis nur selten der Fall, weshalb diese Beziehung oft instabil ist und nur kurze Zeit hält.

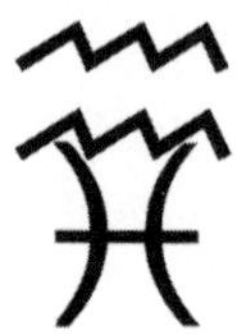

Die Kraft der männlichen bzw. weiblichen Sexualität wird neu erlebt durch die Missionars-, Herz- oder Reiterstellung.
Körperlich-energetischer Aspekt: Beim Betrachten der Grafik sieht man zwei verschiedene Welten. Der Wassermann fordert den Fischegeborenen. Sie lieben es, Sex im Stehen zu haben. Doch danach schieben sie sich gegenseitig in die Ecke und verstehen sich im Alltag nicht besonders gut. Im Bett versuchen beide in die Seele des Partners einzutauchen und den Tanz ihres Lebens zu tanzen. Daher garantieren die Nachtstunden viel Bewegung und einen hohen Kalorienverbrauch.

Wassermann und Widder
Beide sind originell und individuell. Es kann funktionieren, wenn der Widder die Freiheit des Wassermanns akzeptiert und ihn seine Sexualität entfalten lässt. Sex ist für beide Partner nur in den ersten Jahren erfüllend. Später verliert der Wassermann das Interesse am Vorspiel, was den Widder ziemlich frustrieren kann. Dieses Paar sollte romantisch sein und stets neue Experimente wagen, sonst ist das Sexualleben bald tot.

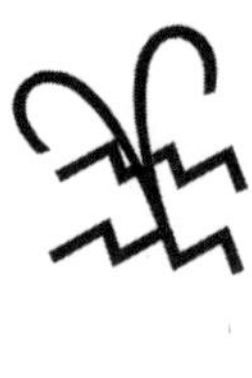

Die Kraft der männlichen bzw. weiblichen Sexualität wird neu erlebt durch die Schmuse- und Venusstellung.
Körperlich-energetischer Aspekt: Beim Betrachten der Grafik sieht man, wie der Widder eine aktive Rolle übernimmt. Viel Feuer und Luft im Bett garantieren unvergessliche Erlebnisse.

Wassermann und Stier
Der Stier ist praktisch veranlagt, der Wassermann ein guter Theoretiker, und genau das ist meistens das Unglück. Denn beide finden keine Ruhe in der Beziehung und können sich nicht fallen lassen. Solche Beziehungen sind meistens sehr leidvoll.

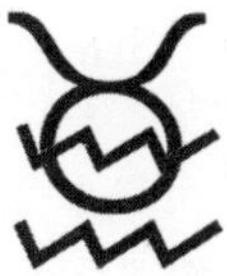

Die Kraft der männlichen bzw. weiblichen Sexualität wird neu erlebt durch Sex im Stehen, die Lilien- und die Schmetterlingsstellung.
Körperlich-energetischer Aspekt: Sie können ineinander eintauchen und lieben sich oft bis in die Morgenstunden. Beim Betrachten der Grafik sieht man, wie beide Sex im Stehen haben.

Wassermann und Zwillinge
Beide wollen Erfolg haben und beide lieben es, wenn sie gelobt werden. Für sie ist das Leben wie ein Abenteuer, sie lieben Partys und Gäste. Beide verlieben sich schnell und flirten gern. Sex interessiert sie nicht so sehr, der geistige Austausch ist ihnen wichtiger. Deshalb kommen beide miteinander sehr gut klar und können sich seelisch und sexuell miteinander voll ausleben.

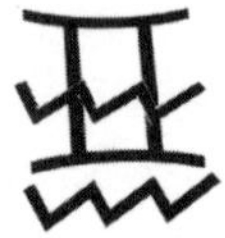

Die Kraft der männlichen bzw. weiblichen Sexualität wird neu erlebt durch die Herz- und Schmetterlingsstellung oder Sex im Stehen.

Körperlich-energetischer Aspekt: Beide besitzen genug Dominanz, um ein echtes »Windspiel« im Bett zu veranstalten, sodass sie tatsächlich schweben. Beim Betrachten der Grafik erkennt man leicht die Schmetterlingsstellung wieder.

Wassermann und Krebs

In dieser Beziehung ist alles vertreten: Streit, Liebe, wilder Sex und Enttäuschung. Beide kommen zwar nicht gut miteinander, aber auch nicht ohneeinander klar. Ein Dilemma, das beiden zu schaffen macht. Irgendwann gibt der Wassermann auf und verlässt den Krebs. Dieser bleibt allein und trauert dem Wassermann nach.

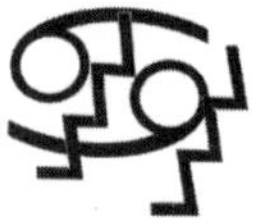

Die Kraft der männlichen bzw. weiblichen Sexualität wird neu erlebt durch die Hündchen- oder Missionarsstellung.

Körperlich-energetischer Aspekt: Diese Beziehung ist oft geprägt von Differenzen und Zweifeln. Beim Betrachten der Grafik sieht man, dass beide sich durchaus anziehen und von ihren Gefühlen treiben lassen können. In einer solchen Beziehung treffen zwei verschiedene Welten aufeinander.

Wassermann und Löwe

Beide ziehen sich magisch an. Solche Beziehungen sind oft karmisch. Beide kennen sich aus dem Vorleben und empfinden eine starke Anziehungskraft. Sie verlieben sich, nach kurzer Zeit geht diese Liebe aber meist in Freundschaft über. Beide haben verschiedene Lebensansichten, können jedoch miteinander sehr viel im Leben aufbauen. So werden sie oft zu Geschäftspartnern und leben eine Beziehung, die weniger auf sexueller, als vielmehr auf einer finanziellen Basis funktioniert. Sie haben viel Fantasie im Bett und leben die Erotik perfekt aus. Nur der Löwe würde sie gerne öfter erleben. Der Wassermann fühlt sich dadurch jedoch oft überfordert.

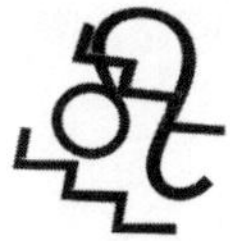

Die Kraft der männlichen bzw. weiblichen Sexualität wird neu erlebt durch die Herzstellung oder auch Fesselspiele.

Körperlich-energetischer Aspekt: Sie erleben sehr viel Harmonie im Bett. Beim Betrachten der Grafik erkennt man die Aktivität des Löwen und das Spiel des Wassermanns. Dabei übernimmt der Löwe gerne die aktive Rolle und verwöhnt den Wassermann, bis beide zum Orgasmus kommen.

Wassermann und Jungfrau

Nur selten zieht eine Jungfrau einen Wassermann an und noch seltener findet ein Wassermann eine Jungfrau attraktiv. Beide leben in verschiedenen Welten: Die Jungfrau ist sehr realitätsbezogen, während der Wassermann seine Ideen lebt. Die Jungfrau kontrolliert am liebsten alles und jeden, was der Wassermann aber nicht zulässt, da ihm seine Freiheit über alles geht. Im Bett können beide harmonieren, im wirklichen Leben eher nicht, und so gehen solche Beziehungen oft sehr schnell in die Brüche.

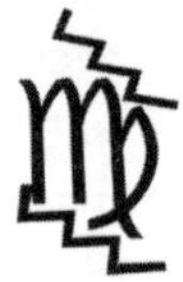

Die Kraft der männlichen bzw. weiblichen Sexualität wird neu erlebt durch die Reiter-, die Löffelchen- oder die umgekehrte Reiterstellung.
Körperlich-energetischer Aspekt: Beim Betrachten der Grafik sieht man, wie beide Partner miteinander verschmelzen. Die Jungfrau kann sich kaum retten und übernimmt die passive Rolle.

Wassermann und Waage
Sexuell passen sie perfekt zueinander, beide lieben ihre Freiheit und können sich ausleben. Auch geben sie einander genügend Freiheit. So kann diese Beziehung jahrelang halten. Dieses Paar ist ein Traumpaar, wenn beide sich so akzeptieren, wie sie sind.

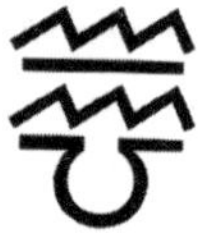

Die Kraft der männlichen bzw. weiblichen Sexualität wird neu erlebt durch Sex im Wasser und die Lilien- oder Herzstellung.
Körperlich-energetischer Aspekt: Wenn die Waage genügend Selbstliebe besitzt und der Wassermann auf sie zugeht, klappt es im Bett perfekt. Beide experimentieren gerne und suchen Bestätigung. Andererseits genießen sie auch die Ruhe.

Wassermann und Skorpion

Beide sind stur und dickköpfig und versuchen einander zu dominieren. Ihre Liebe ist einzigartig. Der Sex funktioniert jedoch nicht immer, da der Skorpion immer mehr verlangt, als der Wassermann geben kann. So kommt es, dass sie sich an einem Tag innig lieben und dann wieder miteinander streiten. Das Hin und Her in dieser Beziehung gehört zum Alltag.

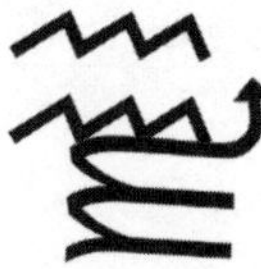

Die Kraft der männlichen bzw. weiblichen Sexualität wird neu erlebt durch intensives Kuscheln und Oral- oder Analsex.

Körperlich-energetischer Aspekt: Beim Betrachten der Grafik sieht man viel Fülle und Leidenschaft. Beide kuscheln gerne und entdecken die geheimen Neigungen des Partners.

Wassermann und Schütze

Der Schütze ist ein guter Freund und versucht, den Wassermann in allem zu unterstützen. Sie verstehen sich gut, bis der Schütze das Leben des Wassermanns zu kontrollieren versucht. Wenn sie sich genügend Freiheit lassen, kann die Beziehung durchaus lange halten. Im Bett verstehen sich beide sehr gut und können sich ganz fallen lassen. Beide nehmen die Beziehung nicht allzu ernst.

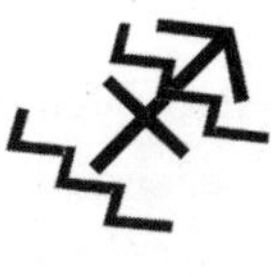

Die Kraft der männlichen bzw. weiblichen Sexualität wird neu erlebt durch Sex im Wasser oder im Stehen.
Körperlich-energetischer Aspekt: Beim Betrachten der Grafik sieht man die Dominanz des Wassermanns und seine aktive Rolle. Das kann der Schütze nicht leiden, schließlich will auch er mitbestimmen, was im Bett abläuft.

Wassermann und Steinbock
Hier treffen sich zwei Gegensätze: Der sicherheitsliebende Steinbock und der auf seine Freiheit bedachte Wassermann, der diese genießen will. Das führt meistens zu Kämpfen und beeinträchtigt die Beziehung.

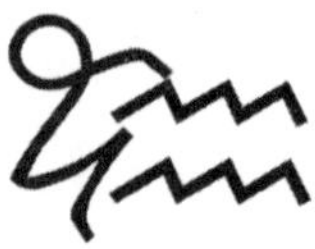

Die Kraft der männlichen bzw. weiblichen Sexualität wird neu erlebt durch die Herz-, Hündchen- oder Reiterstellung.
Körperlich-energetischer Aspekt: Beim Betrachten der Grafik sieht man die Tiefe des Wassermanns und die Passivität des Steinbocks. Dieser kann den Wassermann zwar akzeptieren, will allerdings alles unter Kontrolle haben.

Fische

Fischegeborene ziehen die Sternzeichen Stier, Krebs und Skorpion an. Mit ihnen fühlen sie sich sicher und gelassen. Da diese Sternzeichen aber sehr viel Liebe brauchen, kommen sie mit der Tatsache, dass niemand so viel Liebe spenden kann wie sie selbst, nicht immer zurecht.

Der Fische-Mann

Fische-Männer sind sehr warmherzig, man kann sie jedoch oft nicht fassen. Wenn sie jemandem aber ihr Herz öffnen, sind sie wie ein offenes Buch. Fische-Männer sind sehr beweglich und können sich gut anpassen. Sie kommen mit fast allem und allen zurecht. Sie sind zärtlich, verlieben sich schnell und fühlen sich immer für alle verantwortlich. Sie sind erotisch und attraktiv. Ihr karmisches Ziel ist es, sich sexuell auszuleben. Ein Fischegeborener versteht, was seine Partner wollen. Auch hat er fast immer ein gutes Wort und einen Rat für alle Leidenden. Ein Fische-Mann ist ein guter Redner. So liebt er jemanden nicht nur mit seiner Seele und dem Körper, sondern auch mit den Lippen und der Stimme. Ein wenig Freiheit kann ihm nicht schaden, auch wenn er sich in einer Beziehung wie ein Fisch im Wasser fühlt und oft selbst auf seine Freiheit verzichtet. Sex gehört für ihn zum Leben, er ist für alles offen und beherrscht alle möglichen Variationen von Sex.

Fische-Männer lieben es, wenn die Frau im Bett dominiert. Deshalb ist es ratsam, dass seine Partnerin die führende Rolle übernimmt. Fische-Männer lieben Sexstellungen im Sitzen, denn so können sie sich schnell fallen lassen. Und sie genießen es, mit dem gesamten Körper ihres Gegenübers zu spielen. Fische-Männer mögen es, wenn man sie leicht in den Hals oder die Ohren beißt und dann ihren ganzen Körper massiert.

Die Fische-Frau

Fische-Frauen sind nicht nur attraktiv, sondern haben auch so viel Sexappeal wie kaum ein anderes Sternzeichen. Eine Fische-Frau ist offen, hört gerne zu und schwelgt in ihren Illusionen und Gefühlen. Oft weiß sie nicht, wohin damit. Sie kann schnell alles Negative vergessen, verzeiht gern und will dafür gelobt werden. Ihrer Fantasie sind keine Grenzen gesetzt. Ihre Intuition ist so stark, dass sie ihrem Partner die Wünsche von den Augen ablesen kann. Sie ist geheimnisvoll und will verstanden werden. Ihre Passivität hat eine erotische weibliche Ausstrahlung. Sie ist eine gute Schauspielerin und schlüpft schnell in verschiedene Rollen: Einmal kann sie dem Partner sagen, wo es langgeht, das andere Mal will sie vom Partner geführt werden. Sie will oft getröstet und beschützt werden und liebt deshalb starke Männer oder auch Frauen. Sie liebt die Welt und die Natur. Eine Fische-Frau ist wie geschaffen für die Liebe. Sie liebt jemanden sogar dann noch, wenn sie betrogen wird. Wenn man sie jedoch verletzt, kann sie ihre Sexualität nicht mehr leben und blockt den Partner vollständig ab. Im Bett kann die Fische-Frau sich gut ausleben. Sie ist leicht erregbar, ist oft dem Oralsex nicht abgeneigt und genießt es, ihren Partner zu verwöhnen. Sie ist experimentierfreudig und probiert all das aus, was andere vielleicht ablehnen würden.

Fischegeborene sind an den Füßen und Zehen sehr empfindlich und bevorzugen deshalb meistens Stellungen, bei denen sie die Füße beteiligen können.

Fische und Fische
Sie haben sich gesucht und gefunden. Sie verstehen sich und leben ihre Sexualität voll aus. Sie schweben auf Wolke sieben und genießen die Zeit miteinander. Diese Beziehung ist eine der interessantesten. Einziger Störfaktor: Beide sind sehr eifersüchtig und überschreiten dabei manchmal ihre Grenzen.

Die Kraft der männlichen bzw. weiblichen Sexualität wird neu erlebt durch intensive Zungenküsse, Oralsex und Sex im Stehen.

Körperlich-energetischer Aspekt: Beim Betrachten der Grafik sieht man, wie beide im Bett miteinander verschmelzen. Sie haben eine sehr starke sexuelle Kraft und leben sich voll aus.

Fische und Widder

Ihre Realitäten und Lebensansichten unterscheiden sich komplett voneinander. Der geradlinig denkende und feurige Widder hat keinen Einblick in die Gefühle des Fische-Partners. Sex ist zwischen diesen beiden aber immer voller Leidenschaft. Der Widder findet den Fischegeborene aber mit der Zeit als zu phlegmatisch und langsam, als zu passiv und damit irgendwann uninteressant. Aus der Verliebtheit der Fische wird dadurch schnell Schnee von gestern.

Die Kraft der männlichen bzw. weiblichen Sexualität wird neu erlebt durch die Missionarsstellung oder Analverkehr.
Körperlich-energetischer Aspekt: Beim Betrachten der Grafik sieht man, wie die Energie der beiden fließt. Der Widder entfaltet Aktivität pur und der Fisch lässt sich fallen.

Fische und Stier

Sie haben sehr viele Gemeinsamkeiten und können Kompromisse schließen. Erotisch gesehen liegen jedoch Welten zwischen ihnen. Fische wollen kuscheln, Stiere wollen zur Sache kommen, und so geraten diese beiden Sternzeichen oft aneinander. Sollten sie dennoch zusammenbleiben, entsteht leicht eine »Nicht Fisch nicht Fleisch«-Beziehung, die irgendwann doch auseinandergehen kann.

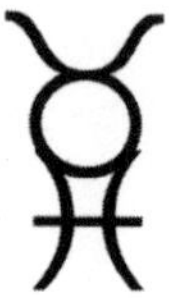

Die Kraft der männlichen bzw. weiblichen Sexualität wird neu erlebt durch die Reiter-, Herz- oder Schmetterlingsstellung.
Körperlich-energetischer Aspekt: Sie bilden eine gute Kombination im Bett und können zusammen in den 7. Himmel kommen. Das Problem ist, dass der Stier seine Macht zeigt und der Fischegeborene eine eher passive Rolle übernehmen muss.

Fische und Zwillinge
Da Fische-Menschen sehr sensibel sind, reagieren sie meistens verstört auf Zwillingegeborene. Eine solche Beziehung beginnt schnell und endet bald. Der Fische-Partner leidet unter der Luftigkeit des Zwillings. Der Zwilling lebt sein Leben und hat Prinzipien, die dem Fische-Partner meist nicht verständlich sind. Diese Verbindung ist sehr kompliziert, was viele Fischegeborene in Depressionen stürzen oder auch zu Alkohol oder anderen Drogen greifen lassen kann. Es ist eine Beziehung voller Streit, Tränen und Nervenzusammenbrüchen. Sexuell verstehen sich beide jedoch sehr gut, was alleine aber auf Dauer nicht ausreichend für eine Beziehung ist.

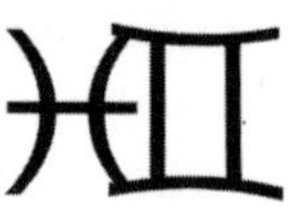

Die Kraft der männlichen bzw. weiblichen Sexualität wird neu erlebt durch die Missionars- oder die Herzstellung.

Körperlich-energetischer Aspekt: Beim Betrachten der Grafik sieht man, wie beide Körper ineinandergleiten. Sie können viele leidenschaftliche Nächte miteinander erleben und genießen ihre Umarmungen.

Fische und Krebs

Ein Fischegeborener ist vom Krebs wie verzaubert. Gemeinsam können sie ihre Illusionen leben und lieben sich nicht nur im Bett, sondern auch im Alltag. Immer wieder aufs Neue diskutieren sie miteinander, lassen ihren ganzen Frust aus sich heraus, doch nach ein paar Stunden vertragen sie sich wieder.

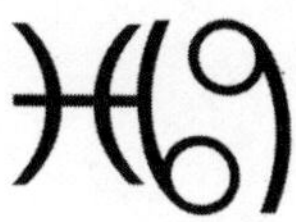

Die Kraft der männlichen bzw. weiblichen Sexualität wird neu erlebt durch die Löffelchen- oder Schildkrötenstellung sowie Analverkehr.

Körperlich-energetischer Aspekt: Beide lieben Vorspiele und können anschließend eine echte Verschmelzung erleben. Beim Betrachten der Grafik erkennt man leicht die Schildkröten-Stellung.

Fische und Löwe

Diese Beziehung ist schwierig. Beide sind so verschieden, dass es irgendwann nichts mehr zu bereden gibt. Dem Löwen erscheint der Fische-Partner als langweilig und dem Fischegeborenen der Löwe als chaotisch. Der Löwe kann auch nicht immer verstehen, warum der Fische-Partner so ruhig und gelassen ist. Dieser wiederum hat Probleme damit, dass der Löwe ihn leicht manipulieren kann.

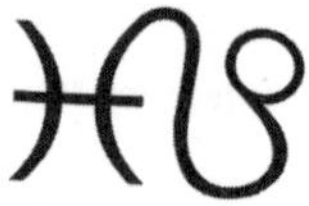

Die Kraft der männlichen bzw. weiblichen Sexualität wird neu erlebt durch die Reiter-, Lilien- oder Herzstellung.
Körperlich-energetischer Aspekt: Beim Betrachten der Grafik sieht man die führende Rolle des Löwen. Er erobert den Fische-Partner und bringt durch sein Feuer das Eis zum Schmelzen.

Fische und Jungfrau
Sie können sich anziehen und auch vertragen, wenn beide versuchen Kompromisse zu schließen. Dass der Fischegeborene sehr geheimnisvoll ist, die Jungfrau aber alles wissen will, führt schnell zu Missmut. Streitigkeiten sind deshalb keine Seltenheit.

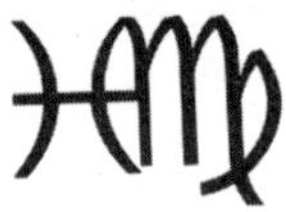

Die Kraft der männlichen bzw. weiblichen Sexualität wird neu erlebt durch die Missionars- und die Hündchen- oder die umgekehrte Reiterstellung.
Körperlich-energetischer Aspekt: Beim Betrachten der Grafik sieht man, dass beide Sex im Liegen bevorzugen. So können sie sich am besten ineinander einfühlen und Energien auszutauschen.

Fische und Waage
Diese Beziehung ist karmisch. Beide haben im Vorleben beschlossen, sich in diesem Leben wiederzutreffen, um bestimmte Dinge zu

klären. Der Fischegeborene liebt es, seine Gefühle zu zeigen, was für die Waage aber problematisch ist. So kann diese Beziehung schnell in die Brüche gehen oder beide erdulden sich jahrelang, bis einer von ihnen einen Nervenzusammenbruch bekommt.

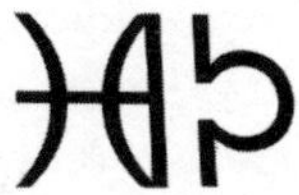

Die Kraft der männlichen bzw. weiblichen Sexualität wird neu erlebt durch Sex im Stehen oder die Venusstellung.
Körperlich-energetischer Aspekt: Beim Betrachten der Grafik sieht man, dass beide ihre Freiheit schätzen. Trotzdem können sie sich im Bett voll entfalten und ihre Körper in einem erregenden Spiel vereinigen.

Fische und Skorpion
Sie haben sich gefunden und wollen einander nie mehr loslassen. Es klappt gut im Bett und im Alltag. Meist spielen sie ein gemeinsames Spiel, in dem der Fischegeborene seine Emotionen und der Skorpion seine sexuelle Kraft ausleben kann.

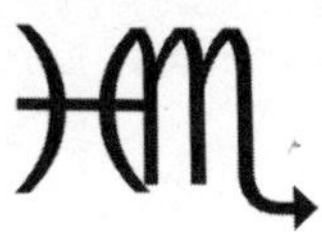

Die Kraft der männlichen bzw. weiblichen Sexualität wird neu erlebt durch die Missionarsstellung und Schenkelsex.
Körperlich-energetischer Aspekt: Beim Betrachten der Grafik sieht man viele Umarmungen. Beide können sich gut verstehen, akzeptieren ihre Gefühle und blühen im Bett auf.

Fische und Schütze

Das ist eine sehr seltene Beziehung, da beide eine sehr unterschiedliche Sicht auf die Welt haben. Der Schütze ist der dominante Part in der Beziehung, und der Fischegeborene kann ihn nur schwer aushalten. Der Schütze sieht im Fische-Partner ein potenzielles Opfer, und der Fischegeborene erkennt im Schützen machohafte Züge. Auch im Bett kann es nicht gut laufen, da beide völlig verschiedene Vorstellungen von Sex haben: Der Fischegeborene braucht ein langes Vorspiel sowie ausdauernden Kontakt, während der Schütze möglichst schnell nur den Orgasmus erleben will.

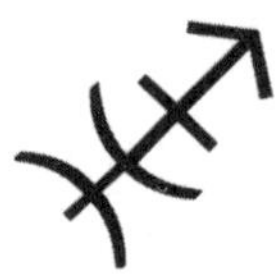

Die Kraft der männlichen bzw. weiblichen Sexualität wird neu erlebt durch die Missionarsstellung oder Oralsex.

Körperlich-energetischer Aspekt: Diese Begegnung kann bis zur Ekstase führen. Beide genießen die körperliche Nähe, allerdings nur, wenn der Fische-Partner eine passive Rolle übernimmt.

Fische und Steinbock

Die beiden ticken zwar verschieden, können aber immer nachvollziehen, was der andere will. Wenn der Steinbock spirituell zu denken lernt, funktioniert diese Beziehung gut. Er kann den Fischegeborenen unterstützen, und dieser schenkt ihm seine Liebe.

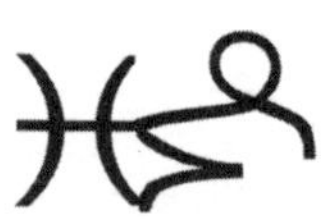

Die Kraft der männlichen bzw. weiblichen Sexualität wird neu erlebt durch Fesselspiele, Oralsex oder die Schildkrötenstellung.
Körperlich-energetischer Aspekt: Beim Betrachten der Grafik sieht man, wie beide sich annähern. Dabei könnte sich der Fischegeborene aktiv verhalten.

Fische und Wassermann
Sie sind voneinander fasziniert und ziehen sich gegenseitig stark an. Beide sind emotional und können sich sehr gut ergänzen, sofern sie Kompromisse schließen. Leider ist das in der Praxis selten der Fall. Somit ist diese Beziehung oft instabil und von nur kurzer Dauer.

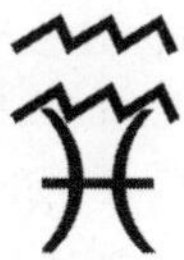

Die Kraft der männlichen bzw. weiblichen Sexualität wird neu erlebt durch die Missionars-, Reiter- und Herzstellung.
Körperlich-energetischer Aspekt: Beim Betrachten der Grafik sieht man viel Bewegung und Nähe. Beide können sich in die Seele des Partners einfühlen und tauchen ein in die unentdeckte Welt der Lust.

Nachwort

Ich hoffe, Sie haben etwas gelernt und hatten Spaß beim Lesen. Vielleicht konnten Sie auch sich selbst oder gar Ihre geheimen Wünsche wiederfinden? Das würde mich freuen.

Zum Thema Karma und Sexualität kann man noch viele Bücher verfassen. Diesem hier konnten Sie einiges an Theorie und vieles aus meiner langjährigen Praxis entnehmen.

Ich werde bestimmt noch weitere Bücher zu esoterischen Themen schreiben und freue mich, wenn Sie weiterhin mein Schüler bzw. meine Schülerin bleiben. Das beste Wissen ist schließlich das, das Sie umsetzen können, wenn Sie es brauchen. Wissen hält Ihr Leben in Bewegung, nährt Ihren Geist und erfüllt das Leben.

Viele liebe Grüße,
Ihr
Vadim Tschenze

Literatur

Bücher des Autors

»Russisch-tibetische Honigmassage«, Videel 2001
»Das geheime Wissen – Einführung in die Welt der Esoterik«, Silberschnur 2006
»Orientalisches Wahrsagen – Kaffeesatzlesen«, Silberschnur 2007
»Karma-Orakel – der Mensch und die karmischen Gesetze«, Urania 2007
»Geheimnisse der Liebesmagie«, Silberschnur 2008
»Übersinnliche Phänomene«, Silberschnur 2008
»Das alte russische Wissen«, Silberschnur 2009
»Die russische Kräuterheilkunde«, Aquamarin 2012
»Geheimnisse der Edelsteine«, Neuzeit 2013
»Vadims Methode«, Goldmann 2014
»Die Aura und die Haut«, zusammen mit Katarina Michel, Aquamarin 2015
»Vetucha-Heilung – Die russische Magiemethode zur Selbstheilung«, Goldmann 2016
»Wer war ich in meinem früheren Leben?«, Goldmann 2016
»Vadims schamanischer Kalender«, Goldmann 2017

Geführte Meditationen auf CD

»Goldene Mitte: Meditation zur Lösung karmischer Blockaden« (aktuell nicht verfügbar)
»Heilende Gebete für Liebe, Geld, Wohlbefinden«
»Heilende Töne für die Seele: Wasseraufladen«
»Seelenheilung durch eine schamanische Trommelreise« (aktuell nicht verfügbar)
»Meditationen der Weiblichkeit«, zusammen mit Dani Felber
»Die Meditation der fünf schamanischen Elemente«, zusammen mit Dani Felber
»Mystische Zahlenmeditationen«, zusammen mit Dani Felber

Seminare auf DVD

»Kartenlegen einfach gelernt, Seminar für Anfänger und Fortgeschrittene – Basiskurs«
»Kartenlegen einfach gelernt, Seminar für Fortgeschrittene – Aufbaukurs«
»Wohlfühlmassagen«
»Aberglaube, Magie, Wünsche und Heilung – Ein Vortrag«

Online-Seminare und Online-Talks bei Litlounge.tv

Seminare an der Vadim Tschenze Akademie

Eine Auswahl:
Russischer Schamanismus
Heilseminare
Geistheilung und Blockadenlösung

Kartenlegen nach russischer und sibirischer Tradition
Moderne Karmalehre und Numerologie
Engelweisheiten, Traumarbeit und Kaffeesatzlesen
Spirituelle Geistheilung hautnah in der Karibik
Channeling
Vetucha-Heilung
Therapie-Heilstein-Berater
Farb-Aromatherapie-Berater
Selbstheilung durch Kräfte der Natur und Kräuterwissen
Anti-Aging durch Kräuterlehre
Schamanische Aufstellung

Fordern Sie bitte das Gesamtverzeichnis an!

Vadim Tschenze Akademie
Konstanzerstrasse 37
CH-8274 Tägerwilen
Schweiz
Homepage: www.vadimtschenze.ch

Liebe Leserin, lieber Leser,

natürlich erhebt mein Buch keinen Anspruch auf Vollständigkeit. Es wäre auch unmöglich, sämtliche Erkenntnisse aus mehreren Jahren Forschung in einem einzigen Buch bis ins letzte Detail zu beschreiben. Wenn Sie nach der Lektüre dieses Buches mehr wissen und lernen möchten oder eine persönliche Beratung wünschen, dann schreiben Sie mir einfach eine E-Mail an mein Sekretariat:

vadim@vadimtschenze.ch

oder besuchen Sie die Homepage meiner Akademie

http://www.vadimtschenze.ch

Unsere Leseempfehlung

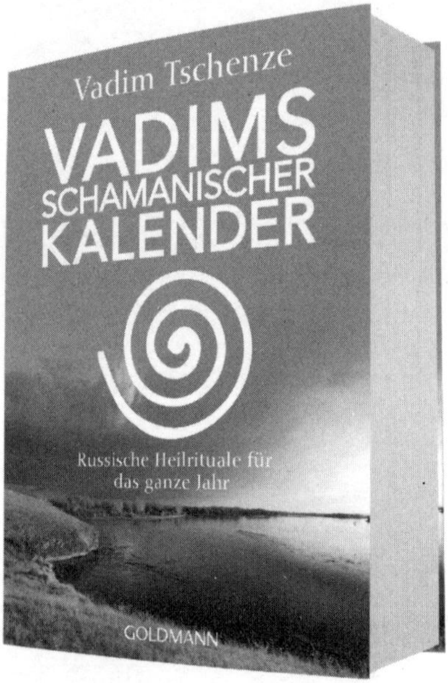

400 Seiten
Auch als E-Book
erhältlich

Basierend auf dem uralten traditionellen Wissen der sibirischen Schamanen, hat Vadim Tschenze für den vorliegenden Almanach die wirksamsten Schutzzeremonien und Übungen zusammengestellt. Sie erfahren, welche planetarischen Energien an jedem Tag zum Tragen kommen, welche Tagesenergie Ihr Geburtstag hat und wie Ihre schamanische Schutzzahl lautet. Durch rituelle Heilarbeit mit Energien lernen Sie Blockaden zu lösen und die Energie wieder ins Fließen zu bringen.